3rd
EDITION

原书第3版

专家
作序推荐

The Principles of
Endodontics
牙髓病学原理

原著 [英] Shanon Patel [英] Justin J. Barnes 主审 岳 林 余 擎

主译 何文喜 张光东 游洪霞

中国科学技术出版社
·北 京·

图书在版编目（CIP）数据

牙髓病学原理：原书第 3 版 / (英) 沙农·帕特尔 (Shanon Patel), (英) 贾斯汀·J. 巴恩斯 (Justin J. Barnes), (美) 亚居拉·S. 特克 (Aquilla S. Turk) 原著；何文喜，张光东，游红霞主译 . — 北京：中国科学技术出版社，2024.5

书名原文：The Principles of Endodontics, 3e

ISBN 978-7-5236-0474-8

Ⅰ.①牙… Ⅱ.①沙… ②贾… ③亚… ④何… ⑤张… ⑥游… Ⅲ.①牙髓病－诊疗 Ⅳ.① R781.3

中国国家版本馆 CIP 数据核字 (2024) 第 039815 号

著作权合同登记号：01-2023-3935

策划编辑	延 锦 孙 超
责任编辑	延 锦
文字编辑	张 龙
装帧设计	佳木水轩
责任印制	李晓霖

出 版	中国科学技术出版社
发 行	中国科学技术出版社有限公司发行部
地 址	北京市海淀区中关村南大街 16 号
邮 编	100081
发行电话	010-62173865
传 真	010-62179148
网 址	http://www.cspbooks.com.cn

开 本	889mm×1194mm 1/16
字 数	285 千字
印 张	12
版 次	2024 年 5 月第 1 版
印 次	2024 年 5 月第 1 次印刷
印 刷	北京盛通印刷股份有限公司
书 号	ISBN 978-7-5236-0474-8/R·3169
定 价	168.00 元

版权声明

译者名单

主　审　岳　林　北京大学口腔医学院

　　　　余　擎　空军军医大学口腔医学院

主　译　何文喜　空军军医大学特色医学中心

　　　　张光东　南京医科大学口腔医学院

　　　　游洪霞　深圳市人民医院

副主译　张　剑　遵义医科大学附属口腔医院

　　　　徐　海　南京医科大学口腔医学院

　　　　贾益群　深圳市人民医院

　　　　刘宝刚　解放军总医院京中医疗区旃坛寺门诊部

译　者　（以姓氏笔画为序）

　　　　王　娟　空军军医大学口腔医学院

　　　　王宇萌　南京医科大学口腔医学院

　　　　王志华　空军军医大学口腔医学院

　　　　王明浩　空军军医大学口腔医学院

　　　　王诗沁　深圳市人民医院

　　　　王晓丽　空军军医大学口腔医学院

　　　　卞成玥　南京医科大学口腔医学院

　　　　田　源　遵义医科大学附属口腔医院

　　　　朱小苗　空军军医大学口腔医学院

　　　　朱晓茹　空军军医大学特色医学中心

　　　　刘　洁　南京医科大学口腔医学院

　　　　关　卓　南京医科大学口腔医学院

　　　　关　卿　空军军医大学口腔医学院

　　　　李梦圆　南京医科大学口腔医学院

　　　　吴家媛　遵义医科大学附属口腔医院

　　　　张　菁　安徽医科大学附属口腔医院

　　　　张轶丹　空军军医大学口腔医学院

　　　　张悦蓉　南京医科大学口腔医学院

　　　　柳　鑫　空军军医大学口腔医学院

　　　　袁　理　深圳市人民医院

　　　　徐青清　南京医科大学口腔医学院

内容提要

　　本书引进自牛津大学出版社，为全新第 3 版，涵盖了牙髓病学相关的基本原理。著者从牙齿发育的基础理论着手，引入临床工作中与牙体牙髓专科医生相关疾病的诊断和治疗计划，并强调保存活髓的重要性和临床相关治疗方法。全书共 10 章，从理论到实践深入讲解了牙髓和根尖周病的核心治疗方法，即根管治疗，并详细介绍了根管预备和根管充填两个核心步骤。书中引用了大量新数据和插图，并增加了要点总结和自我测评两个部分。本书主题鲜明，内容丰富，言简意赅，是口腔科医生和医学生不可多得的案头参考书。

主审简介

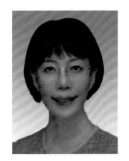

岳 林

医学博士，北京大学口腔医学院教授、主任医师，博士研究生导师。中华口腔医学会副会长兼秘书长、常务理事，牙体牙髓病学专业委员会候任主任委员，国家执业医师资格考试命审题专家委员会主任委员，国家口腔医疗质控中心专家委员会委员、牙体牙髓病学亚专业组长，中华预防医学会健康传播分会常务委员，北京市口腔医学会牙体牙髓病学专业委员会前任主任委员，北京市口腔医疗质量控制与管理委员会委员，《中华口腔医学杂志》副总编。主编北京大学长学制教材《牙体牙髓病学》（第2版、第3版）和《临床龋病学》（第3版），主编国家医学考试中心唯一推荐《口腔执业医师资格考试医学综合指导用书》和《口腔执业医师资格考试实践技能指导用书》等著作，副主编全国统编教材《牙体牙髓病学》（第5版，参编第1~4版）和研究生统编教材《龋病和牙体修复学》，主译《牙髓外科实用教程》。

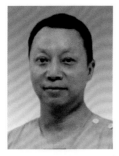

余 擎

医学博士，空军军医大学（原第四军医大学）口腔医学院口腔内科教研室主任，教授，主任医师，博士研究生导师。中华口腔医学会理事，牙体牙髓病学专业委员会主任委员，陕西省口腔医学会理事，第一届牙体牙髓病学专业委员会主任委员，国家医师资格考试口腔类别试题开发专家委员会委员，《中华口腔医学杂志》《实用口腔医学杂志》编委。主编《牙科临床规范化操作图谱》（第1版、第2版）等专著5部，参编全国本科生统编教材《牙体牙髓病学》（第3、4、5版）等多部教材和专著。

主译简介

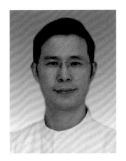

何文喜

原空军军医大学口腔医院牙体牙髓科副主任，教授，主任医师，博士研究生导师；现任空军军医大学空军特色医学中心主任医师，博士研究生导师；中国医科大学硕士研究生导师；安徽医科大学硕士研究生导师；遵义医科大学硕士研究生导师。中华口腔医学会牙体牙髓病学专业委员会常务委员，中华口腔医学会口腔激光医学专业委员会常务委员，中华口腔医学会口腔美学专业委员会委员，国际口腔激光应用学会中国专家委员会委员。曾于英国伯明翰大学牙医学院、美国宾夕法尼亚大学牙医学院留学。承担国家自然科学基金项目7项、陕西省自然基金重点项目2项，获陕西省科学技术一等奖1项、中华口腔医学会科技奖二等奖1项、陕西省青年科技奖1项。获发明专利3项，实用新型专利13项。主译专著1部，参编专著5部，发表论文110余篇，其中以第一作者或通讯作者身份发表SCI收录论文30篇。

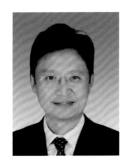

张光东

南京医科大学附属口腔医院主任医师，副教授，硕士研究生导师，口腔急诊综合科主任，《口腔医学》杂志编委，中华口腔医学会口腔急诊专业委员会常务委员，中华口腔医学会牙体牙髓病学专业委员会委员，江苏省口腔医学会口腔急诊专业委员会主任委员。2003年6月在第四军医大学口腔医学院获得医学博士学位。2006年10月—2007年10月作为访问学者在英国伯明翰大学牙科学院进行为期1年的访问研究。2016年6月—8月在意大利锡耶纳大学医院进行为期3个月的交流访问。承担各级课题10余项。获教育部高等学校科学研究优秀成果奖（自然科学奖）二等奖、江苏省科技进步奖二等奖等奖项9项。指导20余名硕士研究生，参编专著3部，副主译专著1部，已发表论文90余篇。

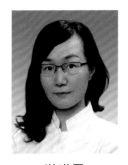

游洪霞

深圳市人民医院口腔医学中心牙体牙髓科副主任医师。现任广东省牙体牙髓专业委员会委员，深圳市牙体牙髓专业委员会委员。2016年获登士柏杯根管治疗大赛华南赛区一等奖，2017—2018年连续2年获深圳市中青年口腔医师病例大赛一等奖，2018年全国牙体牙髓疑难病例百强，2019年广东省牙体牙髓疑难病例展评实力超群奖及现场最具人气奖，2019、2020、2021连续3年入选全国牙体牙髓学术年会中青年专家论坛及临床专场，主持深圳市人民医院新技术及多中心临床研究共3项，参与省自然基金及市级课题共3项。参译专著1部，发表论文数篇。

原著者简介

Shanon Patel BDS, MSc, MClinDent, MRD RCS (Edin), PhD, FDS RCS (Edin), FHEA

Shanon Patel 教授在伦敦市中心拥有自己的牙科诊疗中心，从事多学科的专业实践工作，同时还在伦敦国王学院牙科研究所研究生院担任教授，指导硕士研究生和博士研究生。

Shanon Patel 教授的博士论文研究方向为 CBCT 在牙髓病学中的应用，后续积极参与相关研究，指导（或共同指导）了超过 45 名硕士研究生和博士研究生。共发表论文 80 余篇，主导撰写了 3 份欧洲牙科影像学和牙根吸收的指南。

Shanon Patel 教授还参与编撰了多部教学专著，其中 *The Principles of Endodontics* 是英国和英联邦牙科本科生的基础读物，*Pitt Ford's Problem Based Learning in Endodontics* 是牙髓病学出版的第 1 部 PBL 著作，*Endodontology at a Glance* 是一部修订指南，*CBCT in Endodontics* 被认为是牙髓专科医生使用 CBCT 的必备读物并已被翻译成中文、日语和葡萄牙语版本。

Justin J. Barnes BDS, BSc, MFDS RCPS (Glasg), MClinDent, MRD RCS (Edin)

Justin 在北爱尔兰从事牙髓病专业诊疗工作，曾在同行评议期刊上发表过多篇论文，参与编写 *The Principles of Endodontics, 2e* 和 *Manual of Clinical Procedures in Dentistry*，定期开展牙髓病学的相关课程教学。

中文版序一

炎炎仲夏，热浪滚滚。一沓《牙髓病学原理（原书第3版）》译著清样摆在了案头。稿件不厚，被其中内容深深吸引了，遂一口气读完了原著和译文。

这是一部由英国牛津大学出版社于2020年修订出版的第3版牙学院本科生教材，第一作者是伦敦国王学院牙科研究所著名牙髓病学者Shanon Patel教授。全书系统、完整地介绍了牙髓病学的基本概念、内涵、牙髓生物学基础、临床诊治程序和步骤，以及涉及法律的相关问题。特别是在临床技术部分，作者不吝浓墨重彩，以娴熟的逻辑、流畅的文笔、遵循着人的认识规律，徐徐展开牙髓病学的经典画卷。书中既有深入浅出的观点阐释、循序渐进的临床思维展现、一步一步操作细节的详细论述，又能言简意赅。书中提供了大量清晰的临床照片、X线影像、组织病理照片及示意图，无不表达出作者的临床经验及对临床问题的剖析与解决策略。书中最后一章专门讲解了临床相关的法律问题，这是国内教科书或同类专著中鲜少涉及的内容，对我国从事牙髓病诊治的医师有较强的借鉴参考作用。作者在每章结束都提炼出"要点总结"和"自我测评及答案"，还给出了推荐阅读的相关文献，真正做到了开卷有益，引人入胜，着实令读者手不释卷，易读爱读、易学易懂。

本书的译者是一群非常热爱牙髓病学专业的中青年学者或医师，他们既有深厚的牙髓病学理论基础，又有较为丰富的临床经验。在主译何文喜教授的带领和要求下，他们精益求精，反复磨炼文字，力图通过翻译，呈现出原著的精华。

期盼这部高质量的译著尽快与读者见面，让国内牙髓病学医师及口腔医学院师生共同品读这部经典著作。

北京大学口腔医学院

欣闻由何文喜教授牵头，历时近一年完成的《牙髓病学原理（原书第 3 版）》译著工作即将接近尾声，有幸先睹为快，一气阅罢，甚感欣喜。

该书原著由伦敦国王学院牙科研究所著名牙髓病学者 Shanon Patel 教授和 Justin J. Barnes 博士主编。Shanon Patel 教授主要致力于牙根吸收和三维锥形束计算机断层扫描（CBCT）成像方面的研究，其主编的 *Cone Beam Computed Tomography in Endodontics* 是许多牙体牙髓专科医生的案头书，并被翻译成多种语言，译成中文后更是得到了我国广大医学生和临床医生的一致好评。《牙髓病学原理（原书第 3 版）》继续秉持了 Shanon Patel 教授专著的风格，全书内容丰富，语言精练，条理清晰，重点突出，从基础理论到临床实践，从生物学原理到法律认知，系统全面地阐述了牙髓病学的基本原理，是一部不可多得的临床与教学工作的实用指南。

本书的译者大多为中青年专家和学者，他们有着深厚的专业背景，并活跃于临床一线，对临床有着深刻的理解。他们刻苦钻研，在翻译本书的过程中，字斟句酌，一丝不苟，力图原汁原味和字字珠玑，并努力达到翻译"信、达、雅"的原则。

阅罢此书，手不释卷，欣喜之余，亦感叹国内牙髓病学近年来的快速发展，虽与国外某些治疗理念存在差异，但进步斐然，且保留天然牙的理念已慢慢深入人心，愿这部高水平的译著能尽快与读者见面，为更多致力于守护天然牙的牙髓病学医师和口腔医学院师生提供帮助。

空军军医大学口腔医院

译者前言

改革开放使我国经济和科技长足发展，人民生活水平稳步提高，健康意识日益增强，对知识的渴求不断加深。

保存活髓和保留患牙是牙体牙髓病专科医师的终极目标。牙体牙髓病学是一门临床实践性极强的学科，既包含口腔全科医师日常临床工作必须掌握的基础理论、基本知识和操作技能，又强调疑难疾病的诊断思维、诊疗思路、治疗方法和技巧。

由英国著名牙髓病学专家 Shanon Patel 教授和 Justin J. Barnes 博士主编的 *The Principles of Endodontics* 已更新至第 3 版，笔者有幸研读原文，感触颇深。本书主题鲜明，内容丰富，言简意赅，涵盖了牙髓病学相关的基本原理。全书以牙齿发育的基础理论为前提，引入临床工作中与牙体牙髓专科医生休戚相关的主要疾病的诊断、治疗计划的制订，在强调保存活髓重要性的同时，介绍了临床相关治疗方法。对于牙髓和根尖周病的核心治疗方法，即根管治疗，从理论到实践逐步深入，详细讲解了根管预备和根管充填两个核心步骤，帮助读者轻松实现一步一步做好根管治疗。冠方封闭对根管治疗后患牙的预后有重要意义，因患牙解剖结构、医源性操作等因素影响，要获得良好的临床疗效并不容易，常伴发多种根管治疗后疾病，本书对以上两方面内容也做了介绍，对临床工作者具有较强的临床指导意义及参考价值。牙髓病的诊疗过程复杂，常涉及诸多法律问题，本书亦对此进行了详尽切实的阐述。

尽管译者努力坚持"信、达、雅"的翻译原则，力图忠于原文、原意，但由于中外术语规范及语言表述有所差异，中文版中可能出现一些欠妥之处，恳请同行批评指正。

衷心感谢岳林和余擎两位教授热情洋溢的推荐，以及在本书翻译过程中给予的悉心指导，感谢为本书做出巨大贡献的每一位优秀译者。本书的译者均是来自国内各口腔医学院校牙体牙髓病专科的中青年专家，具有良好的专业基础背景和丰富的临床实践经验。大家正是出于对原著的喜爱，以及对牙体牙髓病学的热爱，才能将这份宝贵的知识财富传递给更多的人。

最后感谢中国科学技术出版社对我们的信任，以及在出版过程中提供的支持与帮助。

何文喜　张光东　游洪霞

原书前言

　　修订再版第 3 版的主要目的是为牙髓病学提供与时俱进的全面指南。全新版本涵盖了许多自第 2 版出版以来在牙髓病学理论知识、技术、材料和设备方面的进步和发展。

　　本书预期的主要读者仍然是牙科专业本科生，因为他们希望了解"为什么"和"如何"进行安全、可预期和有效的牙髓治疗；本书也适用于刚毕业的牙科学生，因为他们想要更新专业知识；本书对于想要进一步获得职业发展的口腔临床医生同样适用。

　　根据第 2 版收到的反馈，简单和通俗易懂是本书最大的亮点之一，这一风格在第 3 版中得以延续。许多声名斐然的学者、精进于专业的临床医生和专家都对本书做出了巨大贡献。

　　与第 2 版相比，全新第 3 版发生了几个变化，对现有章节做了较大的修改和更新，引用了许多新的数据和插图，增加了要点总结和自我测评两个部分。全书一直努力确保专业术语的前后一致性，每章最后列有推荐阅读的文献及书目。

　　我们真心希望第 3 版能继续帮助您理解牙髓病学的原理，从而帮助您在临床实践中获得令人满意的结果，实现预期的目标。

Shanon Patel

Justin J. Barnes

献　词

谨以本书献给 Almas、Genie 和 Zarina。

Shanon Patel

谨以本书献给 Kathleen 和 Colm。

Justin J. Barnes

致　谢

首先万分感谢 Michael Manogue 教授和 Richard Walker 教授，他们为本书第 1 版做出了卓绝的贡献。

感谢所有为本书第 3 版做出贡献的学者们，没有他们的辛勤付出，这个新版本将无法完成。还要感谢我的同行和出版商，他们慷慨无私地提供了优秀的病例资料。同时也要感谢热心为我们提供材料和设备的医药设备公司。

感谢牛津大学出版社的工作人员，特别是高级编辑 Geraldine Jeffers，感谢他们的耐心和建议，以及在最终排版校对过程中的辛勤工作。

最后要感谢我们的家人，感谢他们在本书第 3 版编撰过程中的鼎力支持和无私付出。

图 2-1 和图 2-4 由 Dr José Freitas Siqueira Jr. 提供。

图 4-5 经 Dental Update 许可转载，改编自 Patel S and Vincer L (2017) Case report: single visit indirect pulp cap using biodentine. *Dental Update* 44, 141–145。

图 4-9 经 Wiley-Blackwell 许可转载，改编自 Patel S and Duncan H (2011) *Pitt Ford's Problem-Based Learning in Endodontology*。

图 5-38 由 Dr Bhavin Bhuva 提供。

图 7-3 和图 7-24 经 Wiley-Blackwell 许可转载，改编自 Patel S and Duncan H (2011) *Pitt Ford's Problem-Based Learning in Endodontology*。

图 7-14、图 7-18 和图 7-20 经 Quintessence Publishing 许可转载，改编自 Mannocci F, Cavalli G, and Gagliani M (2008) *Adhesive Restoration of Endodontically Treated Teeth*。

图 7-21 由 Dr Edward Sammut 提供。

图 9-24 由 Dr I. Zainal Abidin 提供。

表 10-1 改编自 Dr Melissa Good 设计的患者信息传单和同意书。

图 10-5 由 Dr Steve Williams 提供，经 Wiley-Blackwell 许可转载，改编自 Patel S and Duncan H (2011) Pitt Ford's Problem-Based Learning in Endodontology。

目 录

第1章　总论 ··· 001

一、什么是牙髓病学 ··· 001

二、哪些临床情况下需牙髓治疗 ·· 001

三、牙髓病学的目的和范围 ·· 002

四、怎样才能做好牙髓治疗 ·· 003

五、牙髓病学的发展 ··· 004

六、本书目的 ·· 004

第2章　牙齿的生命周期 ··· 006

一、牙胚的发生及牙髓 – 牙本质复合体的形成 ·· 006

二、牙本质 ··· 007

三、牙髓 ·· 008

四、牙髓 – 牙本质复合体对龋病的反应 ·· 010

五、牙髓感染 ·· 013

第3章　诊断、治疗计划和患者管理 ·· 020

一、什么是诊断 ·· 020

二、病史采集的目的 ··· 021

三、口外检查的目的 ··· 022

四、口内检查的目的 ··· 023

五、特殊检查的目的 ··· 023

六、如何进行正确诊断 ·· 027

七、如何进行病史采集 ·· 027

八、如何进行口外检查 ·· 028

九、如何进行口腔内检查 ··· 028

十、如何进行特殊检查 ·· 033

十一、诊断中常见的错误 ··· 035

十二、治疗计划 ·· 039

十三、患者管理 ·· 041

第 4 章　活髓保存 ·· 049

　　一、为什么活髓保存很重要 ·· 049

　　二、微创牙科学 ·· 049

　　三、保持牙髓活力的方法 ·· 050

　　四、临床实践基础 ·· 052

　　五、进行生物选择性（微创）去龋的方法 ··· 053

　　六、直接牙髓保护（盖髓术）的方法 ·· 053

　　七、牙髓切断术 ·· 054

　　八、监测活髓治疗的预后 ·· 056

　　九、预后 ·· 057

　　十、总结 ·· 057

第 5 章　根管预备 ·· 060

　　一、什么是根管治疗，为什么要做根管治疗 ·· 060

　　二、根管治疗的目的 ·· 060

　　三、根管预备过程中会遇到哪些挑战 ·· 061

　　四、机械预备的步骤 ·· 063

　　五、根管预备需要的设备和器械 ·· 066

　　六、化学预备 ·· 073

　　七、为什么需要良好的临时修复 ·· 076

　　八、临床实践基础 ·· 076

　　九、做好根管治疗牙齿的准备 ·· 076

　　十、制备开髓洞形 ·· 078

　　十一、定位根管口 ·· 080

　　十二、建立直线通路 ·· 080

　　十三、根管初步疏通 ·· 080

　　十四、手用锉的使用方法 ·· 080

　　十五、冠部敞开 ·· 081

　　十六、根尖部疏通 ·· 081

　　十七、确定工作长度 ·· 082

　　十八、进行根尖区预备 ·· 084

　　十九、如何避免操作失误 ·· 085

　　二十、进行化学预备 ·· 085

　　二十一、临时修复患牙的方法 ·· 089

第 6 章　根管充填 091

一、为什么要进行根管充填 091

二、根管充填的时机 091

三、用以充填根管的材料 094

四、理想的根管充填止点 097

五、临床实践的基础 098

六、牙胶尖尺寸的选择 098

七、制备个性化主牙胶尖 098

八、放置根管封闭剂 099

九、冷侧压充填 099

十、热压充填 102

十一、放置主牙胶尖时可能出现的问题及处理 106

十二、充填根尖孔开放的根管 108

十三、在根管充填过程中如何保持根管系统的无菌性 108

十四、根管充填成功的标准 109

第 7 章　根管治疗后牙齿的修复 111

一、修复根管治疗后患牙的注意事项 111

二、临床实践基础 117

三、根管治疗中的患牙诊间如何暂封 117

四、根管治疗后的牙齿最终修复的时间 117

五、根管治疗后的患牙需做哪些修复前准备 118

六、使用复合树脂材料修复根管治疗后的患牙时，需考虑哪些因素 ... 118

七、修复前牙和后牙的区别 119

八、加桩的时机 123

第 8 章　疗效评估 130

一、牙髓治疗效果的含义 130

二、根管治疗和根管再治疗效果的影响因素 131

三、影响根管外科手术治疗效果的因素 134

四、临床实践的基础 134

五、如何评估根管治疗的效果 134

六、牙髓治疗效果分类 136

七、总结 137

第 9 章　根管治疗后疾病的处理 140

一、了解根管治疗后疾病 140

二、如何诊断根管治疗后疾病 141

三、根管治疗后疾病的鉴别诊断 143

四、如何选择根管治疗后疾病的治疗方法 144

五、病例难度评估和转诊 149

六、临床实践基础 150

七、拆除牙冠 / 冠桥修复体的方法 150

八、去除核充填材料的方法 152

九、拆除根管桩的方法 152

十、去除根管内充填材料 152

十一、处理根管内阻塞的方法 153

十二、根管外科 153

第 10 章　牙髓专科中的法律风险 162

一、什么是知情同意 162

二、哪些内容需要在根管治疗前告知患者 163

三、应该治疗还是转诊 163

四、病历记录 165

五、医疗数据的保存 165

六、如何预防和处理不完善根管充填 166

七、如何预防和处理器械分离 166

八、如何预防和处理根管穿孔 167

九、如何预防和处理次氯酸钠不良事件 168

十、为什么要使用橡皮障 169

十一、如何预防牙折裂 169

十二、总结 170

附录　缩略语 172

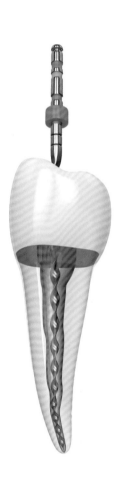

第1章 总 论

Introduction

Shanon Patel   Justin J. Barnes   著

一、什么是牙髓病学

牙髓病学（endodontics）是指研究牙齿内部的科学。该术语起源于希腊语"endo"，意为"内部"，"odont"意为"牙齿"，后缀"-ics"表示"工作和研究领域"。

牙齿及其支持组织可受到以细菌为主的口腔微生物引起的牙源性感染的影响，从而引起牙齿周围疾病（牙周病）和（或）牙齿内部疾病（牙髓病）。

牙髓病与牙釉质、牙本质、牙髓及根尖周组织相关，其特点是丧失了牙釉质和牙本质的完整性。在病变晚期，牙髓和根尖周组织也可能直接受累。

牙髓病学是牙科学的一个分支，涉及牙本质、牙髓和根尖周组织的形态、功能、健康、损伤和疾病。

牙髓病学是临床牙科的一个分支，涉及牙髓疾病的预防、诊断和治疗。从本质上讲，牙髓病涉及保持牙齿健康所需的所有方法，并且要在牙齿发生病变时通过治疗使牙齿恢复健康。掌握牙髓病学需要了解影响牙齿及其支持组织的生物过程（见第2章），以及相关基础科学科目的知识，包括以下方面。

- 胚胎学，特别是牙齿及其支持组织的发育。
- 解剖学，特别是牙齿及其支持组织的结构。
- 组织学，特别是牙釉质、牙本质和牙髓的微观结构。
- 生理学，尤其是牙髓的正常功能。
- 病理学，特别是牙髓和根尖周组织疾病的病因和影响。
- 微生物学，特别是口腔微生物及其感染。
- 药理学，特别是用于口腔全科和牙髓病学的药物。
- 口腔材料学，特别是用于牙髓病学的器械和材料。

二、哪些临床情况下需牙髓治疗

牙髓疾病的患者可能会有多种临床表现，从完全无症状到出现严重的口腔颌面部疼痛和肿胀。如下临床疾病需要根管治疗。

- 龋齿（图1-1）。

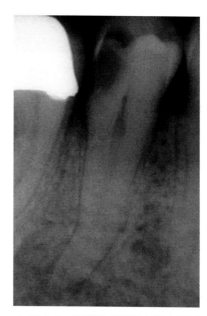

▲ 图1-1 下颌前磨牙远中邻合面龋损近髓伴根尖周组织低密度透射影

- 牙根吸收（图 1-2）。
- 牙外伤（图 1-3）。
- 牙体组织缺损（图 1-4）。
- 牙齿折裂（图 1-5）。
- 牙髓炎（图 1-6）。
- 根尖周炎：急性、化脓性和慢性（图 1-7）。

只有彻底了解牙髓病学，临床医生才能有效地检查患者并得出正确的诊断（见第 3 章）。

三、牙髓病学的目的和范围

牙髓治疗的目的是通过感染控制来预防或治愈根尖周炎。实现这一目标的基本要素如下。

- 对患牙进行消毒以减少微生物，包括去除龋坏感染的牙本质（见第 4 章）到对整个根管系统清创消毒（见第 5 章）。
- 封闭患牙以防再感染，包括根管充填（见第 6 章）和良好的冠部修复（见第 4 章和第 7 章）。

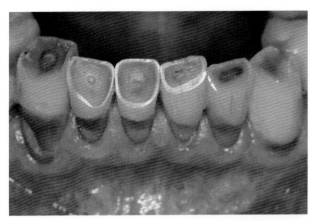

▲ 图 1-4　牙釉质及牙本质丧失：下颌前牙切缘磨损、磨耗及牙颈部磨损

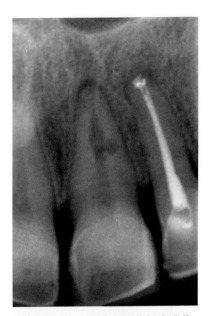

▲ 图 1-2　上颌中切牙牙根内吸收

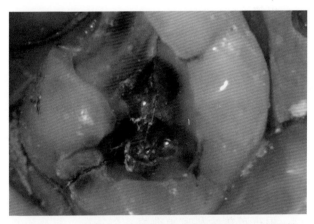

▲ 图 1-5　牙劈裂：下颌磨牙的窝洞底部可见一条裂纹

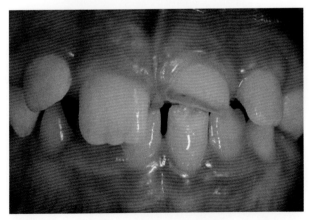

▲ 图 1-3　牙外伤：上颌中切牙复杂性冠折，牙釉质和牙本质折断，牙髓暴露

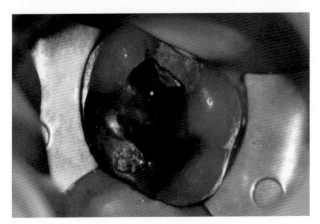

▲ 图 1-6　牙髓炎：术中下颌第一磨牙炎性牙髓出血

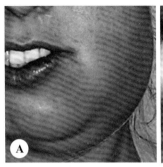 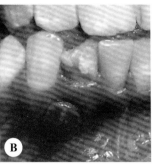 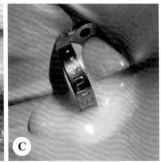 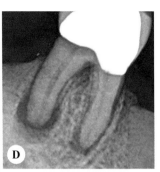

▲ 图 1-7　根尖周炎

A. 急性面部肿胀伴急性根尖周脓肿；B. 化脓性根尖周炎伴唇侧窦道口；C. 化脓性根尖周炎根管内脓性分泌物；D. 慢性根尖周炎表现出根尖周透射影

重要的是要认识到牙髓病学不仅仅关注根管及根管治疗。该学科在大多数患者的口腔健康维护中发挥着更广泛的作用。牙髓病学的范围包括以下方面。

- 口腔颌面部疼痛的诊断（见第 3 章）。
- 活髓保存治疗（见第 4 章）。
- 根管治疗（见第 5 章和第 6 章）。
- 牙髓治疗后牙齿的美白。
- 根管治疗后牙齿的修复（见第 7 章）。
- 复杂牙髓治疗：根管再治疗和根管外科（见第 9 章）。
- 牙外伤的处理。

四、怎样才能做好牙髓治疗

所有牙医都应该能够进行安全有效的牙髓治疗。根据英国牙科理事会发布的指南，只有在接受过适当培训、有能力、有信心且有保障的情况下，才能进行口腔诊疗。能力是通过完善的理论知识、适当的临床经验和技能来获得的。

在我们的本科学习期间，要求做到以下几点。

- 参加教学课程并进行自主学习。
- 在开始治疗患者之前，有模拟和离体牙练习的经验。
- 反思总结自己的临床前实验室和临床表现，以及带教老师给出的反馈。反思应该记录在日志中。

在完成本科培训后，要继续保持并提高自己的专业知识、技能和能力是非常重要的。这可以通过各种学习、培训和拓展活动来实现，如独立学习、阅读杂志期刊、进行临床报告、参加讲座和课程。持续的专业学习能使自己跟上牙髓病学的最新进展。作为一名合格的临床医生，不断反思自己的工作也很重要。我们需要意识到自己的局限性，并意识到什么时候需转诊给专科医生以进行更高级的牙髓治疗（见第 9 章）。同时，还需要识别何时出现问题，如何处理这些问题并防止再次发生（见第 10 章）。

根管治疗操作要求使用橡皮障（图 1-8）。在我们的整个职业生涯中坚持使用橡皮障至关重要。框 1-1 总结了在所有非手术根管治疗中使用橡皮障的好处。

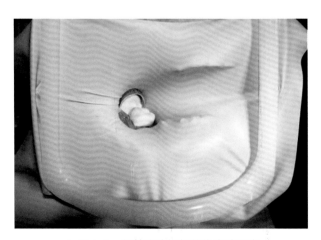

▲ 图 1-8　根管治疗期间的橡皮障隔离

框 1-1　在非手术根管治疗中使用橡皮障的好处

牙齿
- 防止唾液和微生物污染根管系统
- 隔湿，确保最佳修复条件

患者
- 保护患者的口咽免受器械、碎屑及冲洗液的伤害
- 改善患者舒适度

临床医生
- 鼓励临床医生使用合适的冲洗液
- 通过遮挡软组织（如口腔黏膜和舌头）来改善入路和视野，并防止患者呼吸使口镜起雾
- 提高临床医生的工作效率

五、牙髓病学的发展

牙髓疾病及其治疗已有详细记录。古代文明认为牙痛和牙齿疾病由牙虫引起，牙髓病的治疗方法包括原始的牙钻、草药、烧灼牙髓、将砷剂放入根管内、拔牙。

直到 19 世纪，微生物才与牙髓疾病相关联。Miller（1894）是第一个发现牙髓样本中存在细菌的人。19 世纪的其他进展包括发明口腔躺椅、引入橡皮障和发现 X 线。

牙髓病学的发展在 20 世纪初受牙齿感染是全身性疾病来源理论（局灶性感染理论）的阻碍。这导致拔牙成为牙髓疾病的首选治疗方法。20 世纪 50 年代以来，局灶性感染理论已基本被推翻，因而牙髓病学取得了非常大的发展。20 世纪 60 年代的研究证实，牙齿内部感染会导致根尖周炎的发生。Kakehashi 等（1965）发现，当牙髓暴露于口腔微生物中时，正常大鼠会出现牙髓病；而在无菌大鼠中，牙髓和根尖周组织均能保持健康。20 世纪 70 年代和 80 年代丰富了我们对感染根管的微生物学，以及冲洗液、冲洗液活化和感染根管药物消毒的了解。

自 20 世纪 90 年代以来，我们对牙髓疾病本质的认知有了显著提高，包括微生物膜、根管治疗后持续感染的病因、影响牙髓治疗效果的因素，

还在材料、设备和技术方面获得了较大进展，包括生物活性根管水门汀、锥形束计算机断层扫描（cone beam computed tomography，CBCT）、镍钛（nickel-titanium，NiTi）锉的改进设计，以及新一代的电子根尖定位仪和放大设备。这些发展提高了牙髓病学的诊断的一致性、安全性和效率，并改善了患者的舒适度。生物活性盖髓材料和根管填充材料、显微根尖外科手术提高了患牙的预后。

对于已经缺失或预后差的患牙，种植牙是一个很好的替代选择。实际上直到 21 世纪初，一些专业牙科人士都认为牙种植体是一种优越且可预测的治疗方案，认为对牙髓病治疗的需求在下降。然而，这种观念现在已经发生改变，研究表明，根管治疗后牙齿的存活率与种植牙相似，甚至更高。因此，如果患牙被评估为可修复和可治疗，则应为患者提供根管治疗的选择方案，以尽可能延长牙齿使用寿命。预防和治疗牙髓疾病来保存患牙有很多优点，包括以下方面。

- 具有成本效益和可预测的疗效。
- 治疗方便。
- 保留牙周膜。

牙髓病学的未来令人振奋，包括牙髓血运重建、病变牙髓和牙本质的再生，以及可预测的活髓保存治疗方法，可以维持牙髓活力。

六、本书目的

本书旨在为当代牙髓病学提供一个综合指南，目标读者是那些希望了解"为什么"和"如何"安全、可预测和有效地进行牙髓治疗的本科牙科学生。

这本书涵盖了"为什么"进行牙髓治疗的基本理论，并为临床实践提供了分步指南，即"如何"进行牙髓疾病的治疗。除了作为本科牙科教学的辅助教材外，还可使刚获得执业医师资格的牙医进行复习，也可以作为想要继续其职业发展的临床医生的指导用书。

要点总结

- 牙髓病学是临床牙科的一个分支，涉及牙本质 – 牙髓复合体和根尖周组织疾病的预防、诊断和治疗。很多临床情况下需要进行牙髓治疗。牙髓治疗的目的是预防或治愈根尖周炎，使牙齿保持健康状态。
- 牙髓病学涉及口腔颌面部疼痛的诊断、活髓保存治疗、根管治疗、根管治疗后牙齿修复，以及根管再治疗和根尖外科等高一级的根管治疗过程。
- 我们必须有能力进行根管治疗，在所有非手术根管治疗过程中，使用橡皮障至关重要。
- 牙髓病学不断在发展，重要的是要与时俱进。

推荐阅读

[1] De Moor R, Hülsmann M, Kirkevang LL, Tanalp J, and Whitworth J (2013) Undergraduate curriculum guidelines for endodontology. *International Endodontic Journal* 46, 1105–14.

[2] European Society of Endodontology (2006) Quality guidelines for endodontic treatment: consensus report of the European Society of Endodontology. *International Endodontic Journal* 39, 921–30.

[3] General Dental Council (2013) *Standards for the Dental Team*. London: GDC.

[4] General Dental Council (2017) *Scope of Practice*. London: GDC.

[5] General Dental Council (2017) *Enhanced CPD Guidance for Dental Professionals*. London: GDC.

[6] Kakehashi S, Stanley HR, and Fitzgerald RJ (1965) The effects of surgical exposures of dental pulps in germ-free and conventional laboratory rats. *Oral Surgery, Oral Medicine, and Oral Pathology* 20, 340–49.

[7] Miller W (1894) An introduction in the study of the bacteriopathology of the dental pulp. *Dental Cosmos* 36, 505.

第 2 章　牙齿的生命周期
Life of a tooth

Federico Foschi　Sadia Ambreen Niazi　Moya Meredith Smith　著

牙齿的生命周期是一个动态过程，主要分为以下几个阶段。

- 在牙胚胎发育过程中，牙齿的主要结构相继形成（如牙釉质、牙骨质、牙髓和牙本质）。
- 牙齿的萌出过程中，牙根及根管系统的形成（如主根管、侧支根管、根尖分歧、根尖分叉等）。
- 牙齿萌出后，牙齿仍然存在持续的生理性改变：继发性牙本质的持续形成导致牙齿发生增龄性变化。
- 在病理状态下，如龋齿、牙体组织缺损及牙科操作等的刺激下，牙齿将出现一系列（自我）防御反应。牙髓 – 牙本质复合体出现免疫反应，导致第三期牙本质的沉积增加。牙髓间充质干细胞对外界损伤做出动态反应。
- 当牙釉质或牙骨质的缺损或者完全缺失时，牙髓 – 牙本质复合体为不同病原体提供了理想的定植环境。牙髓内微生物群在原发性感染和持续性感染的根管中存在显著差异，并且有可能与口腔内交通（如窦道）。

了解牙齿的发育及其相关生物学过程，有助于更深入地了解从早期阶段的可复性牙髓炎到不可复性牙髓炎、牙髓坏死、根尖周炎，再到根管治疗后出现的持续性牙髓感染等牙髓病发生发展过程中的相关临床征象。

一、牙胚的发生及牙髓 – 牙本质复合体的形成

牙齿发育过程中有 2 个胚胎学结构：形成牙釉质的外胚层和形成牙本质 – 牙髓复合体的神经嵴源性的外胚间充质。牙齿的发育始于胚胎发育的第 6 周，由口腔外胚层增厚形成牙板开始。牙齿形成在乳牙列和恒牙列本质上是相同的，只是在不同时期。牙齿发育的 3 个主要阶段如下。

- 蕾状期：发育中牙板上皮细胞增殖后内陷到外胚间充质中，牙胚呈现出"花蕾"的形状（图 2-1A）。
- 帽状期：发育中的牙齿呈"帽子"状，上皮细胞进一步增殖形成釉器官（图 2-1B）。
- 钟状期：发育中上皮凹陷更深，牙胚呈"吊钟"状。牙乳头被包绕在内陷中，将形成牙髓 – 牙本质复合体。紧密相连的两细胞层有着截然不同的命运，釉器官内层细胞将分化为成釉细胞，而牙乳头的外层细胞则分化为成牙本质细胞并启动牙本质的沉积。

随后，内釉和外釉上皮细胞融合成颈环，呈环 / 圈形，牙根在釉牙骨质界开始形成。这个过程受 Hertwig 上皮根鞘诱导和调控，它通过提供促进成牙本质细胞和成牙骨质细胞分化的信号来诱导和启动牙根形成。进一步分化就形成牙周支持组织，其中 Sharpey 穿通纤维一端附着于牙骨质中，另一端则附着于牙槽骨之中。

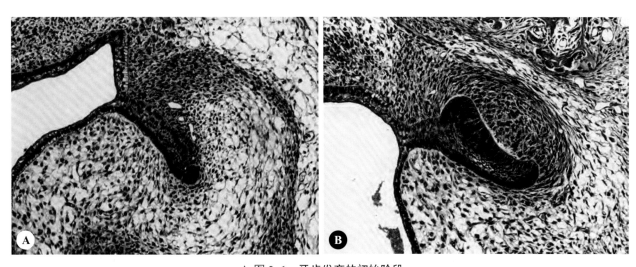

▲ 图 2-1　牙齿发育的初始阶段

A. 蕾状期；B. 帽状期（图片由 Dr José Freitas Siqueira Jr. 提供）

二、牙本质

（一）牙本质的组成

牙本质与牙髓在胚胎发育和功能上可视为一个整体，被称为牙髓 - 牙本质复合体。从组织结构来看，它们是截然不同的，按重量计算，牙本质由 70% 的矿物质（羟基磷灰石），20% 的有机基质（主要是胶原蛋白）和 10% 的水组成。主要的有机成分是 I 型胶原，其次是 V 型胶原。牙本质中还存在一些生长因子和酶，如 TGF-β、PDGF、IGF、BMP 和 MMP 等。这些生长因子和酶在牙本质形成阶段时就已嵌入牙本质中，但在脱矿过程中（如龋齿、磨耗和酸蚀）可以被释放。这些因子的释放可以激发牙本质的修复反应，如第三期牙本质的形成。

（二）牙本质的类型

牙本质主要有 3 种类型（图 2-2）。

1. 原发性牙本质

原发性牙本质是由成牙本质细胞分泌沉积而成，并以约 4μm/d 的速度增厚。原发性牙本质构成了牙本质的主体，其又可以分为以下几类。

(1) 罩牙本质：是紧靠釉质和牙骨质处最先形成的一层原发性牙本质。

(2) 前期牙本质：是一层尚未完全矿化的牙本质，厚度为 10～40μm。位于成牙本质细胞层和矿

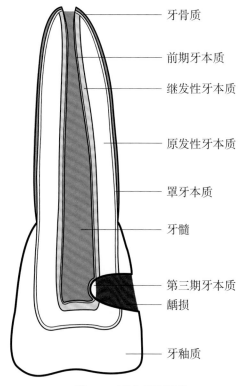

牙骨质

前期牙本质

继发性牙本质

原发性牙本质

罩牙本质

牙髓

第三期牙本质

龋损

牙釉质

▲ 图 2-2　牙本质的类型

化牙本质之间，随着继发性牙本质的沉积向髓腔中心移动。

2. 继发性牙本质

在牙根完全发育完成后，继发性牙本质由成牙本质细胞分泌沉积，并以低于 0.4μm/d 的较慢速度形成，贯穿整个牙齿的生命周期。继发性牙本质的持续沉积会导致根管逐渐狭窄。

3. 第三期牙本质

第三期牙本质是对外界刺激（如细菌毒素、创伤、磨损、牙科操作过程）产生反应而形成的，主要沉积在靠近刺激的部位。第三期牙本质又可分为以下两类。

(1) 反应性牙本质：当成牙本质细胞所受刺激并不强烈，成牙本质细胞层仍然存在，形成反应性牙本质。在形态上，反应性牙本质与原发性和继发性牙本质相似，牙本质小管结构保持连续。

(2) 修复性牙本质：当所受刺激强烈，成牙本质细胞层受损，牙髓干细胞被激活且分化为成牙本质细胞，进而形成修复性牙本质。此时，牙本质小管通常消失，或者与继发性牙本质或反应性牙本质的牙本质小管不连续。

硬化性牙本质可能是在生理过程或对外界刺激的反应中产生的。其特征是管间（或管周）牙本质矿化程度增加。硬化性牙本质和第三期牙本质对于保护牙髓免受外界潜在的有害刺激至关重要。

（三）牙本质小管

在原发性和继发性牙本质的形成过程中，成牙本质细胞矿化前沿向中心方向移动。成牙本质细胞是一种能够在新形成的牙本质中留有印迹的极化细胞突起的柱状细胞（图2-3）。成牙本质细胞突可以延伸到牙本质小管长度的一半。

牙本质小管的内部是管内（管周）牙本质。

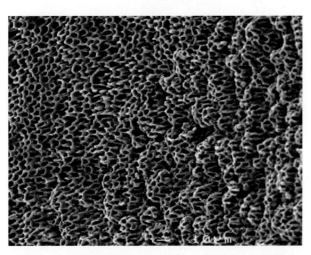

▲ 图2-3 显微照片显示表面去除了有机成分的根管壁，有牙本质小管和矿化前沿的钙化球状结构

位于管周牙本质之间的牙本质称为管间牙本质，其构成牙本质的主要成分。与管间牙本质相比，管周牙本质矿化程度更高。在硬化牙本质形成过程中，管周牙本质将在小管腔内进一步钙化。

牙本质小管最靠近牙髓的直径最大，达2.5μm，在近牙釉质或牙骨质处变窄为1μm。与牙骨质或牙釉质交界处的小管密度（15 000/mm²）相比，靠近牙髓处的小管密度更高（65 000/mm²）。牙本质小管内包含牙本质液、成牙本质细胞突、神经纤维、Ⅰ型胶原蛋白和基质（糖胺聚糖、蛋白多糖、糖蛋白）。

（四）牙本质的渗透性及敏感性

牙本质的管状结构为其提供了两个重要的特性：渗透性和敏感性。很多研究深入探究了牙本质的渗透性，有充分证据表明牙本质外表面的操作刺激可以影响到内部的牙髓。同样，龋齿和牙本质小管感染等病理变化亦可导致牙髓损伤。这一特性与部位有关，越靠近髓腔的牙本质通透性越强。硬化牙本质可降低牙本质小管的通透性。此外，在操作过程中可能会形成一层玷污层，使牙本质小管闭塞。

近年来，关于牙本质敏感和过敏的病理生理机制得到了广泛研究。其中"流体动力学说"被认为是主要的机制（图2-4）。牙本质液在牙本质小管内的快速流动导致成牙本质细胞突发生形变，从而激活A-δ纤维，进行痛觉信号的传递。触发这种牙本质液体运动的因素有许多，包括温度（如冷物质和热物质）、渗透压（如甜物质）和机械压力（如咀嚼压力或探诊）。

三、牙髓

（一）牙髓的功能

牙髓的主要功能如下。

- 形成功能：牙髓有形成牙本质的功能，在牙齿发育过程中形成牙冠和牙根的结构。
- 感觉功能：可以感知潜在的有害刺激（痛觉），并在一定程度上可以感知与压力相关的本体位置（本体感觉），从而为机体提供一个潜在组织损伤的预警信号，避免组织损伤。

- 防御功能：牙髓具有免疫功能，可诱导第三期牙本质和硬化牙本质的形成。研究发现，活髓牙也可发生根尖周病变。牙髓防御过程中引发的炎症反应可以促发导致根尖周骨质吸收的

细胞因子的级联反应。牙髓的防御反应通过诱导排异反应来防止牙齿感染的系统性扩散。

（二）牙髓的组成

牙髓是一种由不同类型的细胞、细胞外基质（纤维和基质）、血管和神经组成的结缔组织。牙髓中的主要细胞有成牙本质细胞、间充质干细胞、成纤维细胞、施万细胞和防御细胞（抗原提呈细胞、巨噬细胞和淋巴细胞）。成牙本质细胞是有丝分裂的终末细胞，在冠部，细胞体部呈柱状，在根部更偏长方体形。紧贴前期牙本质呈单层细胞排列（成牙本质层）。成牙本质细胞高度极化：细胞核位于牙髓侧；靠近前期牙本质侧则是富含线粒体的区域，该区域位于前期牙本质形成末端、牙本质小管内细胞质突起（成牙本质细胞突起）之前。牙髓干细胞在牙髓组织内广泛分布，但多局限于多细胞层。成纤维细胞是牙髓组织中数量最多的细胞。成纤维细胞产生细胞外基质（糖胺聚糖、蛋白多糖和糖蛋白），作为介导信号传递及营养物质运输等的介质。牙髓中主要存在的胶原蛋白是 I 型和Ⅲ型胶原蛋白纤维。牙髓内不同的组织学结构见图 2-5。

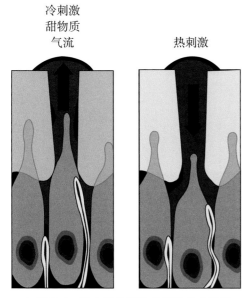

▲ 图 2-4　**牙本质敏感性的流体动力学学说**
外界刺激可以引起牙本质液的运动，导致成牙本质细胞突起发生变形，相应的神经纤维将潜在的痛觉信号反馈到中枢神经系统（经许可转载，引自 Dr José Freitas Siqueira Jr.）

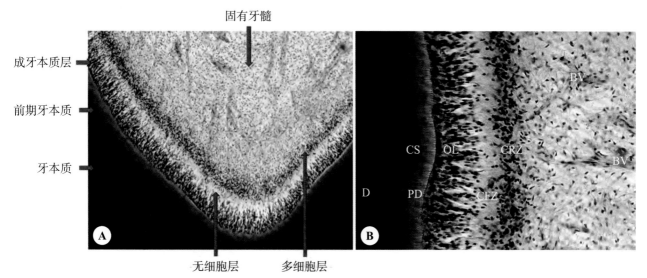

▲ 图 2-5　**A. 牙髓的组织学带（HE 染色）。**成牙本质细胞层是牙髓中最外层的区域，覆盖并形成前期牙本质。无细胞区域称为 Weil 区，包含毛细血管和神经纤维网络（Raschkow 丛）。细胞富集区（亚成牙本质细胞）由成纤维细胞、未分化干细胞和免疫细胞组成。牙髓本身位于牙髓组织的中心区域，包含较大的血管、神经、成纤维细胞和其他细胞。**B. 牙本质（D）；钙质层（CS），矿化前沿；前期牙本质（PD）；成牙本质细胞层（OL）；无细胞层（CFZ）；多细胞层（CRZ）；血管（BV）

（三）牙髓的血管化

牙髓的血供来自从主根尖孔及侧支根管进入的血管。动脉沿牙根长轴进入根管，形成牙本质细胞层形成毛细血管分支，在富细胞区附近出现富血管区（图2-6）。静脉位于牙髓中央。牙髓内也可见动静脉和静脉间吻合，它们可调节牙髓内的微循环。与其他颅骨组织相比，牙髓内血流量（每100g组织中达20～60ml/min）相对较高。这一特性可能有利于对刺激物质的冲洗作用。牙髓组织被牙体硬组织包裹，这一特性使得炎症引起的髓腔压力增大，更易造成局部缺血。

（四）牙髓的神经支配

牙髓由三叉神经的下颌支和上颌支支配。也出现自主神经元。在分布于牙髓的神经纤维中，80%为无髓鞘的C神经纤维，其余20%为有髓鞘的A神经纤维。神经往往与血管伴行，在近多细胞层处形成神经网络，称为神经壁层（Raschkow丛）。

牙髓中存在的3种感觉神经纤维（A-β神经纤维、A-δ神经纤维和C神经纤维）由于传导率的不同引起不同的反应。A-β神经纤维有髓鞘，传导速度非常快（30～37m/s）。A-δ神经纤维也有髓鞘，传导速度较快（6～30m/s）。A神经纤维诱发与牙本质过敏相关的尖锐、短暂的疼痛。在神经壁层后，A神经纤维失去其外层的施万细胞层，进入牙本质小管内100μm，与成牙本质细胞紧密结合。

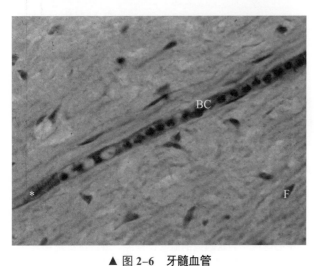

▲ 图2-6　牙髓血管
BC. 毛细血管；F. 成纤维细胞；*. 堆积红细胞（HE染色）

C神经纤维无髓鞘，信号传导速度较慢。这些纤维传导的痛觉信号通常是钝痛，如与晚期不可逆性牙髓炎相关的无法定位的疼痛。

牙髓内也存在交感神经纤维，并与牙髓内血管密切相关；这些纤维参与牙髓内血液循环平衡的调节。在发生可逆性及不可逆性牙髓炎时，疼痛刺激可直接引起血管扩张，使局部血流量增加。

四、牙髓-牙本质复合体对龋病的反应

龋病是引起牙髓炎症最常见的病因，龋坏过程中牙釉质的破坏会导致下方牙本质的暴露。牙本质的渗透性取决于牙本质小管的位置及其与牙髓腔的距离。牙髓具有多种自我防御机制，包括牙本质小管渐进性硬化、第三期牙本质的形成使牙本质渗透性降低和牙髓免疫反应等。不同程度及范围的龋坏会引起牙髓的急性或慢性修复反应。

（一）牙本质渗透性降低

在健康的牙本质中，牙本质液向外流动过程及成牙本质细胞突起的存在可以减少细菌的感染。牙髓内压力会在牙齿长时间和（或）强烈的刺激下增加，使得牙本质液向外流动加快。包括抗体和细胞因子等在内的宿主防御体系存在于活髓牙的牙本质液中，保护牙髓-牙本质复合体不受细菌入侵。如果刺激程度较弱，牙本质的通透性随管内牙本质的逐渐矿化而降低，从而阻止内毒素和细菌向更深处侵袭。在快速损伤的情况下，牙髓没有时间反应及适应，牙本质的硬化过程被中断，成牙本质细胞在小管内变形分解形成死区（图2-7）。龋齿存在时也可能形成髓石（图2-8）。

（二）第三期牙本质自我防御机制

第三期牙本质的形成是为了进一步保护牙髓免受持续性的潜在细菌感染。第三期牙本质可分为反应性和修复性两种。第三期牙本质是在外界刺激下形成的（如龋齿）。反应性牙本质的特点是牙本质小管仍然连续和牙本质沉积速度的增加，但具有更加不规则的结构（图2-9）。修复性牙本质形成于刺激区域的下方，其特征是成牙本质层

被破坏及死区的形成（图 2-10），其由间充质干细胞分化为成牙本质细胞样细胞形成。

反应性和修复性牙本质形成之间的动态平衡由较弱但持续的刺激（如慢性磨损）和强而快速的刺激（如深龋）决定（图 2-11）。

（三）牙髓的免疫功能

牙髓是一种具有免疫防御功能的结缔组织，能够通过激活宿主免疫系统级联反应来应对细菌

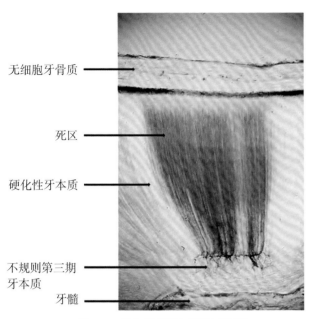

无细胞牙骨质

死区

硬化性牙本质

不规则第三期
牙本质

牙髓

▲ 图 2-7　牙齿的磨片切面显示死区

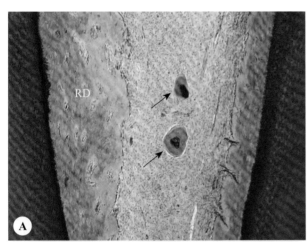

RD

A

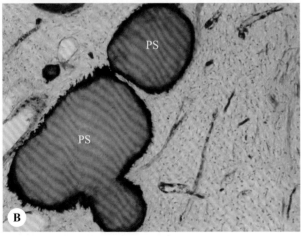

PS

PS

B

▲ 图 2-8　A. 老化牙髓和髓石中的第三期反应性牙本质（RD）（箭）（HE 染色）；B. 牙髓结石（PS），性质为管状（HE 染色）

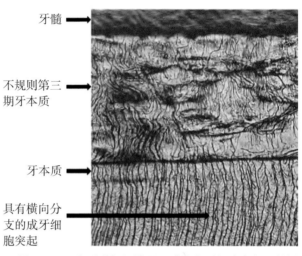

牙髓

不规则第三期牙本质

牙本质

具有横向分支的成牙细胞突起

▲ 图 2-9　牙本质脱钙切片显示成牙本质细胞突起，其侧支位于固有牙本质和不规则第三期牙本质中（印防己硫素染色）

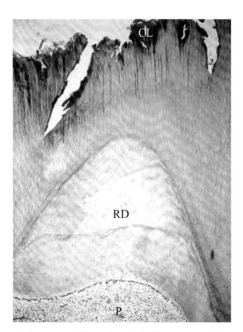

CL

RD

P

▲ 图 2-10　龋病（CL）刺激修复性牙本质（RD）的形成，保护牙髓（P）（HE 染色）

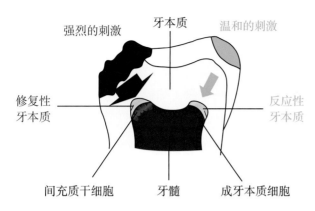

▲ 图 2-11　第三期牙本质的两面性
修复性牙本质形成和反应性牙本质形成是牙髓保护自身免受外界刺激的两种方式。强烈的刺激会导致成牙本质细胞死亡，并刺激间充质干细胞形成修复性牙本质。温和的刺激导致成牙本质细胞形成反应性牙本质

的侵害。炎症过程是在龋齿的早期阶段，也就是一旦牙釉质或牙骨质受到侵害就被触发，细菌的副产物在真正的牙本质感染发生之前通过牙本质小管的渗透性就已产生炎症。

龋坏的过程导致酶及其他散布于牙本质胶原基质中的蛋白酶释放。此外，细菌代谢产物渗透到牙本质小管中可以刺激成牙本质细胞释放促炎因子。

牙本质小管内与成牙本质细胞突起相关的A 纤维可以触发痛觉信号，反馈给自主神经系统，增加牙髓内血液流动；这种机制会增加牙本质液外渗。一旦炎症因子级联被触发，多种防御细胞（如树突状细胞、多态核细胞和巨噬细胞）将聚集。细菌对牙本质小管的侵袭可以受牙本质小管内容物影响，通过成牙本质细胞突起直接刺激成牙本质细胞释放促炎因子。

导致牙本质结构脱矿和牙本质渗透性增加的龋病进展可加剧牙髓炎症反应，继而出现相应的临床症状。

牙髓的神经支配在血流量调节中起着重要作用。血管扩张促进细菌代谢产物的清除及增强免疫反应。可复性 / 不可复性牙髓炎的临床体征可能不明显，使得医生在炎症的早期阶段难以明确诊断，如牙本质过敏与牙髓炎早期的症状并没有不同。随着炎症的进展，不可逆性牙髓炎出现典型

症状（如持续痛和自发痛）时才能明确诊断。

（四）不可复性牙髓炎、牙髓坏死和根尖周炎

如果病因未得到充分控制，牙髓炎症会继续加重达到不可逆的程度。当超过这个程度后，牙髓就无法自行恢复，会导致细胞凋亡和微脓肿的发生。

可复性和不可复性牙髓炎之间的界限不像传统观念中上认为的那么清楚，一些误解可能会影响牙髓病的诊断及治疗。例如，影像学检查中出现根尖周透射区往往与牙髓坏死错误的联系起来。研究发现，相关细胞因子的释放可以在牙髓炎症的早期阶段触发根尖周骨质吸收。一项使用 CBCT 的研究显示，在诊断为可逆性牙髓炎的病例中可能存在小的根尖周透射区。

如果牙本质小管和牙髓腔受到细菌侵袭（如龋齿和牙外伤），牙髓炎会由可逆性阶段发展到不可逆性阶段，并可能进一步发展为牙髓坏死。当患牙内的感染逐渐向根尖移动，直至牙髓坏死时，与不可复性牙髓炎相关的症状通常会消失。

细菌入侵髓室引起急性炎症发生。随之典型的炎症特征出现，特别是随着血流增加的血管扩张和血管通透性增加导致血管内液体外渗。

髓腔压力是一个颇具争议的话题，因为许多作者将这种现象归因于周围硬组织（即牙本质）包绕而无让性。牙髓水肿导致血瘀，代谢废物的清除能力下降。这一系列变化将导致细胞凋亡和组织坏死产生的疼痛信号分子增加。

细胞凋亡和细菌副产物导致牙髓受累区域微脓肿的形成。值得注意的是，牙髓的免疫反应可能延缓感染的进展。因此，部分或完全牙髓切断术可以成功地保存剩余牙髓组织的活力（见第 4 章）。不过，牙髓生物活性材料可能会进一步刺激第三期牙本质的沉积，导致根管钙化。

根尖周病变是牙髓病发展的终点。在根管系统的主要出口（侧支根管和根尖主孔）附近发生外部炎症吸收是根管系统持续感染的表现。有时，咬合创伤也会引起相似的根尖病变发生，临床上往往用是否有牙髓活力作为两者的鉴别要点。

最后，伴根尖周病变的牙髓坏死出现是牙髓感染的特异性表现。从生物学角度看，根尖周病变是对外界刺激产生的免疫反应，而宿主的反应就是试图防止感染的全身扩散。关于根尖周病变的进展的动力学有几种假说，特别是细菌蛋白水解酶对根尖周组织的破坏起直接作用。

通过对敲除基因小鼠模型的广泛研究，目前已经阐明了保护性和破坏性细胞因子的免疫通路。细菌的副产物（即脂多糖和内毒素）触发细胞因子级联反应，通过 Rank 配体发出信号诱导破骨细胞的分化，从而诱导根尖周骨吸收加速。在根尖周吸收过程中，通过多核中性粒细胞和巨噬细胞活性的免疫反应来限制细菌扩散。

急性根尖周炎可能是伴有急性症状的根尖炎症的早期阶段。然而，一个亚临床免疫反应可以直接发展为一般只是偶然的影像学检查才被发现的慢性根尖周炎。由于脓肿及相关症状的出现，才发生慢性根尖周炎急性发作。宿主免疫系统和定植于根管系统内细菌之间的动态相互作用可以打破临床表现的平衡。有效的根管治疗可以减少根管内的细菌，从而抑制免疫反应和破骨细胞的活性，最终使根尖周病变愈合。

五、牙髓感染

（一）感染途径

已知有超过 700 多种细菌定植在健康人的口腔中。牙釉质和牙骨质有助于牙髓 – 牙本质复合体免受口腔微生物群侵害，在正常情况下，保持无菌状态。细菌可以通过多种途径侵入并感染牙本质和牙髓。牙髓感染的主要途径包括暴露的牙本质小管、牙髓直接暴露和牙周途径（图 2–12）。

1. 牙本质小管

如果因遗传 / 发育缺陷、龋病、牙面脱落、创伤、牙根吸收或医源性因素而导致牙釉质或牙骨质缺失，细菌可能会入侵牙本质并最终通过暴露的牙本质小管入侵牙髓。牙本质小管从牙髓延伸到釉牙本质界和牙骨质 – 牙本质界。在牙髓附近直径约 2.5μm，在牙釉质和牙骨质附近直径约 1μm。在牙釉质和牙骨质附近有大量的小管（大约 15 000/mm^2）。因此，由于牙本质小管的大小和数量，细菌可以进入、繁殖，侵袭大量暴露的牙本质小管。

尽管大量研究表明细菌存在于活髓牙暴露的牙本质小管中，但在死髓牙中，细菌向牙本质小管内的穿透性更大。这可能是由于牙本质 – 牙髓

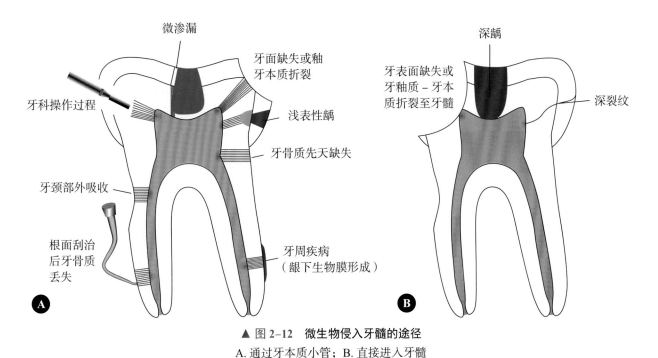

▲ 图 2–12　微生物侵入牙髓的途径
A. 通过牙本质小管；B. 直接进入牙髓

复合体中存在天然防御因素，如牙本质液、有活力的成牙本质细胞突起、硬化性和（或）第三期牙本质的形成降低了小管通透性。

细菌代谢物和毒性产物沿牙本质小管扩散，导致成牙本质细胞的破坏，通常导致牙髓的炎症反应。选择性磨除那些已经有细菌侵入的牙体组织可以促进愈合（见第 4 章）。如果不加以处理，细菌将通过牙本质小管到达牙髓。

2. 牙髓暴露

细菌可以直接侵入因龋病、治疗过程或外伤引起的牙折、裂缝或牙齿脱位而直接暴露的牙髓。有临床证据表明，细菌可以侵入具有隐裂牙综合征患牙的牙髓，以及创伤引起的牙釉质和牙本质上的微小裂纹。但是，细菌入侵的易感性取决于细菌的毒力、牙髓状态（牙髓的健康状况）和宿主的抵抗力。活髓对细菌的侵入具有很强的抵抗力。基于这些因素，牙髓组织可能会长期处于一种炎症状态，也可能会迅速发生坏死。

3. 牙周途径

牙周附着丧失导致牙周探诊深度增加，为龈下菌群及其副产物侵入牙髓 – 牙本质复合体提供了可能途径。龈下牙周袋主要由厌氧菌群组成，包括不同的革兰阴性杆菌、螺旋体、各种革兰阳性杆菌和球菌，它们同样适宜在牙髓坏死的根管系统内生长繁殖。牙髓菌群和牙周菌群的这种相似性表明，牙周袋中的细菌可以入侵无龋坏的死髓牙。从牙周袋进入的途径包括副根管、侧支根管、根尖孔和因根面龋、根面吸收、颈部牙骨质缺失或在根面平整过程中清除牙骨质而暴露的牙本质小管。如果患牙牙髓活力正常，细菌就会被消灭，随之牙髓 – 牙本质复合体愈合。因此，牙髓受损状态是这类感染的先决条件。

4. 引菌作用

牙髓感染另一个可能的途径是引菌作用。这是一种血源性感染的现象，也就是在菌血症期间血源性细菌被吸引到发炎或坏死的组织，并在那里产生感染。一过性菌血症是一种公认的现象。在拔牙、牙髓治疗、非手术和牙周手术治疗、刷牙甚至咀嚼后，在静脉血中提取到了牙菌斑或感染根管中的细菌。菌血症可吸引口腔或非口腔内血液循环中的细菌在发炎的牙髓或坏死的根管系统中定植。

（二）根管内生物膜

根管系统内的细菌以生物膜的形式存在。生物膜是由黏附于基质或界面上或相互黏附的细菌组成的固有微生物群落，细菌包埋在它们产生的细胞外聚合物物质的基质中，并根据其繁殖速度和基因转录等呈现不同的形状。生物膜形成蘑菇状微菌落，其间有分散的开放的水通道，为根管系统提供了一种营养物质和代谢产物水相交换的有效途径（图 2–13 和图 2–14）。

生物膜结构的性质和其微生物的生理属性赋予了其具有对抗菌药物的固有耐药性。生物膜能够在比杀灭游离微生物所需浓度高 1000 倍的抗菌药物浓度下持续存在。生物膜耐受性和抗药性相关的机制主要包括以下方面。

- 生物膜基质作为物理屏障延迟抗菌剂的渗透。
- 与浮游状态的细菌相比，生物膜中的细菌营养摄入少和生长速度较慢，使它们不太容易

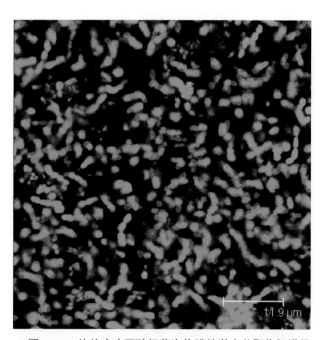

▲ 图 2–13　体外痤疮丙酸杆菌生物膜的激光共聚焦扫描显微镜图像

受到抗菌药物的影响。

- 由于改变环境并使其不利于抗菌药物发挥有效作用的生物膜的生长模式而导致的生理性变化。

因此，根管生物膜构成了一种允许细菌在根管的恶劣环境中生存保护性生长模式，并可能导致随后持续性根管感染。

环境因素，如氧气、营养物质利用率、pH 和根管药物的残留抗菌作用，为生物膜的建立创造

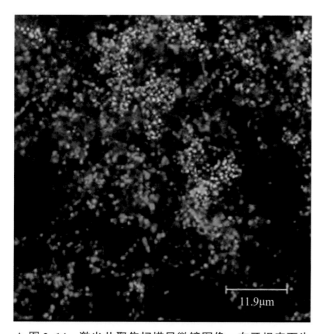

▲ 图 2-14　激光共聚焦扫描显微镜图像，在牙根表面生长的多物种生物膜，活 / 死细菌染色：活细菌（绿色），死细菌（红色）

了一个选择性的栖息地。细菌在各自生态环境中的生存取决于生物膜对这些环境抑制因素的适应程度。根管壁（图 2-15）和以牙本质小管为代表的蜂窝结构（图 2-16）是生物膜附着的理想基质。

（三）牙髓感染病原菌的鉴定方法

了解不同形式的牙髓疾病相关的致病菌群的组成和多样性，对于制订有效的牙髓治疗策略至关重要。

过去，有学者使用细菌培养技术研究了牙髓感染，由于 50% 的口腔微生物群可能无法培养，因此，细菌培养技术可能会低估根管系统内的细菌多样性。随着微生物学研究的进一步发展，引入了分子技术。

- 可培养细菌的种属特异性聚合酶链式反应。
- 聚合酶链式反应扩增 16S rRNA 基因，扩增产物克隆及测序。
- 基因指纹识别技术，采用变性梯度凝胶电泳法。
- DNA 杂交检测和实时聚合酶链式反应。
- 基质辅助激光解吸 / 电离 – 飞行时间质谱仪。
- 新一代测序技术。

这些分子方法揭示了以前未被识别和遗漏的细菌类型。它们可能在不同形式的根尖周炎的发病机制中发挥作用。

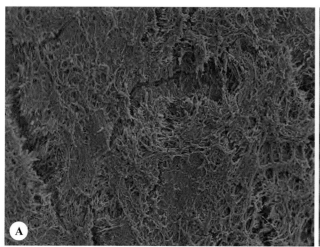
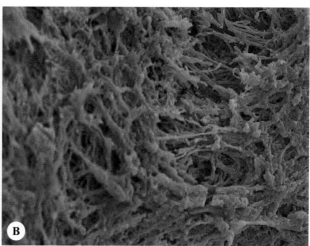

▲ 图 2-15　根管内生物膜的扫描电镜图
A. 300×；B. 1500×

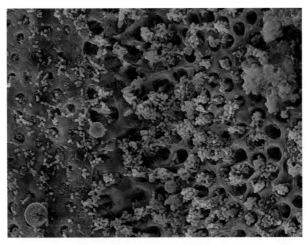

▲ 图 2-16　粪肠球菌 OMGS 3202 菌株（1500×）在根管截面上生长的体外生物膜模型的扫描电镜图像，可见细菌在牙本质小管中生长

（四）在牙髓感染中常见的细菌类型

从根管感染中发现的细菌分类属 9 个门：厚壁菌门、拟杆菌门、放线菌门、变形菌门、梭杆菌门、螺旋体、协同菌门、TM7 菌门和 SR1 菌门。依赖于培养和不依赖于培养的分子研究揭示了来自牙髓感染的一系列细菌，检测到的常见代表性细菌见表 2-1。重要的是我们需要知道，细菌群落分布存在个体间差异，并且不是所有的细菌都同时存在于同一个个体中。

（五）牙髓感染的微生物群

牙髓感染的微生物群极其多样化，原发性（未治疗）病变的微生物群组成与持续性根管感染的微生物群显著不同。根尖周围脓肿是由微生物入侵根尖周围组织最终导致化脓性炎症引起的。

（六）原发性牙髓感染的微生物群

原发性根管内感染是由龋病、创伤或牙周病而最初入侵和定植坏死的根管系统中的细菌引起。感染主要来源于以革兰阴性厌氧菌为主的混合微生物群。一个感染根管可容纳 10～20 种细菌，密度达到 10^3～10^8 个。有窦道或根尖周透射区较大的牙齿表明根管遭受到严重感染，包含细菌种类多达 50 种。虽然培养和分子方法已经鉴定了各种各样的细菌，包括真菌和病毒，但微生物群落因

表 2-1　牙髓感染细菌门代表菌种	
类 群	**共同的代表性物种 / 系统类型**
厚壁菌门	小杆菌属、纤毛因子属、微小微单胞菌属、非乳解假支杆菌、粪肠球菌属、真杆菌属、嗜酸杆菌属、链球菌属、毛螺菌属、细小韦氏杆菌属、乳酸杆菌属、疾卡氏菌、麻疹孪生球菌、硒单胞菌属、消化链球菌属
放线菌门	奥尔赛菌、放线菌属、痤疮丙酸杆菌、丙酸丙酸杆菌、斯奈克菌
协同菌门	Clone BA121、Clone W090
螺旋体	齿状密螺旋体、索氏密螺旋体、麦芽密螺旋体、微小密螺旋体
梭杆菌门	具核梭杆菌
变形菌门	啮蚀艾肯菌、直肠弯曲菌、纤细弯曲菌
TM7 菌门	Clone 1025
SR1 菌门	Clone X112
拟杆菌门	福赛坦菌、牙髓卟啉单胞菌、牙龈卟啉单胞菌、普氏菌、Clone X083

人而异，每个个体都有一个独特的牙髓微生物群落，这表明原发性根尖周炎有不同的病原学。因此，牙髓病的主要病原菌并非单一细菌，而是多种细菌类联合在致病过程中起作用。

（七）持续性牙髓感染的微生物群

原发性感染或后来入侵根管的微生物引起持续性的牙髓感染。这些微生物在一定程度上抵抗根管内的消毒，耐受在已经充填的根管中的营养缺乏。持续性牙髓感染是牙科医生面临的主要挑战之一。有研究表明，持续性感染的微生物群由少数细菌种类组成，一般是革兰阳性细菌。在根管治疗后，原发性感染中常见的革兰阴性菌基本被清除。持续性感染中常见的微生物群包括丙酸杆菌（痤疮丙酸杆菌和丙酸丙酸杆菌等）、链球菌（轻型链球菌、戈登链球菌、咽峡炎链球菌、血链球菌和口腔链球菌）、微小单胞菌、放线菌种、乳酸菌（副乳杆菌和嗜酸乳杆菌）、粪肠球菌、奥尔

赛菌、双歧杆菌和葡萄球菌。

（八）伴有根尖周脓肿牙髓感染的微生物群

根尖周脓肿是由微生物侵入根尖周组织最终导致化脓性炎症引起的。根尖周脓肿的形成是由根管微生物群落和宿主防御系统之间的相互作用决定的。病原微生物是以厌氧菌为主的混合菌群。

与无根尖周脓肿的持续性牙髓病变相比，有根尖周脓肿的持续性牙髓病变具有更高的细菌载量和更多样化的微生物群。Niazi 等（2010）发现，有根尖周脓肿病变的平均分类群数量显著高于无根尖周脓肿病变，前者几乎是后者的 2 倍。因此，无脓肿的牙齿与有脓肿的牙齿相比，根管菌群的多样性降低。在不同的牙髓疾病中，环境与其微生物群之间存在着相互作用的过程。由于脓肿是根尖端含有脓液的闭合性病变，各种营养物质的可获得性（如血清蛋白和组织成分的流入）有助于支持此类病变内革兰阴性厌氧菌的繁殖。

（九）牙髓感染中的其他微生物

细菌是在牙髓感染中最常见的微生物。多项研究已经证实，在牙髓感染中还存在其他微生物，包括真菌、病毒和古生菌。细菌是根尖周炎的根本至关重要的病原体；其他微生物在根尖周炎的病理过程中是否起作用，还需要进一步的研究。真菌偶尔在原发牙髓感染中被检测到，但在持续性牙髓感染中更常见。念珠菌的检出率为 3%～18%，白色念珠菌在牙髓持续性感染最为常见。关于病毒，人巨细胞病毒（human cytomegalovirus，HCMV）、EB 病毒（Epstein-Barr virus，EBV）和水痘 – 带状疱疹病毒（varicellazoster virus，VZV）已在具有存活宿主细胞的根尖周炎中检测到。

（十）医源性牙髓感染

皮肤共生菌，如痤疮丙酸杆菌和表皮葡萄球菌，是在根管感染中被发现的条件致病菌。它们可能会在手术中被带入根管，并可能导致医源性牙髓感染。可能的传播途径是通过未经消毒的材料（如牙胶尖和纸捻）、根管器械和受污染的手套。

所有牙科治疗，包括牙髓病学，无论怀疑或确认感染状态，都要求将标准预防措施应用于对所有患者。预防交叉感染的方法包括但不限于以下方面。

- 手卫生，即用肥皂和水洗手或含酒精的消毒液擦手。
- 个人防护装备的使用，如安全眼镜、面罩、口罩、防护服、手套。强烈建议在根管治疗过程中频繁更换手套，尤其是在术间拍摄 X 线片时。
- 仪器、器械和设备进行清洁和消毒。例如，使用预先消毒和包装好的根管锉和纸捻，以及对牙胶尖进行消毒。
- 清洁和消毒环境表面。建议在放置橡皮障后，用次氯酸钠或其他合适的消毒剂对牙面和周围的橡皮障进行消毒。
- 使用强吸以最大限度地减少液体飞溅。

要点总结

- 了解牙齿的生命周期及其相关的生物过程，有助于更深入地了解牙髓疾病的进展和处理方法。
- 有几种类型的牙本质。原发性牙本质由成牙本质细胞沉积，构成牙齿的主体。继发性牙本质在牙根形成完成后和整个牙齿的整个生命周期中不断地形成。第三期牙本质是对外界刺激的反应而形成的，可能是反应性（由成牙本质细胞分泌而来），也可能是修复性（由新聚集的间充质干细胞形成）。

- 牙髓是由不同的细胞、细胞外基质、血管和神经组成的结缔组织。牙髓的主要功能是形成功能、感觉功能、防御功能。
- 牙髓 – 牙本质复合体通常是无菌的；然而，细菌和其他微生物可以通过几种潜在的途径入侵。
- 牙髓感染最初阶段会导致牙髓炎，接着发展为牙髓坏死，最后是根尖周炎。随着细胞因子级联反应的激活，根尖周炎可发生在牙髓炎的早期阶段。
- 牙髓感染主要是由作为生物膜生长的细菌引起的。根管感染可以是原发性、持续性，伴或不伴根尖周脓肿，以及医源性。
- 通过使用标准预防措施预防医源性或院内牙髓感染很重要。

 自我测评

请选择一个最佳答案（single best answer，SBA）。

SBA2–1 以下哪一项是牙本质反应的最佳解释？

A. 一种当成牙本质细胞的伤害不严重，成牙本质细胞层仍存在时形成的第三期牙本质。

B. 一种当成牙本质细胞层发生过度损伤时形成的第三期牙本质。

C. 一种特征是管内（或管周）牙本质过度矿化的牙本质类型。

D. 在形态上，反应性牙本质不同于原发牙本质和继发性牙本质。

E. 一种继发性牙本质。

SBA2–2 根管内的细菌以生物膜的形式存在，导致生物膜耐受性的特征包括下列哪一项？

A. 生物膜中细菌的繁殖速度比游离状态细菌更快。

B. 抗菌药物通过生物膜基质时渗透作用延迟。

C. 生物膜基质不利于细菌在牙本质小管中的渗透。

D. 由于改变了环境，使抗菌剂不利于发挥其预期的效果生物膜的生长模式，生理变化没有发生。

E. 生物膜基质提供较弱的物理屏障。

SBA2–3 下列哪一项不是牙髓炎侵袭的途径？

A. 牙本质小管。

B. 龋齿。

C. 牙外伤。

D. 健康牙周组织。

E. 引菌作用。

推荐阅读

[1] Niazi SA, Clarke D, Do T, Gilbert SC, Mannocci F, and Beighton D (2010) *Propionibacterium acnes* and *Staphylococcus epidermidis* isolated from refractory endodontic lesions are opportunistic pathogens. *Journal of Clinical Microbiology* 48, 3859–69.

[2] Niazi SA, Vincer L, and Mannocci F (2016) Glove contamination during endodontic treatment is one of the sources of nosocomial endodontic *Propionibacterium acnes* infections. *Journal of Endodontics* 42, 1202–11.

[3] Patel K, Schirru E, Niazi S, Mitchell P, and Mannocci F (2016) Multiple apical radiolucencies and external cervical resorption associated with varicella zoster virus: a case report. *Journal of Endodontics* 42, 978–83.

[4] Pinheiro ET, Gomes BP, Ferraz CC, Sousa EL, Teixeira FB, and Souza-Filho FJ (2003) Microorganisms from canals of root-filled teeth with periapical lesions. *International Endodontic Journal* 36, 1–11.

[5] Saeed M, Koller G, Niazi S, Patel S, Mannocci F, Bruce K, and Foschi F (2017) Bacterial contamination of endodontic materials before and

after clinical storage. *Journal of Endodontics* 43, 1852–56.

[6] Smith AJ, Cassidy N, Perry H, Begue-Kirn C, Ruch JV, and Lesot H (1995) Reactionary dentinogenesis. *The International Journal of Developmental Biology* 39, 273–80.

[7] Stashenko P, Wang CY, Tani-Ishii N, and Yu SM (1994). Pathogenesis of induced rat periapical lesions. *Oral Surgery, Oral Medicine, and Oral Pathology* 78, 494–502.

[8] Taha NA and Khazali MA (2017) Partial pulpotomy in mature permanent teeth with clinical signs indicative of irreversible pulpitis: a randomized clinical trial. *Journal of Endodontics* 43, 1417–21.

 自我测评答案

SBA2-1 答案是 A。反应性牙本质是第三期牙本质的一种，它不同于修复性牙本质。在反应性牙本质中，损伤够强烈，不足以导致成牙本质细胞失去活力，牙本质仍然具有牙本质小管。

SBA2-2 答案是 B。生物膜是不同细菌物种的群落，呈现协同定植和防御策略。细胞外基质的产生限制了化学和物理抗菌药的渗透和疗效。

SBA2-3 答案是 D。生理性的上皮附着和健康的牙骨质限制了细菌从根管外表面到根管的渗透。

第3章 诊断、治疗计划和患者管理
Diagnosis, treatment planning, and patient management

Justin J. Barnes　Shanon Patel　著

一、什么是诊断

本部分将介绍诊断的基本原理和理论知识。重要的是，在通读整章后，可以帮助临床医生将诊断的理论知识和临床实践相结合。

诊断是通过收集和分析患者的临床症状、体征，结合特殊检查和检验的结果来确定疾病发生发展的过程。准确的诊断是成功治疗的关键。诊断过程的重要性怎么强调都不为过，正确的诊断不仅可以确认致病因素，而且可以排除其他致病因素。患者需要采用的治疗方案和完善的治疗计划也完全取决于正确的诊断。

患者自我诊断为牙源性问题并期望得到快速有效治疗的情况并不少见。但是，临床医生在考虑患者的诉求时，应当始终保持清醒的头脑，要始终牢记其他原因（包括非牙源性）的可能性（表3-1）。医生在做出诊断时要始终问自己："这个疾病究竟是不是牙源性的？"

一般来说，牙髓病的诊断需要甄别牙髓和根尖周组织的健康状态以制订合理的治疗方案。医生应始终考虑到每位患者都是一个独立个体，临床医生在治疗过程中可能遇到的潜在技术难题，以及客观地评估自身能力。临床医生应该在治疗之前问自己一些问题，包括以下几点。

- 该主诉是牙源性的吗？
- 这些症状是由牙髓和（或）牙周病引起的吗？
- 这些临床表现提示牙髓健康还是处于病理状态？
- 有可能合理管理并成功治疗这个患者吗？

表3-1 非牙源性的颌面部疼痛	
来源	举例
口外因素	• 唾液腺疾病 • 血管性水肿 • 淋巴结炎
肌肉骨骼因素	• 颞下颌关节功能紊乱 • 咀嚼肌紊乱 • 心肌梗死（放射痛）
神经性因素	• 三叉神经痛 • 非典型牙痛 • 疱疹后神经痛
血管神经性因素	• 紧张型头痛 • 偏头痛 • 丛集性头痛
精神因素	• 重度抑郁症 • 焦虑症

如果认为患者疼痛的主诉与牙齿无关，即非牙源性疼痛，那就需要考虑其他原因引起口腔颌面部疼痛（表3-1）。如果检查和问诊后不能明确诊断或判断患者的主诉并非牙源性，则需要转诊至相应科室或其他上级专家进行诊治。在明确诊断之前，应避免进行任何有创治疗。

只有系统细致地收集患者的相关信息（表3-2），才能得到可靠的诊断，然后才可以对这些信息进行分析和相应处理，诊断过程中的每个步骤都是为了以下目的。

- 尽量获得更多与主诉相关的信息。

表 3-2　正确诊断的步骤	
患者病史	• 主诉
	• 现病史
	• 牙科治疗史
	• 药物治疗史
	• 既往史
患者临床检查	• 口外检查
	• 口内检查
特殊检查	• 牙髓敏感性测试（牙髓活力测试）
	• 影像学检查

• 为进一步的检查和问诊提供帮助和指导。

• 证实所收集到的信息与引起主诉的病因具有相关性。

如果诊断过程中，提示诊断的两个因素相冲突，那就意味着需要进一步的检查，或者提示目前为止收集到的信息可能是不正确的和（或）不足的。如果确诊过程没有以系统和有序的方式进行或者遗漏了某些步骤，就会出现诊断错误。例如，如果医生只是做了粗略临床检查，就可能导致选择错误的检查方法，更关键的是，可能制订错误的治疗方案。

二、病史采集的目的

病史采集的主要目的是尽量从患者那里获得更多的相关信息，以获得初步临床诊断。因此，需要提出恰当的问题，并仔细倾听患者的诉求。病史采集的目的还在于以下方面。

• 指导临床医生决定在检查过程中重点关注什么，以及需要进行哪些特殊检查来明确诊断。

• 建立融洽的医患关系，获取患者的信任。

• 深入了解患者的诉求，并评估患者对治疗的预期。

• 发现可能导致需要修改治疗方案的潜在并发症。

从不同患者身上获取的有用信息量可能存在差异，这取决于很多因素，包括患者表达或描述所经历症状的能力及其准确性，痛苦、不适或疼痛的严重程度，以及这些症状对患者的影响。有时，同一患者可能会有多个主诉，在这种情况下，医生应根据主诉的严重性或紧急性，优先处理严重紧急的问题。临床医生的经验、椅旁的态度、与患者沟通的融洽程度也会影响病史的采集质量。

本部分将集中讨论与牙髓病相关的病史采集。

（一）主诉

诊断过程一般从询问患者为什么寻求牙科治疗开始，开场问题通常需要简单而直接。例如，"我能为您做些什么？"患者的主诉应该用他们自己的语言来表达，牙髓问题通常包括疼痛不适、肿胀、分泌物、异味、牙齿变色等。接下来应询问症状相关的病史，以了解患者的不适持续的时间，症状是否随时间变化，如何变化。

（二）牙科治疗病史

牙科治疗病史采集的目的是深入了解患者既往的牙科治疗史，以洞察患者对牙科治疗及自身的态度。

1. 就诊次数

了解患者既往的口腔诊疗史非常有必要，可以确定患者是定期检查，还是只在疼痛时寻求治疗，后一类患者可能就是对口腔健康不够重视。如果患者近期有其他口腔治疗史，又主诉疼痛，那么需要确定目前的主诉症状是否与近期的其他牙科治疗有关，还应该向患者询问最近所有牙科治疗的详细情况。

2. 口腔卫生习惯和饮食习惯

应注意询问患者的口腔卫生习惯和饮食习惯，尤其是糖摄入量和饮食中的酸性成分含量，这些问题可能有助于解释引起患者主诉症状的病因因素。例如，喜欢吃甜食的人更容易患龋齿，最终可能导致牙髓受累，引起牙髓问题。

3. 外伤史

需要询问患者之前是否有过牙齿外伤史，外伤一般波及前牙，很少涉及后牙。例如，未修复的前牙的牙髓坏死或变色可能是由先前的外伤（如与运动有关的意外或打架斗殴）引起。

4. 近期的牙科治疗史

在某些情况下，患者出现的临床症状可能与近期的牙科治疗有关。例如，最近修复的牙齿出现咬合痛（和叩痛）可能与修复体的咬合高点相关。修复体外形轮廓不佳、无邻接或邻接不良均可能导致食物嵌塞，从而刺激牙龈，引起疼痛。

（三）系统病史采集

采集系统病史的目的是确定是否有系统疾病直接或间接影响患者的机体情况。因此，系统病史采集务必系统全面，并保持持续更新。如果在此过程中有任何不确定性，或者发现某些因素有可能对口腔治疗产生影响，建议与患者的全科医生或医疗顾问联系。

虽然根管治疗并没有绝对的禁忌证，但是有一些疾病可能会影响根管治疗的实施，常见的可能会影响根管治疗计划的系统疾病，包括以下几种。

- 凝血障碍或正在抗凝治疗。
- 近期有心肌梗死病史。
- 免疫功能低下的患者。
- 类固醇治疗或近期有类固醇治疗史。
- 双膦酸盐治疗或双膦酸盐治疗史。
- 糖尿病控制不佳。
- 有抑郁症或其他精神疾病病史。
- 妊娠期。
- 过敏史。

一般来说，患者的系统疾病对口腔治疗的影响取决于具体的治疗方式和方法。例如，抗凝治疗的患者进行非手术根管治疗很少出现问题，然而，如果患者需要手术治疗，那么抗凝治疗的计划可能需要改变。正在服用或一直服用双膦酸盐的患者不可以进行拔牙手术，即使是残根残冠也不可以拔除，只能对患牙做根管治疗缓解疼痛，姑息保留。

如果患者的口腔疾病需要配合全身药物治疗，那么开处方之前，医生务必了解开具的药物与患者正在服用的其他药物之间是否可能出现药物相互反应。还应注意患者最近服用的抗生素（包括剂量、频率和持续时间），这些可能会影响后续抗生素的使用。医生还应特别注意询问患者是否对乳胶、家庭漂白剂和碘化合物过敏，以免产生过敏反应，因为这些材料和化学物质通常会在根管治疗过程中使用。

之前有学者认为，对于有感染性心内膜炎风险的患者，有创操作前可以预防性应用抗生素。因此，很长一段时间，患有各种心脏疾病的患者，包括风湿热病史的患者，都需要预防性使用抗生素。然而，目前的医学共识是，几乎没有证据支持这种做法，也没有明确的证据证明预防性使用抗生素的有效性，以及感染性心内膜炎的发生与有创治疗的相关性。此外，需要在预防性用药的益处与可能会对患者产生的不良反应和抗生素耐药性的风险之间进行权衡。根据国家健康和临床优化研究院（National Institute for Health and Clinical Excellence，NICE）提出的指导方针，预防性使用抗生素不应常规用于所谓有创治疗，如果确实需要预防性使用抗生素，建议口腔医生请患者的全科医生或其心脏病专家会诊，以确定最后的用药方案。

（四）个人史

深入了解患者的个人习惯和职业生活方式很有必要，因为可能会从中获取对患者临床症状有影响的病因因素。一个很典型的例子是，颞下颌关节功能障碍引起的疼痛与患者生活或职业中的压力有关，而这类问题常常被误认为是牙髓问题。还应询问患者在白天或晚上睡觉时，是否有紧咬牙的习惯。

三、口外检查的目的

需要进行牙科治疗或根管治疗时，口外检查的目的是检查评估头颈部区域的状态，寻找可能与牙髓或根尖周疾病有关的体征，如面部肿胀。另外，还需要评估咀嚼肌、淋巴结和颞下颌关节的功能。

四、口内检查的目的

口内检查的目的是了解口内基本情况，并针对主诉部位进行详细检查。口内检查应足够详尽，从而鉴别牙髓相关疾病和非牙源性疾病，同时可以评估患者对口腔治疗的耐受性。

五、特殊检查的目的

特殊检查可以证实或排除初步发现的病因，并获得进一步的相关信息，也可通过特殊检查（如冷敏感测试）来确定根据患者主诉所做出的初步诊断。最常见的特殊检查是牙髓敏感性测试和影像学检查。

（一）牙髓敏感性测试

牙髓敏感性测试（又称为牙髓活力测试）的目的是评估牙髓的健康状况。由于敏感性测试依赖于神经分布对所施加刺激（电或热）的反应，因此牙髓活力测试仪只能为诊断提供参考，不能绝对确认牙髓的健康状况。牙髓活力测试依据的原理是牙齿神经反应的状态可以反映牙体血供的状态，但是必须知道，牙髓活力测试可能出现假阳性或假阴性的情况。

牙髓温度测试阳性是指牙髓中的 A-δ 神经纤维受到电刺激或通过牙本质小管传递的温度刺激而产生的不适感。如果刺激去除后，这种不适感立即消失，说明牙髓 – 牙本质复合体是健康的。如果刺激去除后，存在持续性钝痛，说明牙髓中的 C 神经纤维受到了刺激，预示着不可复性牙髓炎有可能性。如果活力测试的牙齿没有任何反应，说明牙髓已经没有活力，预示可能已经出现牙髓坏死或患牙已经做过牙髓治疗。

（二）影像学检查

术前根尖片是诊断过程中必不可少的一部分。根尖片是可以反映牙齿及根尖周结构最有价值的影像学资料。

根尖片为牙髓状态提供一些线索。根尖片上明显的牙髓受累迹象包括根尖周围的低密度透射影（图 3-1）、龋齿（图 3-2）或牙根吸收（图 3-3）。还可以反映更细微的牙髓受累征象，包括第三期牙本质的存在（图 3-4）、根管钙化（图 3-5）和牙周膜间隙增宽。根尖片也可提示牙根纵裂，如典型的牙根纵裂骨吸收影像（图 3-6）或根折片明显分离（图 3-7）。

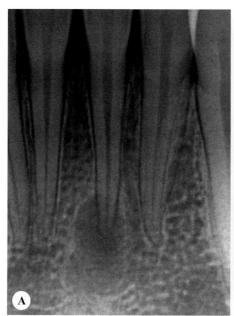
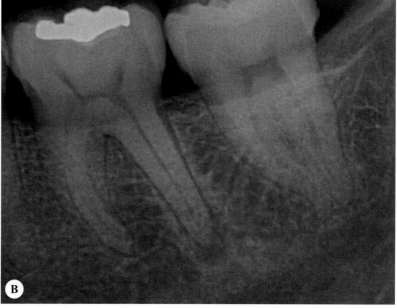

▲ 图 3-1　根尖片显示下颌切牙（A）和下颌磨牙（B）根尖周低密度透射影

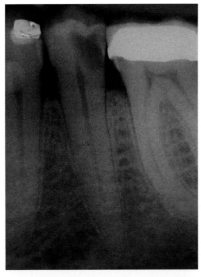

▲ 图 3-2　根尖片显示下颌第二前磨牙邻面龋坏

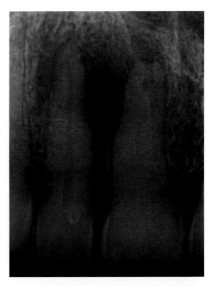

▲ 图 3-5　根尖片显示上颌中切牙根管部分钙化

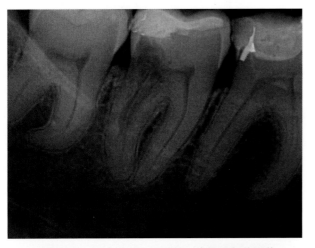

▲ 图 3-3　根尖片显示下颌第二磨牙颈部外吸收

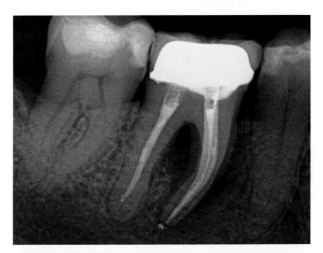

▲ 图 3-6　根尖片显示根管治疗后的下颌第一磨牙近中根周与根纵裂相吻合，包绕牙根周围的透射影

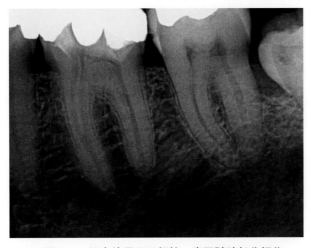

▲ 图 3-4　根尖片显示下颌第一磨牙髓腔部分钙化

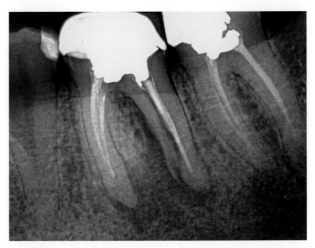

▲ 图 3-7　根尖片显示根管治疗后下颌第一磨牙远中根明显的根纵裂

必须注意的是，根尖周没有出现低密度透射影，也不能排除根尖周存在慢性炎症。由根管系统感染而继发的根尖周骨吸收只有在牙槽骨严重脱矿时才能在 X 线上显示出来，一般是邻近根尖的硬骨板发生了穿孔吸收。根尖周致密影像也可能是潜在根尖周炎的表现。根管内的慢性、温和的炎症刺激可以引起致密性骨炎，表现为在根尖周围形成致密硬化的骨结构。

多根牙拍根尖片时，采用偏移投照技术非常有必要，偏移投照通过调整球管的水平面位置，向远中方向偏 10°～15°，分离后牙的各个牙根影像，避免影像重叠，从而更准确地评估各个牙根的情况。"视差原理"或"颊部物体投影规律"可以用来定位两个物体在颊 – 舌平面上的相对位置，以防牙齿颊舌面的重叠。当 X 线球管的水平或垂直角度改变时，X 线束的位置就会改变，颊舌面的位置就会随之改变。更偏颊侧的物体将沿 X 线球管移动的相反方向移动，位于舌侧或腭侧的物体将沿与 X 线管相同的方向移动。当 X 线平面上颊舌根部相互重叠时就很有用，如上颌第一前磨牙或区分下颌第一磨牙的近中根。

如需确认邻面龋与髓腔解剖结构之间的关系，咬翼片是一种有效的辅助手段。有些情况下，还可能需要拍口腔全景片。应尽量避免使用咬合 X 线，咬合片会产生图像失真，无法准确反映潜在的牙体硬组织问题。

偏移投照技术的适应证之一是检查水平向根折。只有当 X 线束在根折平面的 15° 范围内时，才可能会显示根折线。因此，如果怀疑存在水平根折时，则应在同一垂直平面上以 2 个或 3 个不同的水平角拍摄分角度 X 线。

现在，数字化 X 线在牙科中变得越来越普遍。有两种类型的直接数字图像接收器可供选择：固态或光激发荧光粉存储板。光激发荧光粉存储板被放置在一个特殊的处理器中，通过激光扫描，生成数字图像。固态传感器是电荷耦合器件（charge-coupled devices，CCD）或互补金属氧化物半导体（complementary metal oxide semiconductors，CMOS），能检测 X 线能量，并传输到计算机，将其转化为数字图像。

在 X 线胶片上显示的或通过数字传感器捕获的传统的 X 线均是二维"阴影图"，存在几何失真和解剖噪点的问题。20 多年前，CBCT 被引入牙科。CBCT 是一种口腔外成像系统，可以对颌面部骨骼进行三维扫描，与传统影像检查手段相比，CBCT 的放射线剂量并不大。CBCT 有诸多优势，可以用作传统放射线检查的辅助手段（框 3-1）。从 CBCT 扫描仪（图 3-8）获得的容积数据集，使用精密的计算机软件进行重建，可以同时在 3 个相互垂直平面上查看图像，即轴位、矢状位和冠状位（图 3-9 和图 3-10）。通过移动光标，评估所选图像的一个平面上时，可同时改变其他两个平面的图像。

在牙髓病学中，推荐选择小视野的 CBCT，因为它捕获的数据量很小，可能仅包括 3～4 颗

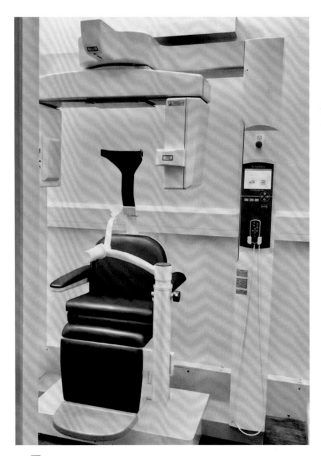

▲ 图 3-8 **CBCT [3D Accuitomo 170 CBCT scanner, （Morita, Japan）at the Dawood & Tanner specialistdental practice]**

单独的牙齿，因此将照射区域限制在需要检查的区域。辐射剂量仅相当于2～4张根尖片，如3D Accuitomo（J Morita Corporation, Osaka, Japan），捕获40mm（高度）×40mm（直径）的数据量，其总高度和宽度类似于根尖片。由于其灵敏度更高，可以检测传统X线上看不到的牙髓病变。框3-2给出了建议使用小视野CBCT的一些临床情况。应当强调的是，CBCT的使用应限于需要由牙髓病学专家评估和治疗的复杂病例。

框3-1　对比传统X线CBCT的优点

- 生成三维图像
- 精确地再现解剖结构，没有几何失真
- 消除可能掩盖检查区域的解剖噪点

框3-2　在牙髓病学中，在以下情况下可以考虑小视野CBCT

- 当影像学诊断存在根尖周病变，但临床体征和（或）症状矛盾或不典型
- 评估和（或）处理复杂的牙槽外伤，这种情况下，普通根尖片通常不能很好地进行评估
- 在根管治疗前了解评估极其复杂的根管系统（如Ⅲ型和Ⅳ型牙内陷）
- 非手术根管再治疗计划制订前评估复杂的根管解剖
- 评估根管治疗并发症（如根管侧穿）以制订治疗计划，这时传统根尖片提供的信息常不足
- 对临床上看上去可进行治疗的牙根吸收进行评估和（或）处理
- 复杂根尖手术术前评估（如后牙）

改编自 European Society of Endodontology position statement: the use of CBCT in endodontics (2014).

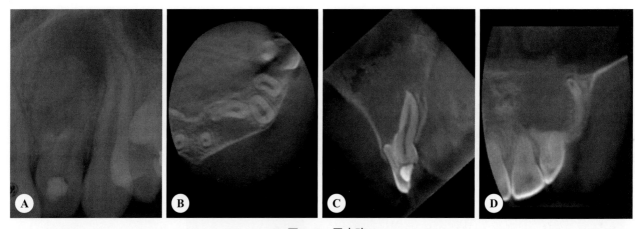

▲ 图3-9　牙内陷
A. 常规X线；B至D. CBCT图像：轴位（B），矢状位（C），冠状位（D）

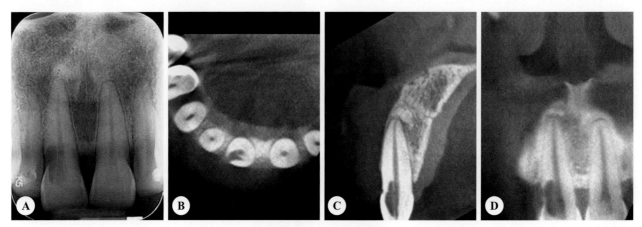

▲ 图3-10　颈部外吸收
A. 传统根尖片；B至D. CBCT图像：轴位（B），矢状位（C），冠状位（D）

六、如何进行正确诊断

本部分将介绍进行诊断的一些基础知识和诊断中的常见错误。这个过程包括收集、评估和整理信息，以得出正确诊断。这不是一种仅仅通过阅读教科书就可以学习的技能，它需要实践、经验的积累和反思。许多相互冲突的信息必须进行评估和优先考虑。需要长时间的学习才能具备临床数据的综合整理能力、高阶的思维方式、批判性的推理习惯、解决问题的能力，才能得出正确的临床诊断和决策。

牙髓病诊断的关键是厘清症状、体征和牙髓的组织病理学状态之间的关系。然而，这些关系并不容易阐明，它们常常无法被明确定义或复制。不同的牙髓和根尖周疾病的诊断取决于表现的症状、临床体征和影像学表现（表 3-3）。

由于不可能从临床体征和症状中准确地诊断出牙髓的状态，因此有学者认为，"急性"或"慢性"这两个术语可能并不合适，相较而言，"有症状"和"无症状"这两个术语可能更恰当。术语"根尖""根尖周""根周"也可以互换使用。

七、如何进行病史采集

病史采集过程中，临床医生需要专注、富有同情心并注意倾听患者的主诉，这些都非常重要。只有这样才能让患者更有意愿提供完整准确的信息。建议进行开放式、非引导性的提问，而不是一些只需要回答"是"或"否"的问题。提出的问题也应该易于理解并不带感情色彩，只有这样，患者才会用自己的话解释和描述他们的病情。如有必要，可以进一步提问让病史更为明确清晰。

（一）主诉

临床医生心里应该有一份关于主诉的"问题列表"，这份列表涵盖患者提出主诉的各个方面。由于许多牙髓病主诉都与疼痛有关，因此提出的这些问题通常针对疼痛而展开，一般涵盖以下特征：

- 疼痛特点。
- 持续时间或发作时间。

表 3-3　牙髓和根尖周情况	
牙髓状态	**特　点**
健康牙髓	• 无症状 • 对敏感性测试有反应
可复性牙髓炎	• 尖锐、短暂性疼痛 • 当刺激物消失时，疼痛不会持续 • 一般难定位 • 没有叩痛 • 影像学未见明显变化
不可复性牙髓炎	• 钝痛，搏动性疼痛，自发痛 • 当刺激去除后，疼痛仍然持续一段时间 • 夜间痛 • 通常无叩痛
牙髓坏死	• 可能有疼痛，也可能没有疼痛 • 敏感性测试无反应，或者多根牙可能部分牙根有反应 • 通常没有明显的影像学变化
健康根尖周组织	• 叩诊阴性或触诊阴性 • 硬骨板完整，牙周膜间隙宽度一致
急性根尖周炎	• 咬合、叩诊或触诊时疼痛 • 牙周膜间隙稍加宽 • 硬骨板变薄 • 根尖周可能出现透射影
急性根尖周脓肿	• 急性发作，自发性疼痛 • 牙齿不能承受任何咬合力，并且出现松动 • 黏膜出现局部肿胀
慢性根尖周炎	• 通常无症状或只有非常轻微的症状 • 牙周膜间隙增宽 • 根尖周低密度透射影像明显
慢性根尖周脓肿	• 通常无症状 • 存在窦道 • 根尖周低密度透射影像
根尖周致密性骨炎	• 通常无症状 • 无根尖透射影，可见根尖周高密度影像

- 疼痛频率。
- 严重程度。
- 疼痛位置。
- 是否有放射痛。
- 加重及缓解的因素。
- 其他疼痛相关因素。

以下是牙髓病病史采集的一些常见问题。

- 我可以帮助您吗？您的主要问题是什么？
- 您是什么时候第一次出现这种情况的？您已经疼了多久了？
- 这种疼痛是什么样的感觉？您可以描述一下这种疼痛吗？
- 疼痛与最近的牙科治疗有关吗？
- 什么情况下会导致疼痛呢？
- 疼痛的部位在哪里？
- 疼痛会持续多久？
- 什么时候最疼？
- 有什么因素让疼痛缓解吗？
- 有什么因素使疼痛更严重吗？
- 还有什么和疼痛有关的因素吗？
- 疼痛是尖锐痛还是钝痛？

（二）牙科治疗病史

在牙科治疗病史采集中应该问的问题通常包括以下方面。

- 您担心接受口腔治疗吗？
- 您以前有过什么不良的口腔治疗经历吗？
- 您最后一次去看牙医或牙科专业医生是什么时候？
- 您多久去看一次牙医？
- 您多久清洁一次牙齿？
- 您用哪些牙科清洁产品？
- 您喜欢吃甜食吗？
- 您记得牙齿有没有过外伤或撞击吗？
- 您做过牙齿矫正治疗吗？
- 您最近做过牙科治疗了吗？（如果有，是什么时候？在哪里？因为什么？谁为您做的治疗？）

（三）系统病史

推荐用病史问卷来获取全面的病史记录，以免遗漏一些重要的项目。有许多形式的病史问卷，可以通过商业购买、也可以从牙科协会或专家协会获取。就诊时最好让患者提前完成病史问卷，这样可以在后续交流时就相关的系统病史进行讨论。问卷应包括当前和既往服用过的药物、是否有过敏史、严重的系统疾病，若是孕龄期女性，应关注是否处于妊娠期。

八、如何进行口外检查

患者就诊后应尽快进行口外检查。患者坐于牙科治疗椅，调整牙椅的倾斜角度，医生分别从患者前方和上方检查患者颌面及头颈部。口外检查应评估以下方面。

- 观察患者是否焦虑。
- 患者的配合度：评估患者能否忍受仰卧位的治疗。
- 面部是否对称。
- 是否有口外肿胀，包括大小、位置和质地。
- 口外窦道（图 3-11）。
- 是否有涉及颌面部区域的创伤。
- 头颈部淋巴结检查。
- 颞下颌关节功能障碍，如咀嚼肌触诊有无压痛、颞下颌关节的弹响或摩擦音。

九、如何进行口腔内检查

具有同轴照明的放大装置，如牙科放大镜或牙科显微镜（图 3-12），有助于进行口腔内检查。口腔内检查应包括以下方面。

- 患者对牙科治疗的耐受性。
- 口腔的一般检查。
- 主诉区域进行特殊检查。

（一）患者对牙科治疗的耐受性

应评估患者对牙科治疗的耐受性，主要包括以下方面。

- 开口度：患者是否有足够的开口度，能否长时间地张嘴并不感到难受。

- 咽反射：患者能否耐受拍 X 线和橡皮障。

如果患者有张口受限或有明显的咽反射，进行牙髓治疗就非常困难，甚至无法完成。

（二）口腔的一般检查

在检查主诉部位之前，应先检查口腔的一般情况。一般检查应包括以下内容。

- 口腔黏膜外观异常，如窦道、溃疡或红斑。
- 摩擦性角化病（图 3-13）或扇形舌（功能异常的常见症状）。
- 口腔软组织异常或肿胀：是否存在，部位、质地、活动度和大小。
- 缺失或无对颌的牙齿。
- 口腔卫生状况（图 3-14）和基础的牙周检查。
- 引起食物嵌塞和牙菌斑滞留的其他因素。

- 牙齿变色（图 3-15）。
- 牙齿表面磨损（图 3-16）。
- 龋病（图 3-17）。
- 现有的牙科治疗情况，修复体的质量和数量（图 3-18）。
- 边缘微渗漏。
- 牙齿或修复体的折裂（图 3-19）。

以上所有这些信息都与患者的既往口腔治疗病史联系起来。

（三）主诉部位的检查

所述主诉部位应首先进行视诊，评估其部位、大小和质地等，应注意软组织或硬组织的肿胀是否有波动感，肿胀呈现局限性还是弥漫性（图 3-20）。同样，还应注意相关区域黏膜的异常表现，如窦道口，这些异常情况可用图表和照片记录下来。

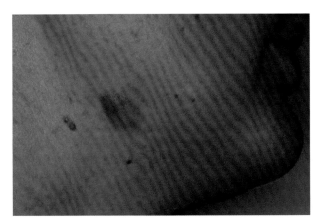

▲ 图 3-11 口外窦道

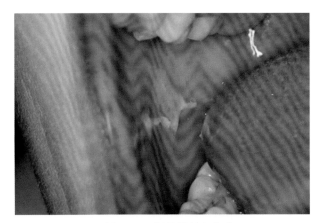

▲ 图 3-13 颊部线性角化病

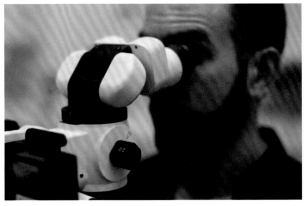

▲ 图 3-12 牙科手术显微镜（**Global Surgical, St. Louis, MO, USA**）

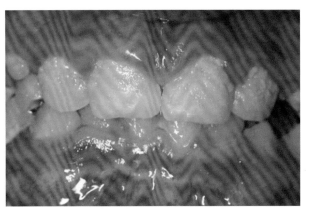

▲ 图 3-14 口腔卫生不良：10 岁患者前牙外伤，局部牙菌斑堆积和牙龈炎

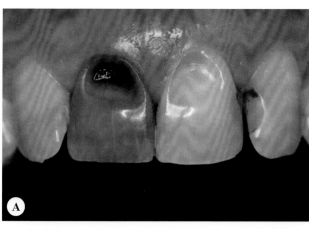
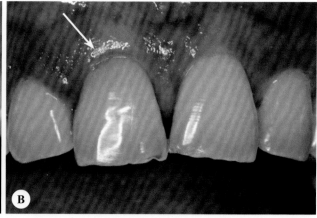

▲ 图 3-15 变色

A. 上颌中切牙的颜色变深；B. 上颌中切牙牙龈边缘粉红色变色（箭），同时也注意到切牙边缘嵴的半透明状和切端磨损，该患者有胃酸反流习惯和咬合功能紊乱

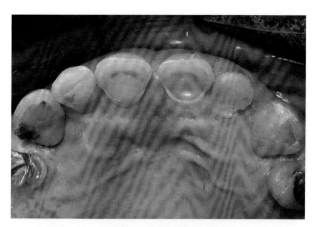

▲ 图 3-16 明显的牙体缺损可能会影响牙髓健康

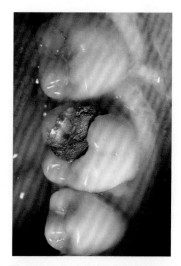

▲ 图 3-18 充填修复效果不佳，远中无接触点，导致食物嵌塞和牙龈刺激

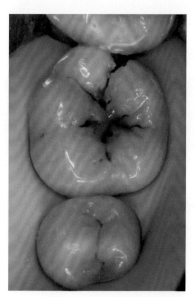

▲ 图 3-17 龋病：远中形成龋洞，咬合面着色

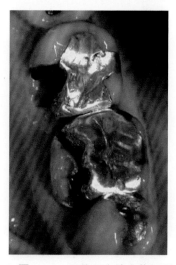

▲ 图 3-19 牙体及充填充物折裂

1. 扪诊

用手指轻轻按压主诉部位的两侧黏膜进行扪诊（图 3-21），记录是否有压痛、压痛范围和严重程度，还应触诊对侧和邻近对照部位以进行比较。表面被覆黏膜部位的压痛或肿胀通常表明感染或炎症已突破根尖进入软组织。

2. 叩诊

叩诊时先用手指轻轻按压牙齿，检查是否有压痛，如有必要，可使用口镜柄末端施加更大的力来进行检查（图 3-22）。值得注意的是，切忌以暴力敲击患牙，对于后牙，每个牙尖都要进行叩

诊，从而评估对应牙根的叩诊反应，患牙可能只有一个牙根对叩诊呈阳性反应。叩诊疼痛表明感染或炎症已累及牙周膜。然而，叩诊疼痛有一个常见的非牙髓源性的原因是磨牙症导致的咬合创伤或咬合干扰（如修复体存在高点）。

3. 松动度

口内检查应注意检查各个牙齿的动度，并根据松动程度进行分级。牙齿松动可能是由慢性牙周病导致的附着丧失或牙髓炎，以及咬合创伤导致的急性牙周膜炎症引起。其他常见原因包括垂直或水平性根折，以及根管桩修复体松动。

临床检查时，将手指或两个镜柄的末端放在牙齿的相对两侧，在垂直和水平方向上施加压力，记录其动度。根据各个方向的松动程度进行相应分级。

- Ⅰ级：仅可察觉，比生理动度略大。
- Ⅱ级：水平方向上的动度＞1mm。
- Ⅲ级：水平和垂直方向上动度均＞1mm。

4. 牙周探诊检查

应该对可疑的患牙进行细致的牙周检查，牙周疾病、根纵裂或医源性穿孔均可引起附着丧失。进行牙周探查时（图 3-23A），牙周探针应围绕牙齿的整个外周"移动"，否则可能会遗漏某个点窄而深的牙周袋（图 3-23B），窄而深的牙周袋常常提示根纵裂。

5. 咬合检查

咬合检查包括以下内容。

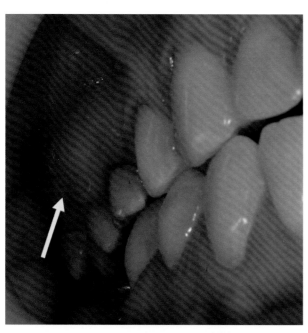

▲ 图 3-20　上颌后牙引起的口内肿胀（箭）

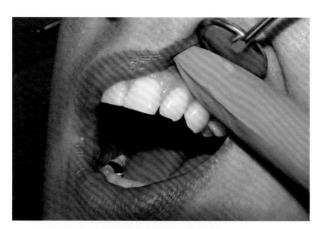

▲ 图 3-21　通过轻轻按压黏膜来评估触诊时的压痛情况，并注意到左上颌侧切牙和尖牙的切端磨损

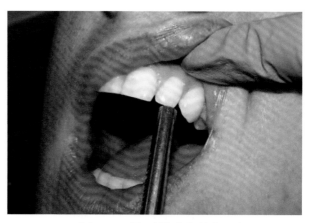

▲ 图 3-22　用口镜柄轻轻敲击牙齿

- 评估是否存在过度咬合负荷和（或）不良咬合习惯［紧咬牙和（或）夜磨牙］的迹象，是否丧失尖牙引导、牙面缺损、切缘磨耗（图 3-21 和图 3-24）。

- 评估后退接触位、牙尖交错位及侧方牙合位的咬合接触。可以借助咬合纸识别早接触点。

- 咬合因素可能导致以下情况。
  - 颞下颌关节或相关肌肉疼痛，可能表现为类似于牙髓炎或根尖周病的症状。
  - 牙隐裂，牙隐裂可进一步引起牙髓问题，导致牙齿隐裂综合征或者作为细菌的入侵途径，导致牙髓炎症、感染和坏死。

6. 牙齿评估

应综合评估就诊牙齿的整体状况，考虑其在全口治疗设计中的意义，这些可能对最终的治疗计划产生影响。例如，无对颌且无功能的牙齿应尽早拔除。应注意牙齿结构的细微缺损和破坏，这些缺损后期可能会引发牙髓和根尖周疾病。进行牙体评估时使用牙科放大镜或手术显微镜是非常有用的，需要特别注意以下情况。

- 牙釉质的裂纹或隐裂（图 3-25），可通过透光试验、特殊染色或咬诊辅助检查（图 3-26）。

- 原发和继发龋（图 3-17）。

- 有微渗漏或渗漏明显的修复体（图 3-18 和图 3-19），如修复体折裂，边缘适应不良和边缘变色，导致菌斑滞留，继而引起牙髓受累，或者食物嵌塞，导致类似牙髓炎的疼痛症状。

- 暴露的牙本质可引起热刺激敏感或牙髓的不适反应。

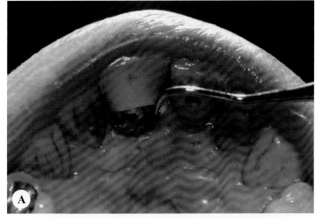
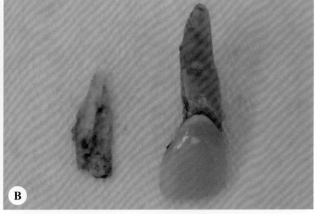

▲ 图 3-23 上颌中切牙冠修复后，牙根纵裂

A. 牙周探针环绕龈沟检查，发现根折线附近一个独立的窄深的牙周袋；B. 拔牙后牙齿断裂碎片

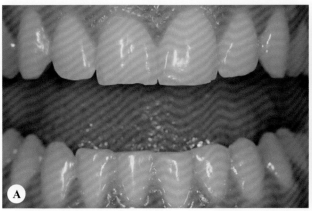
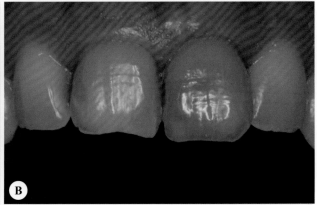

▲ 图 3-24 切牙切端边缘破损和磨耗

- 暴露的牙髓组织，如外伤后的冠折或大面积龋坏。

完全去除龋坏和旧的修复体后再综合评估剩余冠部牙体组织的量，确认患牙修复价值。如患牙无法修复，那么就没必要进行根管治疗。同时，根管治疗后患牙的修复方式应作为治疗计划中的一部分来整体考虑。

应特别关注牙体组织的细微颜色改变（图 3-15），这些颜色改变可能是牙髓出血、牙髓坏死、微渗漏或根管填充物染色。应记录以下情况。

- 内源性或外源性变色。
- 变色程度。
- 变色的均匀性。
- 变色的范围（部分或全部）。

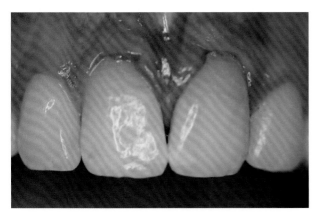

▲ 图 3-25　上颌切牙牙釉质裂纹线

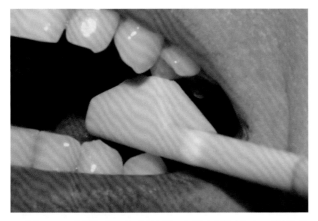

▲ 图 3-26　放置"牙齿咬诊器"在特定的牙尖上，嘱患者咬合，如患牙有隐裂，楔力将引起牙齿疼痛

十、如何进行特殊检查

（一）牙髓活力检查

以下一些注意事项是准确进行牙髓活力检查的关键。

- 向患者解释牙髓活力检查的原理。
- 告知患者，感觉到刺激时，举手示意或用其他示意方式反馈给医生。
- 用纱布或棉球干燥需要测试的牙齿。
- 用棉卷隔湿待检查的牙齿。
- 应首先检查一颗健康的牙齿作为对照。
- 测完对照牙，再测主诉牙。
- 测试邻牙和对侧同名牙，以获得更客观的比较。
- 多根牙须测颊侧和舌侧 / 腭侧两个部位。
- 必要时须反复测试。
- 要注意假阳性或假阴性的检测结果。
- 记录所有的检查结果。

1. 牙髓电活力测试

牙髓电活力测试使用的刺激源是由设备内电池产生的电流（图 3-27）。将一个小钩子钩在患者的嘴唇上，并将探头放在待测牙的冠中份，通常是唇 / 颊表面（图 3-28）以完成电路完整回路，或者请患者握住与牙齿接触的测试头的手柄，这样也形成了封闭电路。测试时使用牙膏或抛光膏等导电介质增强电流从探头到牙齿的传导。

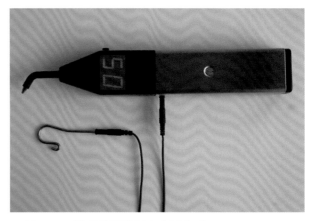

▲ 图 3-27　数字化牙髓活力电测仪（**Parkell, Edgewood, NY, USA**）

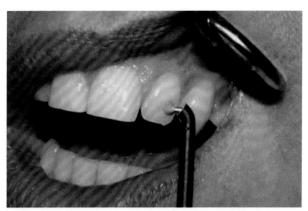

▲ 图 3-28 正在使用的牙髓活力电测仪

电活力测试仪的探头放置于牙齿颊面，以抛光膏体作为导电介质

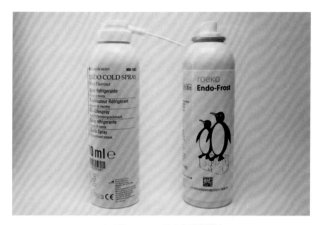

▲ 图 3-29 制冷喷雾剂

左侧，Endo Cold Spray（Henry Schein UK Holdings Ltd, Gillingham, UK）；右侧，Endo-Frost（Coltene/Whaledent AG, Alstatten, Switzerland）

当患者感到被测牙齿发热或刺痛时，请患者举手示意，如果患者握住电测仪的手柄，则通过放手示意。市面上的大部分牙髓电活力测试仪都是探头与牙齿接触的时间越长，通过牙齿的电流越强；电流增强的速度也可以进行调整。如果牙齿有全冠修复体，通常没有天然牙体表面可供探针放置以进行牙髓活力电测试，这时可以选择一些探头更细的牙髓电活力测试仪，这种细探针头可以放置在靠近牙冠边缘的未被覆盖的牙齿组织上进行检测。

2. 冷诊

冷试验可以使用以下材料和设备进行。

- 冰。
- 橡皮障隔离患牙后使用冰水检查。
- 将制冷喷雾剂喷在泡沫球或小棉球上形成冰晶块。
- 干冰棒（CO_2）。

众所周知，刺激物温度越低，测试越可靠。冰和氯乙烷温度均不够低，不足以准确区分，可能会导致假阴性结果，作者均不推荐使用。推荐使用制冷喷雾剂，它制作简单，使用方便（图3-29），将制冷喷雾剂喷于泡沫球或小棉球上即可，但是应注意在放置于牙齿表面之前，应留出足够的时间使其形成冰晶（图3-30）。

3. 热诊

热试验可使用以下材料和设备进行。

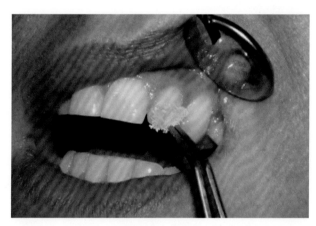

▲ 图 3-30 冷诊，使用制冷喷雾剂，在泡沫颗粒上形成冰晶

- 热牙胶尖/颗粒/棒（图3-31）。热牙胶使用前应先在牙齿表面涂一层介质，如凡士林，防止热的牙胶黏附于牙齿表面，难以清除。
- 橡皮障隔离患牙后用温水（不得使用热水或沸水）冲洗（图3-32）。
- 加热探头检查，如 Elements Obturation Unit（Kerr Endodontics, Orange, CA, USA）。
- 使用抛光杯摩擦产热。

4. 试验性备洞

在其他方法都无法准确判定牙髓状态时，试验性备洞可以作为最后选择。试验性备洞是指在没有局部麻醉的情况下，在可疑牙齿上预备一个试验性的小窝洞，如果患者感到疼痛或不适，请其举手示意。这一方法应谨慎使用，特别是对于精神紧张的患者，可能会出现假阳性结果。必须强调，纯粹为确定牙髓健康状况而不加选择选用试验性备洞是不可取的。

（二）影像学检查

牙髓病学非常依赖从放射学中所获得的信息。术前、术中、术后和复查时通常都需要做 X 线检查。

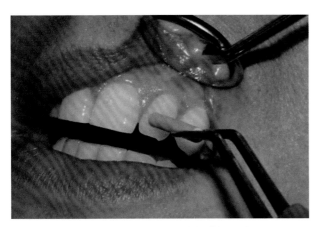

▲ 图 3-31　使用热牙胶条进行热诊

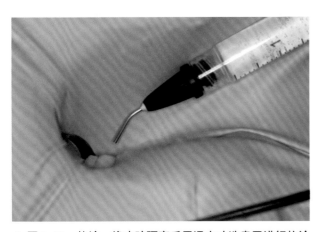

▲ 图 3-32　热诊：橡皮障隔离后用温水冲洗患牙进行热诊

1. 根尖片

应使用平行投照仪拍摄 X 线（胶片或数字），以确保图像不失真且可再现（图 3-33），这些装置设计可用于前牙和后牙。根尖片应显示整个牙齿及周围至少 3～4mm 的牙槽骨（图 3-34）。根尖片阅片时，首先应关注主诉牙整个牙齿和结构，接下来关注感兴趣区域，然后是其他相关牙齿。根尖片阅片时需要重点关注和评估的内容见表 3-4。如果口内或口外存在窦道口，可以将牙胶尖插入窦道并拍摄根尖片来示踪感染源（图 3-35）。

2. 偏移投照（分角投照技术）

分角投照技术指在变化 10°～15° 的水平角度下拍摄两张根尖片。水平移动 X 线球管生成的根尖片可能会显示更多主诉牙的相关信息（图 3-36）。

十一、诊断中常见的错误

牙髓疾病通常在临床上表现为疼痛、肿胀和（或）根尖周透射影。然而，临床医生应该始终保持警惕，一些非牙髓源性的疾病也可能会出现类似牙髓疾病的疼痛和不适，关于这部分内容可以查阅口腔医学和口腔病理学相关内容。

（一）X 线的局限性

在某些情况下，一些无临床症状的牙齿在偶然的 X 线检查中可能发现根尖周透射性影像改变（图 3-37）。需要明确的是，并非所有的 X 线透射性改变都表明牙齿根尖周的异常。传统的 X 线由于受到其二维性质、几何变形和解剖噪点等因素的影响，显示出的牙槽骨解剖信息是有限的。

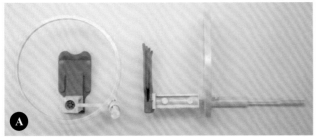

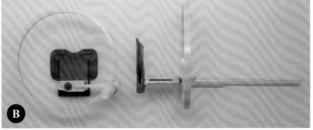

▲ 图 3-33　平行投照仪
A. 前牙；B. 后牙

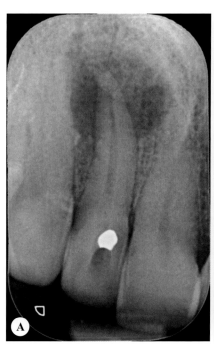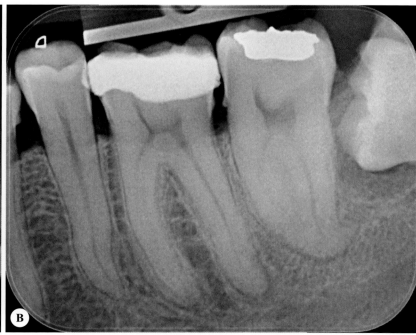

▲ 图 3-34　使用平行投照仪拍摄的根尖片
A. 前牙；B. 后牙

表 3-4　在审阅根尖周 X 线时需要注意和评估的内容		
总体概况	• 龋病情况 • 牙周健康情况 • 现有修复体质量	• 根管充填质量 • 异常 / 病理学 • 与重要结构的关系，如上颌窦和下牙槽神经管
牙齿和相关区域	牙体冠部	• 龋损情况 • 现有修复体的质量：悬突、边缘适应性、邻面接触点 • 剩余牙体组织量
	牙周和根尖周组织	• 牙槽骨的水平和质量 • 垂直 / 水平 / 根分叉区骨吸收 • 牙周膜间隙的连续性和宽度变化 • 硬骨板的完整性和厚度 • 任何异常透射或阻射区域 • 与邻近解剖结构的关系（如下牙槽神经管）
	牙根和根管系统	• 牙根的数量、长度、分布和形状 • 根管的轮廓和弯曲度 • 根管或髓腔的钙化 • 根吸收 • 根折 • 现有根管充填的质量和类型 • 医源性问题，如器械分离和根侧穿孔

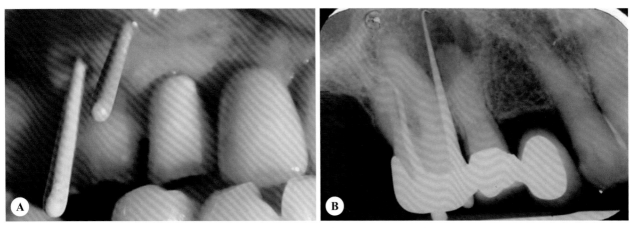

▲ 图 3-35　两根牙胶尖被插入窦道用于"示踪"窦道来源
A. 临床视图；B. 根尖片

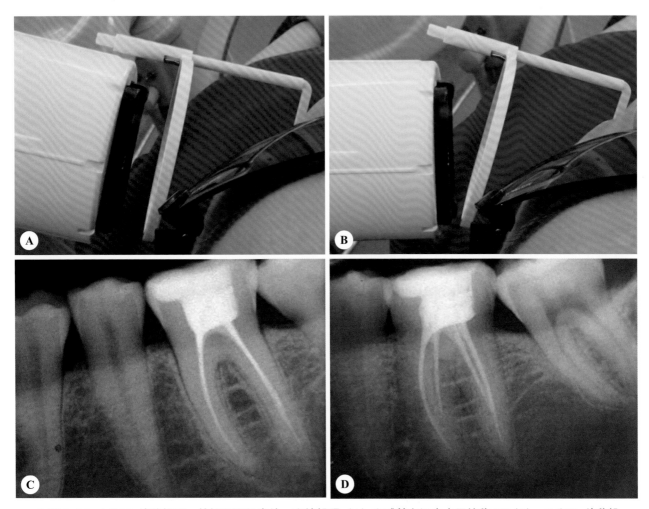

▲ 图 3-36　**A** 和 **B.** 偏移投照：拍摄两张根尖片，直接投照（**A**）和球管向远中水平转移 **10°**（**B**）；**C** 和 **D.** 偏移投照技术可以更好显示根管治疗后下颌第一磨牙近远中根管充填情况：正常视图（**C**）和远中视图（**D**）

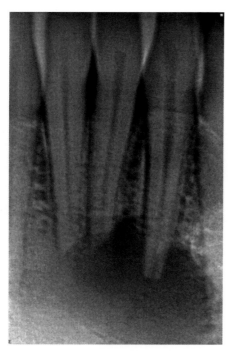

▲ 图 3-37　无临床症状的牙齿发现大的根尖周透射影像

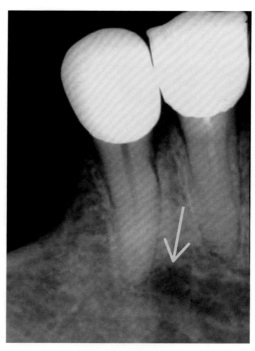

▲ 图 3-38　下颌颏孔的影像学表现（箭）可能被误认为存在根尖周病变

"解剖噪点"的典型例子是颏孔或切牙孔的影像学表现，可能被误认为是根尖周病变（图 3-38）。牙齿解剖只能在近远中平面进行评估，颊舌平面被压缩，无法准确评估。最后，X 线图像中的几何失真是不可避免的，因为几乎不可能将图像传感器平行于牙齿的长轴并完全垂直于 X 线束，这种失真在上颌骨比下颌骨更为严重。

另外，X 线检查可能会在主诉区域发现一些牙髓或牙周病相关影像，但与患者主诉问题无关，这些影像可能被错误地归因于主诉症状或临床表现，从而导致误诊，并导致不恰当的治疗。

影像学病变的鉴别诊断取决于其部位、大小、形状、放射密度、轮廓、对邻近结构的影响。总结摘要见框 3-3，建议通过查阅相关书籍对该部分内容进行修订。如果临床诊断过度依赖影像学表现，则会出现诊断错误，常见错误包括以下几种情况。

1. 解剖标志

颏孔和切牙孔的透射阴影可能被误认为根尖周病变。对相关牙齿进行牙髓活力测试可以鉴别放射透射影是解剖学标志还是根尖周病变。其他

框 3-3　根尖透射影的鉴别诊断

正常解剖学
- 下颌骨，如颏孔和下牙槽神经管
- 上颌骨，如上颌窦和切牙孔

假象
- 放射伪影

病理状态 *
- 感染，如根尖周炎和牙周炎
- 创伤，如嵌入性牙外伤和牙槽骨骨折
- 牙源性囊肿，如根尖周囊肿、含牙囊肿、牙源性角化囊肿、鼻腭管囊肿等
- 牙源性肿瘤，如牙瘤、成釉细胞瘤和成釉细胞癌
- 骨肿瘤及相关病变，如巨细胞病变、纤维 - 牙骨质 - 骨结构不良等

*. 改编自 WHO Classification of Head and Neck Tumours, 4th edition (2017).

X 线检查方法，如全景片，有助于医生确认颏孔的位置，颏孔应同时存在于对侧对称相似的位置。牙周膜影像的增宽和明显的透射影可能是由根尖和上颌窦或下牙槽神经管重叠造成的。稀疏的骨小梁和骨密度改变也可能被误认为是病理改变。

2. 根尖周牙骨质 – 骨结构不良

这种情况也称为根尖周纤维 – 牙骨质 – 骨结构不良症，是指正常骨被纤维组织取代，然后发生不同程度的骨化或矿化。病变通常发生于下颌切牙的根尖，可能被误认为是根尖周病变。牙髓活力测试及随访 X 线检查可有助于鉴别诊断，因此不需要治疗。

（二）非炎性肿胀

非炎症性肿胀具有独特的临床表现特征，但临床实践中，这类疾病的表现特征有可能与根尖周来源的肿胀表现出偶然或一过性相似。熟悉这些疾病特性才能够正确地进行鉴别诊断，此类疾病的详细信息可查阅相关文献。

十二、治疗计划

一旦明确诊断，应及时告知患者所有可行的治疗方案。对于每个治疗方案，都应告知患者以下内容。

- 优点和缺点。
- 各种治疗方案的预后。
- 每次预约的间隔和次数。
- 治疗成本。
- 治疗风险和可能出现的并发症。

只有告知患者所有的可行方案，患者才能考虑选择最合适的治疗方案（见第 10 章）。医师需遵守知情同意原则，即要求向患者解释所有方案，并告知患者最合适的治疗方案。

（一）什么是治疗计划

治疗计划根据每位患者独特的口腔问题单独定制的一系列治疗程序。治疗计划旨在以有序、系统和逻辑的方式处理患者问题，可以分为以下阶段。

- 疼痛缓解。
- 稳定疾病，包括口腔卫生指导和饮食建议。
- 维护或恢复功能。
- 保持或恢复美学。
- 复查和维护。

如果患者只有一个问题需要解决，治疗计划可能相对简单，在其他复杂情况下，则可能需要多学科联合治疗，治疗计划就需要分解为上述各个阶段。在实施过程中，如遇到计划外的情况，那么可能需要修改最初的治疗计划。例如，计划进行根管治疗的患牙，但在检查牙齿或去除现有修复体后，发现患牙有纵折（图 3–39）。如果牙折线自近远中向越过髓底，患牙完全裂开无法继续保留，治疗计划就需要修改为拔牙后选择其他方式修复缺失牙。

（二）在制订治疗计划时哪些阶段可以选择根管治疗

1. 初始阶段

治疗计划的最初阶段通常是通过拔髓或开髓引流来缓解疼痛。

2. 最终阶段

治疗计划的最终阶段是疾病稳定。目的是治疗现有的口腔疾病并防止其复发，如去除龋坏（见第 4 章）或根管治疗（见第 5 章和第 6 章），并用适应良好的永久修复体替换有缺陷的修复体（见第 7 章）。

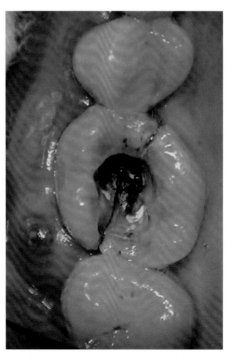

▲ 图 3–39　上颌第一磨牙近远中向纵裂

3. 维护和复查

评估根管治疗的结果是很重要的（见第8章）。随访可以显示治疗的不利结果，这意味着可能需要进一步的根管治疗（见第9章）或拔牙。

（三）记录保存

必须保存患牙的全面记录，包括所有关于患牙的治疗方案和治疗计划的讨论。总之，切记将来如果有任何潜在的误解或投诉，"没有记录就等于没有辩护"（见第10章）。此外，在开始任何治疗之前，必须获得患者知情同意，并必须记录下来。

（四）影响治疗计划的因素

1. 患者因素

这些因素包括患者的全身系统病史和牙科疾病治疗史、期望值、动机、态度和对治疗的依从性。例如，有时患者的期望可能是不现实的；另外，除非患者愿意合作，否则实施治疗计划将具有挑战性。

2. 口腔相关因素

如前所述，可能影响治疗计划的口腔因素包括以下内容。

- 张口度。
- 口腔卫生情况。
- 牙周情况。
- 在全口牙列中的功能及重要性。
- 可修复性。

在牙体解剖学方面，根管治疗可能会受到以下因素的影响。

- 髓腔的大小和有无钙化物。
- 根管的数量及其相对大小和钙化程度（图3-40）。
- 根管形态和弯曲度（图3-41）。
- 如果一颗牙齿已经接受过根管治疗，应考虑根管填充物的质量（图3-42），以及是否存在异物，如分离的器械。

3. 临床医生相关因素

临床医生的知识、经验和技能都是治疗计划中的重要考虑因素。这些因素将影响临床医生能

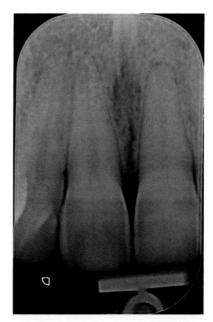

▲ 图 3-40 左上中切牙根管钙化

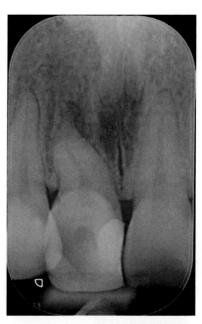

▲ 图 3-41 上颌中切牙牙根锐弯

可用的提供的治疗选择，并将影响决策过程。可用的设备（如牙科手术显微镜）和二级牙科保健（如牙髓病专科医师）也可能影响所采用的治疗方法。

复杂的问题和具有挑战性的病例最好由牙髓专科医师处理。监管机构和牙科法律保护协会也建议，必要时或患者提出要求时应向患者提供转诊以寻求进一步建议和治疗方法。

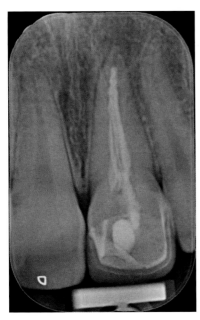

▲ 图 3-42　上颌中切牙根管欠填，充填不实

（五）临床决策涉及哪些内容

临床决策包括分析所有采集到的信息，并权衡所有信息内容，确定治疗优先级，综合地考虑所涉及的各种因素。临床医生需要面临问责制的考验，问责制的基础是风险评估和循证实践。风险评估是评估相关风险因素，从而促进做出正确的临床决策。

有一些风险评估表可用于帮助临床医生评估牙齿是否可修复。牙科实用性指数（dental practicality index，DPI）（表 3-5）旨在帮助临床医生制订治疗计划。DPI 可以评估牙齿的牙周、牙髓和患牙牙体状态，同时评估整体大背景，也就是说，在全局考量大背景下评估患牙是否可修复。牙齿结构完整性、牙周状态和牙髓状态都会根据其当前口腔状态和潜在治疗的复杂性进行评估和加权。如果只依赖这些指标进行治疗计划的制订，不可避免地会有些武断，因此临床医生需要根据他们自己的能力、所接受的培训和经验进行综合考虑。全身和口内整体情况也应被考虑在内，根据局部和全身系统因素进行评分。总分>6 分表明治疗不可行。

基于循证的临床实践要求医生审慎，认真、明确地根据临床采集的证据来治疗患者。随着知识、信心和经验的增长，医生的决策和治疗计划的制订过程会逐渐变得更容易和更常规。虽然新手医师常常觉得决策过程缓慢且令人沮丧，但循序渐进的方法对于发展能力和最终的专业知识的提高至关重要。

十三、患者管理

本章的最后部分是对根管治疗过程中患者管理方面问题的总结。尽管此部分无法涵盖所有可能的临床问题，但适用于大多数常见的临床情况。

（一）局麻与镇痛

根管治疗过程中，有效的牙髓及根尖周组织的局部麻醉至关重要，可以保证患者的舒适，并且有利于患者建立对治疗的信心和对医生的信任。许多患者由于既往痛苦的牙科治疗经历或正在承受较严重的疼痛而对牙科治疗充满恐惧。对疼痛本身的恐惧也是部分患者不敢就医或延迟就医的原因。

以下几点有助于获得良好的局麻效果。

- 根据不同的解剖特点选择相应的麻醉技术。
- 选择适合患者的局麻方法。
- 预先告知患者操作内容及可能的感受。
- 在注射部位使用表面麻醉药物并预留足够的时间待其发挥作用。
- 使用自吸式注射器缓慢注射。
- 确保注射麻醉药物剂量充足。
- 在治疗开始前，先测试软组织局麻效果，如使用探针轻刺局麻部位黏膜。
- 在治疗开始前，先测试牙髓局麻效果，如使用牙髓敏感性测试。
- 让患者对不良感受做出反馈，如让患者在有疼痛或不适感时举手示意。
- 告知患者局麻部位经常会有一定程度的压迫感和颤动感。

上颌后牙麻醉通常是通过对靠近患牙根部的颊黏膜进行浸润麻醉来实现的。在一些情况下，建议考虑颊黏膜浸润麻醉基础上辅以腭黏膜浸润麻醉。

表 3-5 牙科实用性指数

加权分	牙髓情况	牙周情况	患牙完整性	口腔和全身背景
0 无须治疗	• 活髓 • 之前成功的根管治疗	• 探诊深度<3.5mm（BPE0～2） • 既往成功治疗过的牙周病	• 无须修复 • 现有的状态良好的修复体	• 口腔 　– 只有主诉牙有问题，余留牙健康 • 全身 　– 静脉双膦酸盐治疗，头颈部放疗史
1 简单的治疗	简单根管系统伴牙髓疾病（如 X 线上易于识别根管、易于取出的根管充填材料）	• 探诊深度 3.5～5.5mm（BPE3） • 需要根面刮治	需要简单修复	• 口腔 　– 邻近牙缺失，需要主诉牙作为基牙进行修复 • 全身 　– 头颈部放射治疗伴免疫功能低下
2 复杂的治疗	• 复杂的根管系统伴牙髓疾病（如钙化根管、重度弯曲根管） • 复杂的根管再治疗（如有分离器械、根侧穿孔） • 难以获得有效的麻醉的情况	• 探诊深度>5.5mm（BPE4） • 丧失部分骨支撑（根长较短，需要冠延长，2° 松动） • 2°～3° 根分叉病变	余留健康牙体组织少（缺损至龈下边缘、需要进行桩核冠修复等）	• 口腔 　– 口内包含邻牙在内的多颗牙需要修复治疗 • 全身 　– 高患龋率 　– 口腔卫生不良 　– 不良口腔习惯 　– 有广泛的牙齿硬组织缺损 　– 活动性牙周病
6 无法治疗	无法治疗的根管系统	无法治疗的牙周病	无充足的牙体组织形成牙本质肩领	• 口腔 　– 主诉牙的保留会影响原本的治疗计划（如固定桥修复） • 全身 　– 可能危及生命的疾病，需要三级护理

应评估牙齿的类别，牙髓（治疗需要）、牙周（治疗需要）、（结构）牙齿完整性，以及治疗背景。每一行显示每个类别的不同级别（0、1、2、6）。DPI>6 分，表明不可治疗；如果患牙齿是桥基牙，DPI 可降低到 4 分

经 Springer Nature 许可转载，改编自 Dawood A and Patel S (2017) The Dental Practicality Index-assessing the restorability of teeth. *British Dental Journal* 222, 755-8.

对于下颌后牙，由于下颌骨骨皮质较厚，通过局部浸润麻醉本身很少能实现有效的麻醉。建议采用下牙槽神经阻滞麻醉，必要时辅以颊长神经阻滞麻醉。

如果没有达到有效的麻醉，可能需要额外或辅助的麻醉技术。

• 局部阻滞麻醉，如上颌后牙。
• 牙周膜麻醉。
• 骨内麻醉。
• 髓腔内麻醉。
• 其他麻醉技术，如 Gow-Gates 麻醉法 ❶ 和 Akinoski 麻醉法 ❷。

---

❶ 译者注：是澳大利亚牙医 Gow-Gates 提出的一种新的下颌神经阻滞麻醉方法，患者平卧，头偏患侧，尽可能大张口，针筒位于健侧前磨牙区及麻醉侧耳屏间切迹下缘与双侧口角所成平面中，进针点位于上颌第二磨牙远中，相当于该牙腭尖高度，进针至髁突颈部，平均进针 2.5cm，回抽无血，注射麻药，注射后保持大张口至少 20s。

❷ 译者注：患者坐位，闭口，向外牵拉患者颊部，从口腔前庭进针，进针点在下颌升支前缘稍内侧，高度齐麻醉侧沿上颌膜龈联合线水平，注射器与上颌牙平面平行，在颊沟上方沿上齿槽突切线方向向后推进，直至针根部与上颌第二磨牙远中平齐，回抽无血后即可注射局麻药。

影响局麻效果的因素较多，包括局麻药物的选择、作用机制、给药途径等，另外也有许多次要因素影响局麻效果，常见的局麻失败原因包括以下情况。

- 术者操作技术不达标。
- 局麻药注射剂量不足。
- 患者存在解剖结构变异。
- 牙髓及根尖周组织感染严重。
- 局麻药物的吸收、代谢、排泄速率异常。
- 患者心理因素。

在极少数情况下，局麻无法达到有效麻醉，此时可能需要考虑口服、吸入或静脉麻醉。若需进一步了解相关知识，建议参考牙科局麻镇静技术相关专著。

治疗完成后，患者可能仍感觉一定程度不适，特别是具有既往痛苦经历的患者。术者必须安抚和告知患者，术后几天轻度不适感为正常术后反应，医生应当采取一些措施缓解术后不适，包括继续服用镇痛药物等，也可以在术后 1～2 天对患者进行电话随访，这对患者可以起到较好心理宽慰作用。

非甾体抗炎药（non-steroidal anti-inflammatory drug，NSAID），如布洛芬是缓解术后疼痛的首选药物。有时可以合并对乙酰氨基酚或磷酸可待因 / 对乙酰氨基酚使用。无论选用何种镇痛药物，一定要事先确保患者可耐受且不与患者正在服用的其他药物互相干扰。极个别情况下，非处方镇痛药物无效时也可能需要使用阿片类强效镇痛药。

（二）活髓摘除

发生不可复性牙髓炎时需摘除牙髓。成功的活髓摘除操作依赖良好的牙髓麻醉。然而，炎症严重到一定程度，即常说的"热牙"常无法达到良好的麻醉效果。在患者害怕操作过程中疼痛不适而特别紧张时，我们需要运用更多麻醉技术作为补充。

（三）切开及引流

口内或口外的局部组织肿胀如颌下区脓肿或脓毒血症，极端情况下甚至可危及生命，需要做急诊处理。此时需要尝试对肿胀进行切开引流，特别是伴随波动感时。充分的引流可即刻缓解疼痛并使肿胀迅速缩小。

通常禁止直接在肿胀区域进行局麻麻醉，局麻可能造成感染沿筋膜层扩散，同时由于急性炎症存在，局麻效果往往不佳，此时应尽可能使用传导阻滞麻醉。另外，使用局麻药物或氯乙烷也可以达到一定程度的表面麻醉效果。

口内肿胀软组织切开引流操作包括以下步骤。

- 向患者解释切开引流术的步骤和意义。
- 轻柔扪诊肿胀区域以确认存在波动感。
- 使用手术刀尖一次性迅速刺破肿胀区域。
- 使用手指轻轻挤压四周，尽可能将脓液排出。
- 对引流口进行抽吸直至渗出停止。
- 如果患者存在全身受累的情况应使用抗生素。
- 为患者提供支持性护理建议，如服用镇痛药、大量饮水、进食软食等。

除了对口内波动性肿胀行切开引流术，还应尝试经根管系统进行引流（图 3-43）。根管系统的开髓引流操作步骤包括以下内容。

- 向患者充分解释此操作的原理。
- 使用高速手机开髓引流时可使用手指等支持患牙以尽可能减少震动。
- 获得进入根管系统的入路。
- 如有必要，使用根管锉疏通根管辅助引流。
- 轻压肿胀区域以使内部脓液 / 组织液 / 血液尽可能从根管口流出。

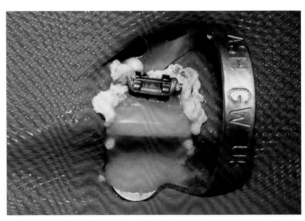

▲ 图 3-43　通过根管引流脓液，橡皮障边缘必须使用封闭剂严密封闭

- 渗出停止后，充分冲洗髓腔。
- 根管内封药并使用暂时充填材料封闭开髓孔。
- 如果患牙浮出牙槽窝，则需调𬌗避免咬合接触。
- 如果患者存在全身受累的情况，应开抗生素。
- 为患者提供支持性护理建议，如服用镇痛药、大量饮水、进食软食等。

不建议引流后患牙髓腔持续开放，随着开放时间的延长，可能导致口腔微生物、异物、食物残渣等进入根管系统，使得后续的根管治疗变得更加复杂。

（四）使用抗生素

原则上不推荐抗生素作为牙槽脓肿的首选治疗方法，抗生素仅能作为一种辅助治疗手段。抗生素并不能治疗脓肿及其病因，使用抗生素的主要意义在于减少肿胀，以及预防感染扩散。为达到立竿见影的效果而滥用抗生素的做法不值得提倡，因为从长期来看，抗生素使用不能治愈牙槽脓肿，甚至还可能导致细菌耐药。

大多数牙槽脓肿可以不依赖抗生素得到完全治愈，但若存在以下情况，仍需要使用抗生素。

- 如果患者出现弥漫性肿胀，无法经根管或切开引流达到较好引流效果。
- 如果脓肿扩散至下颌下间隙或眶下区。
- 如果患者出现颈淋巴结肿大、发热、伴随乏力症状，则提示可能出现全身性感染。

如开具抗生素处方，必须考虑以下几点。

- 全身受累的迹象。

- 抗生素不得影响其他用药或正在服用的药物。
- 应选择合适的抗生素，正确的给药途径，严格遵循合理用药剂量和用药周期。
- 应告知患者抗生素可能引起的药物相互作用和副作用。

常用抗生素处方可参考表 3-6。

（五）大面积缺损患牙根管治疗的预处理

橡皮障隔湿大面积龋损或有大面积充填物的患牙十分困难，拆除大面积不良充填体后，牙冠会失去利于橡皮障固位的正常牙冠形态。此时，我们在根管治疗前需要堆核或临时修复缺损牙。临时修复患牙的操作步骤包括以下内容。

- 去净所有旧充填物及龋坏。
- 放置适合的成型片。
- 使用聚四氟乙烯胶带或棉球封闭髓腔入口，防止修复材料进入根管系统。
- 进行临时修复。
- 去除部分临时修复材料获得髓腔入路并取出聚四氟乙烯胶带或棉球填塞物。

（六）橡皮障

所有根管治疗必须使用橡皮障隔湿术。使用橡皮障的主要原因和优点见框 1-1。橡皮障套装的基本组件见图 3-44。

橡皮障可用于单颗牙或多颗牙的隔湿。橡皮障布通常由橡皮障夹固定，有时也可用木楔子、橡胶或硅胶制的橡皮障楔线楔入邻接点来固定。

表 3-6 牙髓治疗中常用抗生素的种类、用量及治疗周期			
抗生素种类	最大用量	持续用量	治疗周期
青霉素 VK[a]	1000mg	500mg，每 4~6 小时 1 次	3~7 天
阿莫西林 / 阿莫西林 - 克拉维酸	1000mg	500mg，每 8 小时 1 次；或者 875mg，每 12 小时 1 次	3~7 天
克林霉素[b]	600mg	300mg，每 6 小时 1 次	3~7 天
甲硝唑	1000mg	500mg，每 6 小时 1 次	3~7 天

a. 如果青霉素 VK 在用药 48~72h 后没有显著效果，可联用甲硝唑，或者把青霉素 VK 更换为阿莫西林 / 阿莫西林 - 克拉维酸
b. 如果患者存在青霉素过敏，可使用克林霉素代替，必要时可以合用克拉霉素或阿奇霉素
改编自 the European Society of Endodontology position statement: the use of antibiotics in endodontics (2017).

橡皮障正确就位后，如果发现封闭不良（如唾液渗漏等），需加用封闭剂（图 3-43）。为增加患者舒适度，可在患者皮肤和橡皮障布之间垫一层餐巾或纸巾。

1. 一步法隔离单颗牙

使用一步法隔离单颗牙操作流程如下（图 3-45）。

- 在橡皮障布中央打一边缘清晰的孔。
- 使用牙线穿过邻接点。
- 试戴有翼橡皮障夹，确保牙颈部四点接触（可用

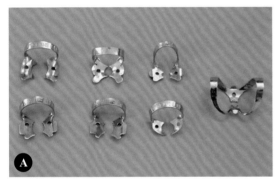

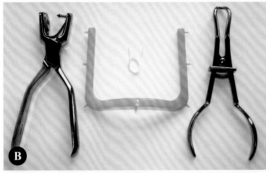

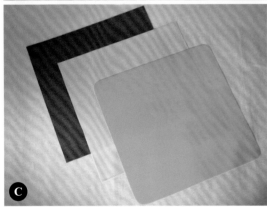

▲ 图 3-44　橡皮障套装

A. 橡皮障夹；B. 打孔器、橡皮障钳、橡皮障架及牙线；C. 橡皮障布

牙线系在橡皮障夹上，以备折断时易于取出）。
- 使用示指轻轻检测橡皮障夹稳定性。
- 取下橡皮障夹。
- 使用橡皮障钳将组装好的橡皮障夹和橡皮障布固定在牙齿上。
- 使用平头器械（如树脂雕刻刀）将橡皮障布拨至橡皮障夹翼下方。
- 放置橡皮障架（也可以在放置橡皮障于牙上之前完成）。

2. 两步法隔离单颗牙

使用两步法隔离单颗牙操作流程如下（图 3-46）。

- 在橡皮障布中央打一边缘清晰的孔。
- 使用牙线穿过邻接点。
- 试戴有翼橡皮障夹，确保牙颈部四点接触（可用牙线系在橡皮障夹上，以备折断时易于取出）。
- 使用示指轻轻检测橡皮障夹稳定性。
- 撑开橡皮障布上的孔，穿过橡皮障夹及牙，直至完全就位。
- 放置橡皮障架（也可以在放置橡皮障与牙上之前完成）。

3. 多颗牙的橡皮障隔离

多颗牙的橡皮障隔离技术操作步骤如下（图 3-47）。

- 根据需要隔离的牙齿的数量和大小在橡皮障布中央打多个边缘清晰的孔，宽度 5~7mm。
- 使用劈障技术时，可用剪刀剪开相邻打孔的连接部位。
- 使用牙线穿过邻接点。
- 试戴有翼橡皮障夹，确保牙颈部四点接触（可用牙线系在橡皮障夹上，以备折断时易于取出）。
- 使用示指轻轻检测橡皮障夹稳定性。
- 撑开橡皮障布上的孔，穿过橡皮障夹及牙直至完全就位。
- 放置橡皮障架（也可以在放置橡皮障与牙上之前完成）。

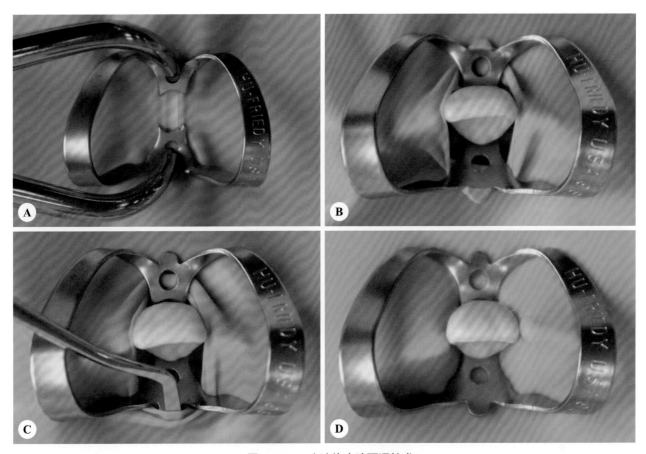

▲ 图 3-45　一步法橡皮障隔湿技术

A. 用橡皮障钳打开橡皮障夹；B. 初步就位橡皮障及橡皮障夹；C. 用扁平塑形器械将橡皮障布拨至橡皮障夹下方；D. 调整橡皮障直至完全就位

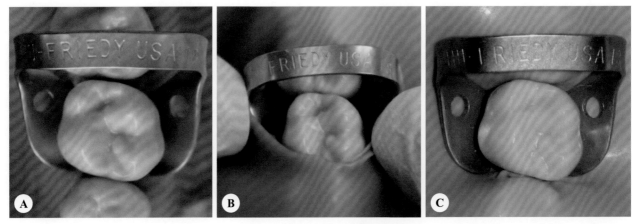

▲ 图 3-46　两步法橡皮障隔湿技术

A. 用橡皮障钳打开橡皮障夹并就位，保证夹与牙有良好的四点接触；B. 撑开橡皮障布，使孔穿过橡皮障夹，调整橡皮障直至完全就位

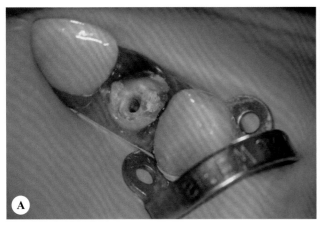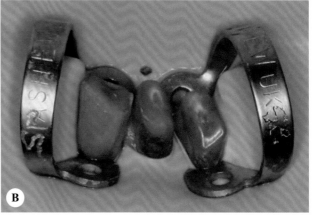

▲ 图 3-47　**A.** 使用劈障技术隔离牙冠完全缺损的上颌侧切牙；**B.** 使用两个橡皮障夹隔离多颗牙

要点总结

- 准确的诊断是治疗成功的关键。诊断步骤包括了解病史、一般检查和特殊检查。牙髓疾病诊断的核心是判断患牙牙髓及根尖周组织的状态。

- 了解病史时需要注意开放式提问，避免引导性提问，以获得完整而准确的患者主诉信息；重点要洞悉患者的就诊动机及治疗期望值，还需要识别各种可能影响诊疗方案的患者自身因素。

- 一般检查包括口内检查和口外检查，要求进行全面彻底的系统性检查，识别出所有可能的牙髓疾病或非牙髓疾病。

- 专科检查主要包括牙髓活力测试和影像学检查，前者包括冷试验、热试验和电活力测试，后者包括传统 X 线检查和 CBCT 检查。

- 一旦诊断完成，需要开始制订治疗计划。治疗计划是为患者定制的个性化列表，在治疗过程中若出现病情变化可能需要进行修改和调整。

- 牙髓疾病最常见的诊断失误是对可能源于牙髓病的症状和体征的理解错误，排除非牙髓源性甚至非牙科疾病的影响因素非常重要。

- 在不能明确诊断时，切忌盲目展开治疗，此时最好考虑将患者转诊给牙髓病专家。

 自我测评

请选择一个最佳答案。

SBA3-1 患者诉冷刺激后右上后牙出现持续性跳痛，为确定病源牙，以下哪个选项正确？

A. 使用口镜手柄末端叩诊所有牙。

B. 使用三用枪对可疑患牙喷射压缩空气进行冷试验。

C. 使用氯乙烷对可疑患牙进行冷试验。

D. 使用制冷喷雾剂进行冷试验合并使用牙髓电活力测试。

E. 拍摄根尖片。

SBA3-2 下颌磨牙龋源性急性根尖周脓肿合并面部肿胀及全身症状时，正确的急诊处理是什么？

A. 抗生素治疗并观察 2～3 天。

B. 临时充填患牙。

C. 患牙开髓并开放引流 1 周。

D. 切开排脓并开髓引流，同时使用抗生素及镇痛药治疗。

E. 拔除患牙。

推荐阅读

[1] Barnes JJ and Patel S (2011) Contemporary endodontics— part 1. *British Dental Journal* 211, 463–68.

[2] Bhuva B, Chong BS, and Patel S (2008) Rubber dam in clinical practice. *Endodontic Practice Today* 2, 131–41.

[3] Dawood A and Patel S (2017) The Dental Practicality Index- assessing the restorability of teeth. *British Dental Journal* 222, 755–58.

[4] European Society of Endodontology (2006) Quality guidelines for endodontic treatment: consensus report of the European Society of Endodontology. *International Endodontic Journal* 39, 921–30.

[5] European Society of Endodontology, Patel S, Durack C, Abella F, Roig M, Shemesh H, Lambrechts P, et al. (2014) European Society of Endodontology position statement: the use of CBCT in endodontics. *International Endodontic Journal* 47, 502–04.

[6] Pitt Ford TR and Patel S (2004) Technical equipment for assessment of dental pulp status. *Endodontic Topics* 7, 2–13.

[7] Segura- Egea JJ, Gould K, Şen BH, Jonasson P, Cotti E, Mazzoni A, et al. (2018) European Society of Endodontology position statement: the use of antibiotics in endodontics. *International Endodontic Journal* 51, 20–25.

 自我测评答案

SBA3-1 答案是 D。患者主诉是由冷刺激引起，因此需要用牙髓冷试验确定病源牙。使用温度越低，冷试验结果越准确。

SBA3-2 答案是 D。单独使用抗生素或临时充填是不够的，开放引流可能导致根管二次感染，因此不提倡。拔牙只有在急性脓肿得到控制之后才可以考虑。

第4章 活髓保存
Preserving pulp vitality

Avijit Banerjee　Shanon Patel　著

本章将介绍保存牙髓活力的基本理论，继而探讨如何将其应用于临床实践。阅读本章内容的重要意义在于，能够让读者将牙髓活力保存的理论基础和临床实践融会贯通。

一、为什么活髓保存很重要

牙髓学不仅限于根管治疗，还包括保持牙髓活力的研究和临床实践。牙髓活力的保存是牙髓治疗成功的基石。第2章描述了保持牙髓活力的益处，框4-1对其进行了总结。牙髓的活力可能受到微生物的威胁，这些微生物可能通过龋损、牙齿创伤、手术、牙齿裂纹和（或）牙周病进入牙髓。临床医生可以采取一些保守的措施保留健康牙髓，避免进行根管治疗。但如果无法保存健康牙髓（如不可复性牙髓炎）或牙髓已经感染坏死（如根尖周炎），则建议选择根管治疗。

框4-1　保存活髓的好处

- 使未成熟牙齿的牙根继续发育（初级牙本质形成）
- 维持牙齿的终身发育（继发性牙本质形成）
- 保存牙齿结构
- 维持感觉功能，即疼痛感觉
- 保持牙齿防御/保护作用，以防龋齿、创伤、牙齿表面缺损

二、微创牙科学

微创（minimally invasive，MI）牙科学是一个用来描述龋病管理的术语，它基于有选择性的生物学方法去除龋坏组织，而不是沿用多年，以银汞合金为首选修复材料的单纯机械外科治疗方法。随着对龋病发生发展过程的组织病理学的进一步认识（表4-1），以及满足临床封闭修复需要的粘接材料的开发，在深龋治疗过程中，可以保留部分深层龋坏牙本质（脱矿牙本质）。值得注意的是，在临床可能的情况下，必须达到正常牙釉质和（或）牙本质的边缘，或者在某些情况下受龋齿影响的牙本质。此外，合适的操作技术（即橡皮障隔离、牙科放大镜的应用、熟练的临床技术、合适的仪器/材料）将导致受封闭的残留的龋坏牙本质静止，因为牙髓–牙本质复合体可以抵御病变发展，并能够修复/再矿化剩余的牙齿结构。第2章概述了牙髓–牙本质复合体实现这一目标的方法。

当活动性龋损接近活髓（龋损去除后，透过剩余的薄牙本质洞底看到牙髓腔），或者可能已破坏牙髓组织（牙髓暴露）时，可考虑采用活髓治疗，以保护剩余牙髓组织免受进一步的组织学损伤，并促进愈合，从而保持牙髓的活力。然而，要使这些治疗有效，必须满足以下重要标准。

- 既往无不可复性牙髓炎症状。
- 牙髓活力测试正常（见第3章）。
- 没有根尖周炎指征（如牙周膜加宽或根尖周透射影）。
  活髓治疗取得良好的预后取决于以下方面。
- 有害刺激物的彻底清除。
- 刺激特异性的牙本质源性反应。

表 4-1 龋坏牙本质的组织学特征总结		
	龋损感染（受污染）的牙本质*	龋损受累（脱矿）的牙本质*
位置	釉牙本质界下方	更深，接近牙髓
探诊	软、湿、黏	微黏
细菌量	高度感染、腐败坏死细菌	与感染牙本质相比数量减少
脱矿程度	严重	比感染牙本质轻
胶原纤维	变性	由于蛋白质水解而部分破坏，但有修复可能
牙本质小管结构	丧失	随着病变发展向正常牙本质转变更明显
黏结 / 封闭 / 支持终末修复的基底质量	差	更有潜力

*.注意，这些区域是为了便于描述而区分，实际上它们在组织学上彼此连续，没有明显、可定义的边界

- 病变前沿的透明牙本质沉积。
- 牙髓 – 牙本质界面沉积反应性或修复性第三期牙本质。
- 牙本质液中免疫球蛋白和细胞因子的释放。
- 使用能防止微渗漏产生，患者可自行维护的粘接覆盖修复体。

三、保持牙髓活力的方法

（一）生物选择性（微创）龋坏组织去除术

龋病微创治疗要求在不损伤牙髓的情况下，尽可能彻底去除软、湿和坏死的感染（污染）牙本质（表 4-2）。龋损感染牙本质的细菌数量大，在咀嚼负荷下，无法作为基底层达到修复体边缘密合和支持固位的要求。临床上，可使用手动挖匙、车针和（或）化学机械凝胶系统，如 Carisolv 系统（RLS Global AB, Mölndal, Sweden）（图 4-1），去除龋坏感染的牙本质。去龋量取决于触感而非颜色（通常为深棕色）。感染牙本质是软而黏的，而更深的受累（脱矿）牙本质在锐利的牙科探针触碰下有一种刮擦感。龋损的去除应从龋洞周围开始，以便达到以下目的。

- 明确病变范围，以便有效地对剩余牙齿结构进行临床评估（从而确定牙齿的整体可修复性）。
- 评估病变组织的深度（即评估感染和受累牙

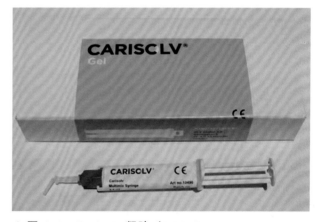

▲ 图 4-1 Carisolv 凝胶（RLS Global AB, Mölndal, Sweden）

本质的厚度）。

- 暴露适量的牙齿基底，在其上进行边缘粘接封闭。

当周边龋损被去除后，覆盖在牙髓上的龋损需谨慎去除，只有在满足上述病理体征 / 症状的标准时，才会保留受累牙本质。最后，如果器械已经能够进入和潮湿环境可以控制的情况下，必须充填封闭的粘接修复材料，在 4～6 周内观察有无症状变化。橡皮障和视野放大装置是操作的基本条件之一（图 4-2）。有证据表明，如果在此期间没有不良指征和症状，可以认为牙本质 – 牙髓复合体正在战胜龋病过程，病变进展已经停止，再矿化过程可能已经开始。在此阶段不会出现明显的影像学变化。

分步去龋法（即将受龋齿感染的牙本质表层

去除，并放置治疗性洞衬材料和临时修复体，并于 4～6 个月后去除，以便进一步去除静止龋并进行最终修复）已经没必要了。临床研究表明，如果原来的修复体已经封闭了残龋，并且患者的维护做得到位，那么重新进行下一步的龋洞预备是没有必要的。如果玻璃离子水门汀已用于此初始临时修复，可将其作为永久修复的一部分，咬合面可在临床需要时用树脂复合材料覆盖。

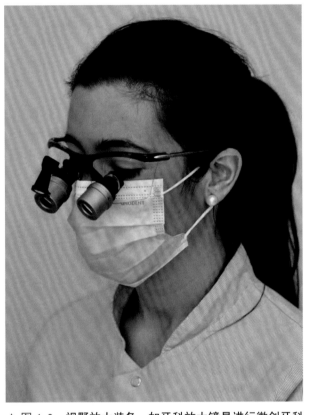

▲ 图 4-2　视野放大装备，如牙科放大镜是进行微创牙科治疗必不可少

（二）衬洞及牙髓保护

多年以前，银汞合金一直是牙科首选的修复材料，但是其洞缘封闭性能差，并且与剩余的洞壁无法发生化学反应，所以之前的临床医生提出单独放置治疗性洞衬材料以保护牙髓的想法。氢氧化钙和氧化锌-丁香酚粘接剂已作为独立的洞衬剂使用多年；然而，这两种材料都不能满足现代微创治疗所需的许多理想性能。框 4-2 列出了用于保护牙髓的牙科材料的理想性能。在规范的操作流程下，使用现代粘接修复材料通常不需要单独的衬洞材料，因为它们本质上就具备框 4-2 所列的许多理想特性。因此，"衬洞"一词现已成为历史，现在更适合在必要时采取"牙髓保护"。

1. 间接牙髓保护（盖髓）

间接牙髓保护是一种保留靠近牙髓的受累牙本质，从而防止牙髓暴露的治疗方法。最终用粘接性修复材料（树脂复合物或玻璃离子水门汀）或生物活性牙髓水门汀 [如 Biodentine（Septodont, Saint-Maurdes Fosses, France）] 永久修复窝洞。如果使用非黏附性银汞合金作为最终修复体，可以在离牙髓最近的窝洞底层铺上一层薄的玻璃离子水门汀作为间接盖髓材料。牙髓状态可以在复查时通过症状、临床体征和牙髓活力测试进行评估。如果发生不可复性牙髓炎，则需要进行根管治疗。开始治疗前，必须告知患者进行根管治疗的可能性。

表 4-2　保持牙髓活力的方法总结			
方　法	牙髓暴露	牙髓切除量	用于保护牙髓的材料
选择性去龋	否	无	粘接修复（玻璃离子水门汀或树脂复合物）或生物活性牙髓水门汀，如果选择汞合金作为最终修复，则考虑放置一薄层玻璃离子水门汀
间接盖髓	否，但近髓	无	与生物选择性龋组织切除相同
直接盖髓	是	无	生物活性牙髓水门汀盖髓，粘接修复
部分冠髓切断术	是	部分冠髓	生物活性牙髓水门汀盖髓，粘接修复
冠髓切断术	是	全部冠髓	生物活性牙髓水门汀盖髓，粘接修复

框 4-2　用于保护牙髓的牙科材料的理想特性

保护底部牙髓免受以下方面的损害

- 细菌入侵（杀菌）
- 热 / 电刺激（仅与覆盖的银汞合金 / 金属修复体相关）

刺激牙髓产生以下情况

- 第三期（修复性）牙本质
- 第三期（反应性）牙本质在露髓处形成牙本质桥
- 抗炎化学介质

通过以下方式防止进一步的牙髓长期损伤

- 形成粘接性封闭，防止微渗漏
- 通过物理化学渗透强化剩余的牙本质
- 在牙髓及其表面覆盖的修复材料之间提供物理支撑和屏障

其他理想特性包括以下内容

- 生物相容性
- 无毒性和不致突变
- 价格低廉
- 保质期长
- 易于准备和放置
- 阻射性
- 尺寸稳定性
- 对牙齿无染色作用

间接牙髓术的优点是，它使牙本质 – 牙髓复合体有可能从龋病进程中恢复、愈合并促使剩余的牙本质再矿化，同时保持牙髓的长期活力，并尽可能保留健康的牙体组织。临床证据表明，大多数以这种微创方式处理的病例中，牙髓和修复复合体能够取得长期良好的疗效。短期内失败的病例通常是由于对原始牙髓状态的诊断不准确，其实根管治疗应当作为最初的最佳治疗方法。

2. 直接牙髓保护（盖髓）

直接牙髓保护是使用合适的"直接盖髓"材料处理仍然有活力的、暴露的牙髓表面，刺激牙本质桥的形成来修复牙髓暴露，并刺激牙髓 – 牙本质复合体的再生潜力。

牙髓暴露的原因包括以下情况。

- 龋病（导致牙髓感染）。
- 牙创伤（可能影响或不影响牙髓）。
- 医源性（临床医生在窝洞预备时无意造成——

牙髓通常未感染）。

直接牙髓保护是否具有良好预后的决定性因素，包括以下情况。

- 牙髓的微生物感染程度。
- 牙髓受到感染的时间。
- 牙髓的组织学状态（根据敏感性测试判断，取决于上述两个要点）。
- 露髓孔的大小（如果 $>2\text{mm}$，在龋源性露髓的影响下，预后可能恶化）。
- 可成功止血（持续性出血是不可复性牙髓炎的临床指标）。

有几种可用于直接牙髓保护的材料。以往氢氧化钙水门汀一直是首选材料，如今这些材料现已被三氧化矿物聚合体（mineral trioxide aggregate，MTA）和其他生物活性牙髓水门汀所取代（图 4-3）。以往通常认为盖髓材料会轻度刺激暴露的牙髓表面并引发炎症，从而刺激间充质细胞分化为成牙本质细胞，导致修复性第三期牙本质的快速形成。然而，现在有证据表明，在盖髓材料的作用下从牙本质有机基质中释放的生物活性分子，包括转化生长因子（TGF）和骨形成蛋白（BMP），促进成牙本质细胞的分化。

（三）牙髓切断术

牙髓切断术是一种相对具有侵入性的手术，其目的也是为了直接保护牙髓。它包括切除部分或全部牙髓冠部感染的部分，直到暴露出更健康的牙髓组织并易于止血。在暴露的牙髓上覆盖合适的直接盖髓材料，然后用适宜的粘接修复体修复牙齿。根据去除的牙髓组织的量，有不同的牙髓切除方式。

- 部分冠髓切断术（Cvek）是指去除部分冠部牙髓。
- 冠髓切断术是指去除所有冠部牙髓。

四、临床实践基础

本章的其余部分涵盖临床上以微创手术进行活髓治疗的操作，并将讨论如何监测活髓治疗的预后。

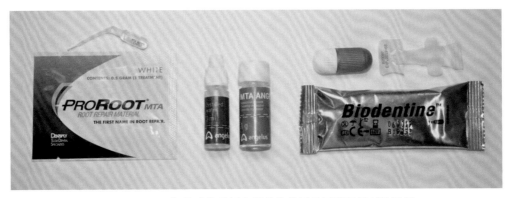

▲ 图 4-3　三氧化矿物骨料和其他生物活性牙髓粘接剂的示例

从左到右：无机三氧化矿物聚合体 (Dentsply Sirona, Tulsa, OK, USA); MTA- Angelus (Angelus, Londrina- PR, Brazil); Biodentine (Septodont, Saint- Maurdes Fossés, France)

五、进行生物选择性（微创）去龋的方法

进行生物选择性去龋所需的步骤（图 4-4 和图 4-5），包括以下内容。

- 术前用咬合纸在牙尖交错位和侧方咬合位检查咬合情况。
- 选择匹配最终修复体的颜色。
- 局部麻醉。
- 用橡皮障隔离患牙。
- 通过牙釉质获得进入龋坏牙本质。
- 使用低速手机的牙钻或手动挖匙去除釉牙本质界（enamel-dentine junction，EDJ）的龋损。应去除龋损组织、脱矿层、无基釉、软、湿、黏的感染牙本质。理想情况下，完好的牙本质和牙釉质边缘尽可能一起暴露在病变的外围。有些情况下，如果存在大量健康的牙釉质，一些龋坏牙本质甚至可能保留在周边（如合面洞）。
- 向下用手动挖匙小心地去除近髓的软龋。化学机械祛腐凝胶可用于选择性去除感染牙本质，而不是受影响的牙本质。
- 轻柔冲洗并干燥最终的窝洞。
- 使用合适的修复材料（如树脂复合材料）修复窝洞。
- 如果选择 Biodentine 作为修复材料，则使用树脂复合材料修复其表面。可在初始凝固时间（12min）后或放置 Biodentine 后 6 个月内完成最终修复。
- 如果选择银汞合金作为修复材料，在近髓的洞底垫衬一薄层的玻璃离子水门汀。

六、直接牙髓保护（盖髓术）的方法

进行直接牙髓保护所需的步骤（图 4-6 和图 4-7），包括以下内容。

- 术前检查咬合情况，将咬合纸放在牙尖交错位进行咬合。
- 选择匹配最终修复体的颜色。
- 局部麻醉。
- 用橡皮障隔离患牙。
- 如有必要，进行生物选择性去龋。清除牙髓上层龋病感染牙本质和龋病影响牙本质，同时保证露髓孔尽可能小。此步骤不适用于牙外伤。
- 用 0.5% 次氯酸钠溶液冲洗暴露的牙髓，然后再用无菌生理盐水冲洗。
- 牙髓出血应在 2~3min 后停止。可以需要用潮湿的无菌小棉球轻按压，以达到止血效果。同时清除血凝块。
- 在牙髓暴露处放置直接盖髓材料。
- 如果使用 MTA 作为直接盖髓剂，在 MTA 上放置一层薄薄的玻璃离子水门汀，并用树脂复合材料修复窝洞。
- 如果使用 Biodentine 作为直接盖髓剂，则使

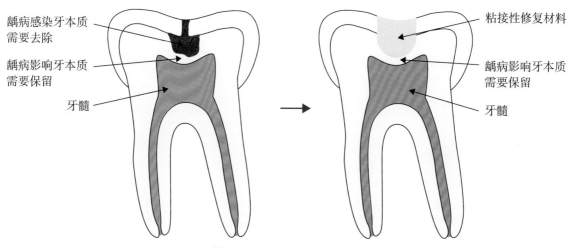

▲ 图 4-4 生物选择性龋组织切除

龋病感染牙本质被去除，可保留覆盖在牙髓上的龋病影响牙本质。在龋病影响牙本质上充填粘接性修复材料，无须衬洞材料

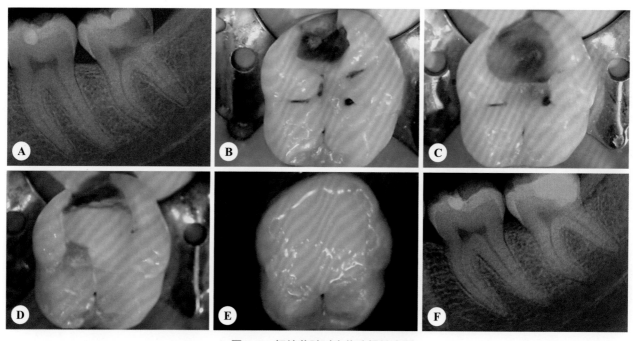

▲ 图 4-5 间接盖髓时生物选择性去龋

A. 下颌磨牙患龋的根尖周 X 线照片；B. 进入龋病感染牙本质；C. 去除龋病感染牙本质，保留靠近牙髓的龋病影响牙本质；D. 放置 Biodentine 并使其凝固；E. 充填粘接修复材料；F.1 年后复查根尖周 X 线［经 Dental Update 许可转载，改编自 Patel S and Vincer L (2017) Case report: single visit indirect pulp cap using biodentine. *Dental Update* 44, 141–5.］

用树脂复合材料修复其表面。可在初始凝固时间（12min）后或放置 Biodentine 后 6 个月内完成。

持续或异常出血（太多或太少）通常是不可复性牙髓炎的迹象。此时，需要进行牙髓切断术或根管治疗。如果在使用直接盖髓材料之前未清除血凝块，则会对该手术的预后产生不利影响。

七、牙髓切断术

进行牙髓切除术所需的步骤（图 4-8 和图 4-9），包括以下内容。

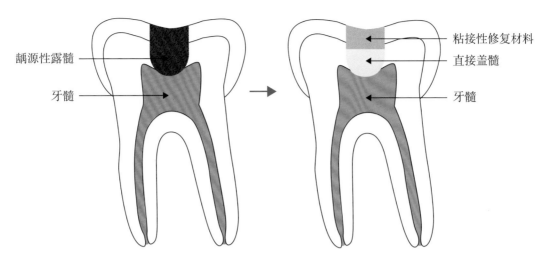

▲ 图 4-6　直接牙髓保护

龋源性露髓，去除龋损后，将生物活性牙髓水门汀置于牙髓暴露部位。患牙用粘接性修复材料修复

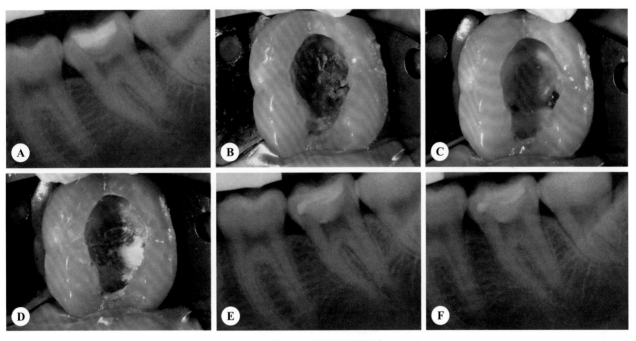

▲ 图 4-7　直接牙髓保护

A. 下颌磨牙根尖片显示龋损程度；B. 去龋进入病感染牙本质；C. 龋损去除后牙髓暴露；D. 生物活性牙髓水门汀直接盖髓；E. 12 个月时复查根尖片；F. 36 个月时复查显示健康根尖周组织的根尖片

- 术前用咬合纸在牙尖交错位和侧方咬合位检查咬合情况。
- 为最终的牙齿颜色修复选择合适的色度。
- 局部麻醉。
- 用橡皮障隔离患牙。
- 如有必要，首先生物选择性去龋。清除牙髓上层龋病感染牙本质和龋病受累牙本质，同

时保持露髓孔尽可能小。此步骤不适用于牙外伤的情况。
- 用 0.5% 次氯酸钠溶液冲洗暴露的牙髓，然后再用无菌生理盐水冲洗。
- 使用大量无菌水冷却的高速旋转手机，用金刚砂钻每次 1～2mm 去除牙髓，直到过度出血停止。用无菌盐水温和冲洗去除血液，并

用潮湿的无菌棉絮按压牙髓表面止血。

- 放置合适的直接盖髓材料。
- 如果使用 MTA 作为直接盖髓剂，在 MTA 上放置一层薄薄的玻璃离子水门汀，并用树脂复合材料修复窝洞。
- 如果使用 Biodentine 作为直接盖髓剂，则使用树脂复合材料修复其表面。可在初始凝固时间（12min）后或放置 Biodentine 后 6 个月内完成。

为防止对已经受损的牙髓组织造成撕裂和额外创伤，禁止使用手用挖匙或慢速手机配合不锈钢钻针断髓。同理，绝不能使用干无菌脱脂棉止血。

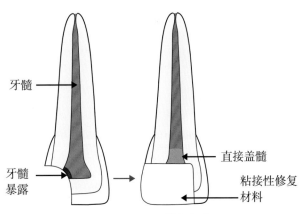

▲ 图 4-8　牙髓切断术

A. 牙髓暴露，在髓室内去除牙髓组织后，放置生物活性牙髓水门汀；B. 患牙用粘接性修复材料修复

八、监测活髓治疗的预后

在治疗后 6～12 个月内复查活髓治疗的疗效是很重要的，然后连续 3 年每年查 1 次。检查应包括患者症状（如有）、牙齿的牙髓和根尖周状态评估、修复体的冠部封闭性。如果进行了临时修复，则必须尽快进行最终修复，以减少边缘微渗漏的发生。粘接系统须谨慎使用，始终重视牙体组织、材料化学性能及两者在临床操作中相互作用的重要性。使用牙科探针仔细检查修复体边缘完整性，确保没有缺陷发生。另外，患者加强口腔卫生健康维护，能够有效去除修复牙表面的菌斑生物膜。

（一）活髓治疗的疗效标准

1. 临床检查

- 患者无持续性的牙髓炎或根尖周炎症状。
- 牙齿和牙周组织健康。
- 几周内，牙齿对牙髓活力测试反应正常。

2. 影像学检查

- 未成熟牙齿应显示牙根进一步发育的迹象（与相邻牙齿和对侧同位牙比较）。
- 牙髓和盖髓材料之间存在牙本质桥（牙本质桥未形成并不一定表示不良结果）。
- 健康的根尖周组织，即完整连续的硬骨板和牙周膜。

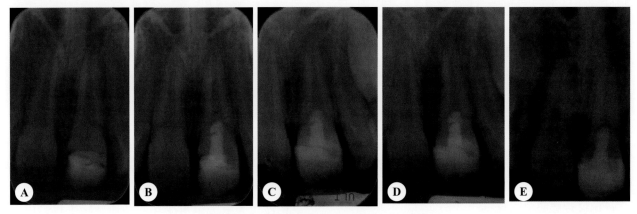

▲ 图 4-9　有外伤史的上颌切牙的牙髓切除术

A. 术前根尖片；B. 术后即刻根尖片；C. 术后 6 个月根尖片；D. 术后 12 个月根尖片；E. 术后 24 个月根尖片［经 Wiley-Blackwell 许可转载，改编自 Patel S and Duncan H (2011) *Pitt Ford's Problem-Based Learning in Endodontology.*］

（二）活髓治疗不良预后的标准

1. 临床检查

- 症状无改善或恶化。
- 牙冠变色。
- 牙髓活力测试无反应。
- 进一步根尖周累及，表现为根尖部牙槽黏膜触压痛、叩诊疼痛、出现窦道或牙齿移动（术前应评估牙周牙槽骨水平）。

2. 影像学检查

- 牙周膜间隙增宽。
- 硬骨板消失。
- 根尖周透射影增加。

九、预后

各种活髓保存治疗预后良好的关键因素，包括以下内容。

- 使用无菌技术、橡皮障隔离和无菌溶液，确保暴露的牙髓不受微生物污染。
- 控制牙髓出血。一旦完成止血，必须小心地清除血块，让盖髓材料和活髓组织之间产生生化作用。
- 冠部严密密闭，这对于防止微泄漏至关重要。

十、总结

牙髓活力的保持取决于许多因素。如果牙齿疾病（龋齿）能够预防或得到控制，牙髓 – 牙本质复合体就不会受到显著影响，并保持健康。然而，需要注意的是，大多数侵入性手术（包括窝洞或牙冠预备）可能会使牙髓 – 牙本质复合体面临不可逆性的损伤，这些损伤是由微生物沿新暴露的牙本质小管的微渗漏和（或）手术过程中的热传导引起的。因此，临床医生有必要对组织学和材料学相关知识有所了解，以降低可能对牙髓产生的整体风险。

经常损伤牙髓后会降低其修复能力，并可能导致不可逆转的损伤。因此，应充分考虑并排除致病因素，同时牢记手术可能导致的后果，即由于微渗漏和覆盖牙髓的剩余牙本质厚度较少而导致未来并发症发生。牙髓治疗完成后，必须用粘接性修复材料封闭冠部，降低再感染的概率，以免牙髓状态发展至不可逆性损伤才被察觉。

止血失败是牙髓可能发生不可复性炎症或感染的临床体征，实际上牙髓如果很少或无出血，在此情况下，需要完全摘除牙髓（牙髓摘除术）。

定期监测牙髓保存术的疗效是非常必要的。除了检查体征 / 症状外，还应进行牙髓活力测试，以及每年一次的根尖周影像学检查，观察牙本质桥形成的指征和有无根尖周变化。

对于未成熟的牙齿，应尽可能保持牙髓的活力，以便促进牙根进一步发育。对于完全成熟的牙齿，如果对牙髓活力有所怀疑，或者有大量的龋损导致牙髓暴露，通常选择根管治疗。这在使用大面积修复体（如复面Ⅱ类洞修复体或覆盖牙尖修复体）时尤其重要。有证据表明，与修复范围小的牙齿相比，这类牙齿丧失活力的概率更高。

要点总结

- 临床医生应采取生物学方法去除龋损和保护牙髓。
- 临床医生应尽可能考虑使用活髓疗法，尤其是对未成熟的牙齿，以促进牙根的继续发育。
- 对于患有不可复性牙髓炎的牙齿或龋源性大面积露髓的牙齿，禁用活髓保存术。
- 可用于保持牙髓活力的方法包括生物选择性去龋、直接盖髓术和牙髓切断术。
- 现代牙髓保护材料包括生物活性牙髓水门汀和粘接性修复材料。

自我测评

请选择一个最佳答案。

SBA4-1 在临床上治疗深龋和牙髓健康的下颌第一磨牙时，以下哪项是能最大程度降低牙髓微生物感染风险的最佳方法?

A. 进行直接盖髓。

B. 橡皮障隔离术下进行生物选择性去龋。

C. 术前让患者用洗必泰（氯己定）溶液含漱。

D. 对患牙运用臭氧治疗

E. 开一个疗程的抗生素。

SBA4-2 在龋病感染（污染）牙本质中未发现以下哪项特征?

A. 高度感染、坏死细菌生物量。

B. 因脱矿而变得软、湿、黏。

C. 胶原蛋白变性。

D. 规则的牙本质小管结构。

E. 不利于粘接、密闭和支撑永久修复体的牙体组织。

SBA4-3 龋病影响（脱矿）牙本质中未发现以下哪项特征?

A. 细菌负荷量与龋感染的牙本质中相同。

B. 与龋感染的牙本质相比，脱矿作用逐渐减少。

C. 胶原蛋白因蛋白质水解而部分受损，但有修复的可能。

D. 随着病变向更深层的健康牙本质发展，牙本质小管结构变得更加明显。

E. 密封和支持上覆粘接性修复材料的可能性。

SBA4-4 决定直接盖髓是否具有良好预后需要考虑的因素不包括以下哪一项?

A. 牙髓的细菌感染水平。

B. 牙髓受到影响的时间。

C. 牙髓的组织学状态。

D. 露髓孔的大小。

E. 去龋后的窝洞大小。

SBA4-5 以下哪项指标描述了活髓治疗后的良好结果?

A. 患牙根尖牙槽黏膜上触诊扣痛。

B. 牙冠变色和（或）牙髓敏感性无反应。

C. 叩诊疼痛、出现窦道或牙齿移动。

D. X 线显示牙周膜间隙的宽度减小。

E. 根尖周透射影增大。

推荐阅读

[1] Ainehchi M, Eslami B, Ghanbariha M, and Saffar AS (2003) Mineral trioxide aggregate (MTA) and calcium hydroxide as pulp- capping agents in human teeth: a preliminary report. *International Endodontic Journal* 36, 225–31.

[2] Banerjee A and Watson TF (2015) *Pickard's Guide to Minimally Invasive Operative Dentistry*, 10th edn. Oxford, UK: Oxford University Press.

[3] Banerjee A, Frencken JE, Schwendicke F, and Innes NPT (2017) Contemporary operative caries management: consensus recommendations on minimally invasive caries removal. *British Dental Journal* 223, 215–22.

[4] Bjørndal L, Reit C, Bruun G, Markvart M, Kjaeldgaard M, Nasman P, et al. (2010) Treatment of deep carious lesions in adults: randomized clinical trials comparing stepwise vs. direct complete excavation, and direct vs. partial pulpotomy. *European Journal of Oral Sciences* 118, 290–97.

[5] Cox CF, Bergenholtz G, Fitzgerald M, Heys DR, Heys RJ, Avery JK, and Baker JA (1982) Capping of the dental pulp mechanically exposed to the oral microflora— a 5 week observation of wound healing in the monkey. *Journal of Oral Pathology* 11, 327–39.

[6] Cox CF, Bergenholtz G, Heys DR, Syed SA, Fitzgerald M, and Heys RJ (1985) Pulp capping of dental pulp mechanically exposed to oral microflora: a 1–2 year observation of wound healing in the monkey. *Journal of Oral Pathology* 14, 156–68.

[7] Hashem D, Mannocci F, Patel S, Andiappan M, Brown JE, Watson TF, et al. (2015) Efficacy of calcium silicate indirect pulp capping; a randomized controlled clinical trial. *Journal of Dental Research* 94, 562–8.

[8] Nair PN, Duncan HF, Pitt Ford TR, and Luder HU (2008) Histological, ultrastructural, and quantitative investigations on the response of healthy human pulps to experimental capping with mineral trioxide aggregate: a randomized controlled trial. *International Endodontic Journal* 41, 128–50.

[9] Smith AJ, Murray PE and Lumley PJ (2002) Preserving the vital pulp in operative dentistry: 1. A biological approach. *Dental Update* 29, 64–9.

[10] Swift EJ, Trope M, and Ritter AV (2003) Vital pulp therapy for the mature tooth— can it work? *Endodontic Topics* 5, 49–56.

自我测评答案

SBA4-1 答案是 B。这是将牙髓感染降至最低的推荐操作方式。现代对龋病过程的认识表明，完全清除龋病组织中的细菌是不可能实现的，并且对于阻止龋齿进展是不必要的。

SBA4-2 答案是 D。龋病中牙本质的规则管状结构紊乱。在龋感染（污染）的牙本质中，组织广泛破坏，胶原蛋白变性和脱矿导致常规牙本质结构被破坏。

SBA4-3 答案是 A。进展性病变的前沿，细菌负荷将减少。没有必要去除这些细菌污染物，但要确保它们与营养物质隔绝，以阻止龋病的发展。

SBA4-4 答案是 E。去龋后窝洞的大小与直接盖髓术成功与否无关。使用选择性生物去龋方法，深层龋组织无须去除，可降低牙髓暴露的发生率。

SBA4-5 答案是 D。其他反应均表明进行性病变导致全牙髓组织坏死。术后每年拍摄的 X 线显示，牙周膜的宽度减小，表明根尖周组织已愈合。

第5章　根管预备
Root canal preparation

Edward Brady　Conor Durack　著

本章先介绍根管预备的基本原理，然后探讨如何将其应用于临床实践。阅读本章内容有助于理解根管预备的理论和实践是如何相互关联的。

一、什么是根管治疗，为什么要做根管治疗

根管治疗是为了去除炎症和（或）感染的牙髓组织，并控制根管系统内的感染，然后将消毒后的根管系统充填，以防止微生物（再次）侵入根管系统并增殖。根管治疗的最终目的是恢复和维持根尖周健康，使牙齿能够正常行使功能并整体保存在牙弓内。

根管治疗的适应证包括以下内容。

- 不可逆性牙髓炎。
- 牙髓坏死（如牙齿外伤后）。
- 牙髓坏死和感染（通常伴有根尖周炎或根尖周脓肿）。
- 选择性根管治疗有时可作为修复治疗计划的一部分，常见于根管内空间需用于冠修复固位的情况，如桩固位冠。

根管治疗的禁忌证包括以下内容。

- 牙齿缺损无法修复（如波及根分叉区的大面积龋坏，无牙本质肩领的龈下牙折）。
- 牙齿无法正常行使功能。
- 牙齿牙周支持不足。
- 牙齿预后不佳。
- 患者不合作或口腔状况不佳且无法改善。

根管治疗分两个步骤进行。

- 根管预备（本章）。
- 根管充填（见第6章）。

二、根管治疗的目的

根管预备是指同时进行机械和化学（化学机械）预备，有时也称为"成形"和"清理"。

（一）机械预备

机械预备是指用不同的器械使根管系统成形，同时方便冲洗剂（冲洗液）和封药进入根管。理想的根管预备后的形态应该是一个平滑、连续的锥形形态，在根尖处最窄，根管口处最宽。理想的根管锥度应以根管的原始长轴为中心，并保持原始形态（图5-1）。

机械预备的目的如下。

- 清除牙髓碎屑和微生物。
- 方便进行化学预备。
- 为根管充填建立最佳根管形态和抗力形。

机械预备通常采用"冠向下预备法"：先将根管的冠方进行预备和扩大，再进行根尖区的预备。

（二）化学预备

有效的根管治疗取决于（尽可能的）根管系统感染的消除。这是通过使用抗菌冲洗剂进行化学预备来实现的，有时也可通过根管封药实现。

化学预备的目的如下。

- 冲洗掉残留的牙髓组织和机械预备过程中产生的碎屑。
- 溶解残余牙髓组织。

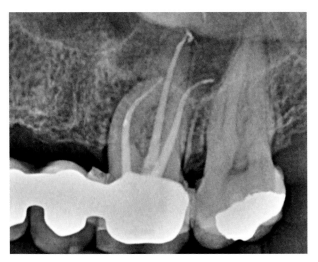

▲ 图 5-1 经牙髓治疗的上颌磨牙：根管内充填物锥度均匀，并且与牙根外形一致

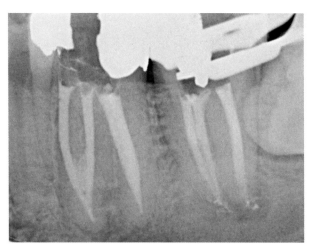

▲ 图 5-2 经牙髓治疗的下颌磨牙：根管间峡部已被充填

- 杀灭微生物并去除生物膜。
- 消毒无法进行机械预备的部分根管。
- 作为润滑剂以方便根管预备。
- 去除玷污层。

在机械预备过程中和机械预备后，应反复使用大量抗菌溶液冲洗根管系统。充分的清洁和消毒至关重要。在两次就诊之间可以根管内封药，以进一步降低根管内的微生物水平。虽然现代根管预备技术已可使机械预备快速而有效地完成，有效的化学预备的重要性仍不容忽视。

三、根管预备过程中会遇到哪些挑战

根管系统的解剖结构非常复杂。以下几个因素可能会给安全有效的机械预备带来挑战。

- 根管系统除主根管外，通常还有副根管、侧支根管、根尖鳍状、管间交通支、峡部（图5-2）和根尖三角区，这些结构机械预备器械都无法到达。
- 根管可能有重度弯曲或双重（S形）弯曲，这可能在 X 线上不容易观察到。这些都给器械预备带来了挑战，因为用于根管预备的器械大多都是直的，不易弯曲（图 5-3）。
- 根管横截面通常为椭圆形或带状，还有一些磨牙是 C 形根管（图 5-4）。

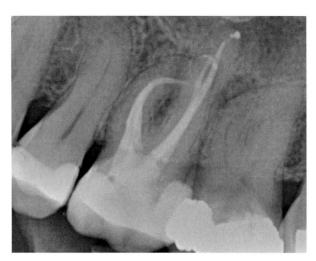

▲ 图 5-3 经牙髓治疗的上颌磨牙：近颊根管重度弯曲

- 大部分根管预备器械的横截面是一致的，无法完全接触根管的所有表面。
- 牙齿通常有比预想的更多的根管，如上颌磨牙的近中颊根通常有两个根管（图 5-5）。
- 第二期和第三期牙本质的沉积可导致根管部分或完全钙化。髓石和营养不良性钙化也经常见到（图 5-6）。
- 患者因素，如张口受限可能会影响后牙的牙髓治疗，明显的咽反射会增加持片夹的放置和定位的难度。
- 牙齿的位置和角度影响牙髓治疗的可行性。
- 现有修复体掩盖了牙齿的真实方向，导致根管定位困难、出现失误。

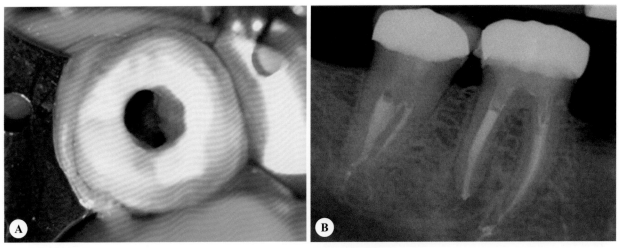

▲ 图 5-4　下颌磨牙 C 形根管
A. 术中临床表现；B. 术后影像学表现

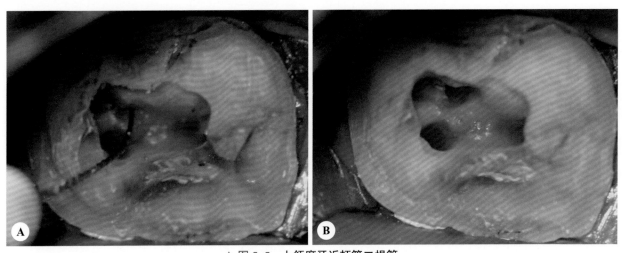

▲ 图 5-5　上颌磨牙近颊第二根管
A. 初始预备时的根管形态；B. 根管预备后的根管形态

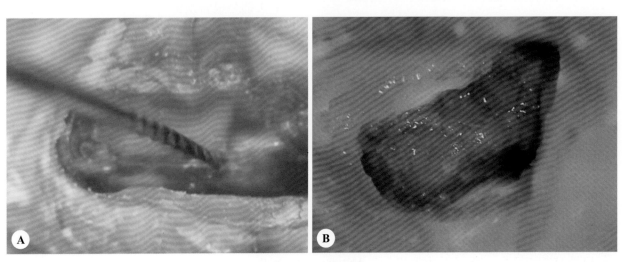

▲ 图 5-6　根管钙化
A. 部分钙化根管；B. 髓石

四、机械预备的步骤

机械预备可以分为以下几步（图 5-7）。

（一）根管治疗牙齿的准备

在开始治疗之前，需要对牙齿进行全面的临床检查和放射学检查，以确定牙齿可以被修复和治疗，并预估治疗过程中可能会遇到的困难。牙体龋坏组织和不良修复体必须先去除，如果牙齿的可修复性不能确定，应去除所有修复材料，以便进行全面评估。在开始治疗之前，还经常需要进行临时修复或为薄弱的牙尖提供支持。在这一阶段花费的时间将为以后操作节省大量时间和减轻压力。

（二）髓腔预备、定位根管口和建立直线通路

这一步通常是根管治疗中最难的部分，但如果能熟练地完成，将会使后续治疗更加顺利。熟悉常见的牙齿形态非常重要（图 5-8）。了解常见的髓腔形态、根管数量和根管口位置可以降低过度去除牙体组织和遗漏根管口的风险。

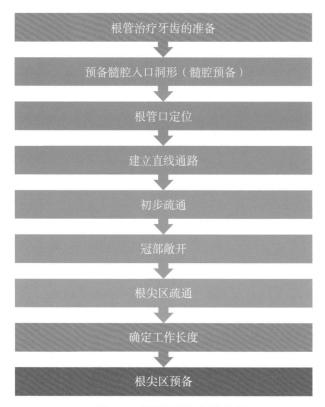

▲ 图 5-7　根管机械预备的步骤

定位好根管口之后就要建立根管直线通路（图 5-9）。建立根管直线通路非常重要，原因在于以下方面。

- 可以为器械的进入提供清晰的通路。
- 可以减少操作失误的发生率。
- 可以减小器械的压力，从而降低器械分离的发生率。

（三）初步疏通和冠部敞开

首先初步疏通和扩大根管冠方的 1/2 到根长的 2/3，形成锥形形态，使根管口处最宽（图 5-10）。如果根管冠方已经足够宽，可以不进行冠部敞开，或者只少量敞开。冠部敞开有以下好处。

- 清除阻力，建立冠方的直线通路，可以使器械无阻力地到达根尖部。
- 提高根尖区预备时手感反馈。
- 清除大量感染的牙髓组织和碎屑，避免将其推到根尖区。
- 为冠部冲洗提供存储空间。
- 降低根尖部堵塞的风险。
- 维持后续预备过程中的工作长度。

（四）根尖区疏通和确定工作长度

冠部敞开之后，对根尖区进行疏通，并确定工作长度。

1. 什么是工作长度，如何确定工作长度

工作长度是指根管预备的长度，是指从合适的冠部参考点（如牙尖顶点或者切缘）至根尖缩窄的距离。冠部敞开，可以使根管冠方拉直，导致工作长度略微缩短，因此应在冠部敞开后确定工作长度。

确定工作长度主要有两种方法。

(1) X 线法：首先根据术前 X 线估计工作长度，然后将锉放入根管至估计的长度，并使用 X 线束瞄准装置拍摄根尖片，测量锉尖与 X 线根尖的距离。

(2) 电子根尖定位仪（electronic apex locator, EAL）法：EAL 可以连接到放入根管的锉上，锉在根管内根尖向移动至根尖孔，此时 ELA 的屏幕和声音都提示读数为"0"。

上颌牙齿	根管长度	根管数目	特 征	髓腔入口洞形
				颊侧 远中侧 —┼— 近中侧 腭侧
1	23	1	• 髓腔入口从舌隆突并向切缘扩展 • 入口洞形呈三角形并包含髓角 • 侧切牙 – 根尖 3～4mm 向腭侧弯曲，根管预备时应始终牢记在心 • 尖牙 – 入口洞形比切牙要圆一些，只有 1 个髓角，无须扩展洞形	1　2　3 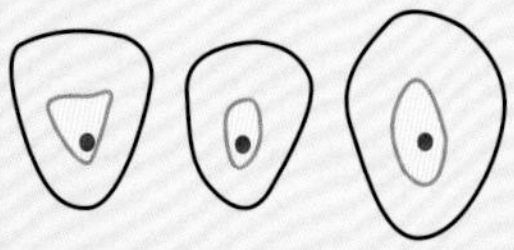
2	22	1		
3	26	1		
4	21	1%～5% 2%～90%（B，P） 3%～5%（MB，DB，P）	• 髓腔入口应位于殆面中央沟的中心 • 向颊腭侧扩展，根管口位于各牙尖（P 和 B）的下方 • 第二前磨牙如果只有一个根管，应位于中央且呈椭圆形（颊腭向），包含髓角 • 第二前磨牙根管口一般居中，如果不居中，则应在另一个牙尖下方寻找第二个根管口 • 两个独立的根管常在根尖处融合	4　5 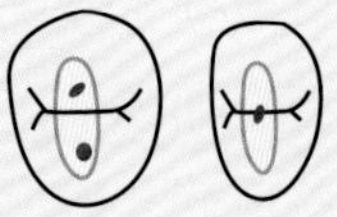
5	21	1%～75% 2%～25%（B，P）		
6	22	P 比 MB 和 DB 长 3%～40%（MB，DB，P） 4%～60%（MB1，MB2，DB，P）	• 开髓洞形为斜长方形 • 开髓洞形的远中边缘位于斜嵴的近中侧 • 腭根根管口通常最大，最容易定位 • 远颊根和腭根根管口通常更圆 • 近颊根根管口通常呈卵圆形，说明近颊根呈带状 • MB2 位于 MB1 和腭根之间 • 用细车针或超声工作尖清理这些区域，直至根管口暴露 • 第二磨牙 MB2 的发生率较低 • 第二磨牙和第三磨牙的 DB 根管更靠近牙齿中心 • 第二磨牙和第三磨牙融合根管的发生率增加（1 个颊根和 1 个腭根）	6 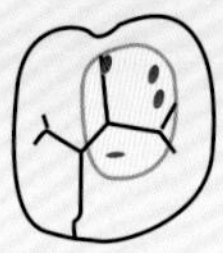
7	20	P 比 MB 和 DB 长 3%～60%（MB，DB，P） 4%～40%（MB1，MB2，DB，P）		7 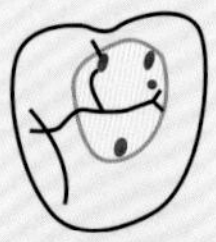

下颌牙齿	根管长度	根管数目	特 征	髓腔入口洞形
				颊侧 远中侧 —┼— 近中侧 舌侧
1	21	1%～60% 2%～40%（B，L）	• 开髓孔从舌隆突底部开始 • 开髓孔应延伸至切缘附近，以便确认是否存在第二（舌侧）根管	1　2　3 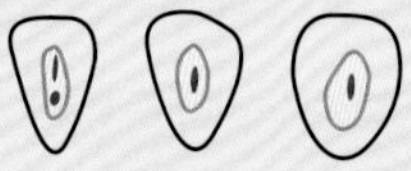
2	21			
3	24	1%～90% 2%～10%（B，L）	开髓孔从舌隆突底部开始	
4	22	1%～75% 2%～25%（B，L）	• 开髓入口为殆面中央沟 • 开髓洞形为颊舌向椭圆形	4　5 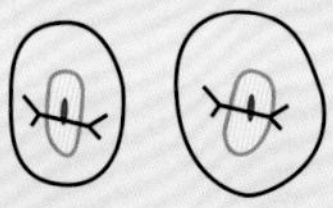
5	22	1%～90% 2%～10%（B，L）		
6	21	3%～65%（ML，MB，D） 4%～35%（ML，MB，DL，DB）	• 近中根管口位于近中各牙尖的下方 • 稍大的远中根管口一般位于中央 • 如果远中根管口未居中，则远中有第二根管的可能性增加 • 第二磨牙和第三磨牙融合根管的发生率增加	6　7 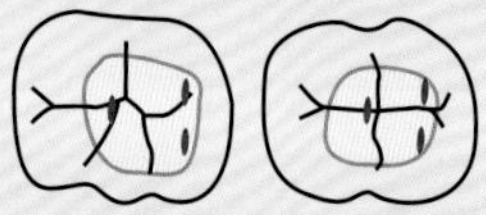
7	20	3%～90%（MB，ML，D） 2%～10%（M，D）		

▲ 图 5-8　不同牙齿的根管特征、平均长度和髓腔入口洞形

B. 颊；P. 腭；MB. 近颊；DB. 远颊；MB1. 近颊第一；MB2. 近颊第二；L. 舌；ML. 近舌；D. 远中；M. 近中；DL. 远舌

电子根尖定位仪可以快速、准确、可靠地确定工作长度，但工作长度 X 线还能提供一些辅助信息，如根管弯曲度，这些信息单独使用 EAL 无法获得。为了获得最准确的工作长度，建议两种方法结合使用。

确定工作长度的其他方法包括使用指感法（触觉反馈）来感觉根尖缩窄；将纸尖插入根尖孔外蘸取水分 / 血液，纸尖干燥部分的长度代表工作长度。这些方法都不够准确，无法单独使用，但可以与其他方法结合使用。

2. 根管预备的止点

根管预备和充填的止点应在根尖缩窄处（根管最窄的部位）。根尖缩窄距离根尖孔平均为 0.5～1.0mm（图 5-11）。到根尖孔（即 EAL 读数为 0 的部位）的距离确定后，减去 0.5～1.0mm，就是接近根尖缩窄止点的工作长度。根尖孔并非总是位于 X 线根尖，某些情况下可能距 X 线根尖 3mm。

（五）根尖区预备

确定工作长度后，就可以完成根尖区预备。其目的是扩大和成形根尖区根管，使其形成一个到冠部的连续锥度（图 5-12）。这种形状也有利于有效的冲洗和根管充填。

使用不锈钢手用锉时，根尖区预备包括两步。

● 扩大根尖区。

● 建立根尖区锥度。

使用镍钛锉时，根尖区的大小和锥度由所选用镍钛系统的完成锉建立。

1. 根尖区预备的大小

根尖区预备的大小取决于根管的初始（预备前）大小。通过将不锈钢锉按序号被动插入根管至工作长度，确定根尖的直径。此过程称为"测量"。如果根管最初非常细窄，必须事先决定根尖区预备的大小。通常，公认的根尖区预备的最小

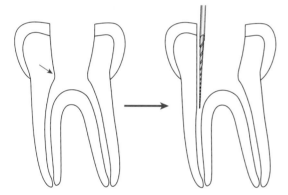

▲ 图 5-9　修整髓腔入口洞形，以获得下颌磨牙近中根管的直线通路，牙本质领（红箭）会影响进入根管的直线通路

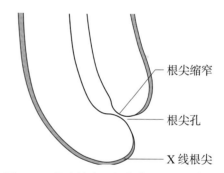

▲ 图 5-11　根尖缩窄、根尖孔和 X 线根尖的关系

根尖缩窄
根尖孔
X 线根尖

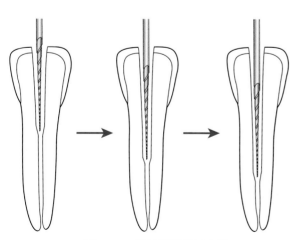

▲ 图 5-10　冠部敞开的示意图

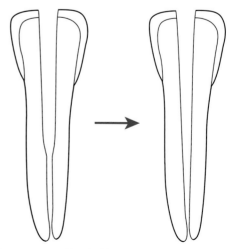

▲ 图 5-12　从根管冠部敞开到根尖区预备的转变示意图

尺寸为 ISO25 号，但是提倡预备至更大号。根管弯曲度通常决定了可预备的最大尺寸，尤其是如果使用的是刚性的不锈钢锉。

根尖区预备至较大尺寸的优点如下。

- 清除更多的根尖部感染牙本质。
- 增强根管冲洗的效果，使根管封药方便进入。
- 更易将牙胶（gutta-percha, GP）尖插入至工作长度，并建立根尖"止点"。

根尖区预备至较大尺寸的潜在缺点如下。

- 操作失误的风险增加，尤其是重度弯曲根管预备。
- 冲洗剂或根管充填材料被推出根尖孔。
- 牙根纵折风险增加。

2. 什么是通畅锉预备

通畅锉预备是指在根管预备过程中，将小号 K 锉（ISO10 号或更小）被动插入根管至超出根尖缩窄 0.5～1.0mm。锉超出根尖缩窄不应超过 0.5～1.0mm，以避免感染碎屑进入根尖周组织或破坏附近的重要解剖结构。

通畅锉预备有以下益处。

- 确保疏通后的根管光滑、可重复且可预测。
- 可以获得准确的工作长度，尤其是在使用 EAL 时。
- 确保序列更大号的锉能够通畅地到达工作长度（即建立并维持"顺滑通路"）。
- 防止发生操作失误。
- 破坏根尖区的生物膜。
- 破坏根管预备过程中产生的牙本质碎屑栓。

通畅锉预备的一个潜在危害是感染碎屑被推到根尖周组织中，可能会导致术后不适。如果根尖离重要的解剖结构（如下牙槽神经）比较近，则应格外小心。

五、根管预备需要的设备和器械

（一）常用设备和器械

1. 橡皮障

根管治疗过程中必须使用橡皮障。橡皮障的优点和使用方法见第 1 章和第 3 章。

2. 放大和照明设备

在进行根管治疗时，良好的视野至关重要。使用带有光源的牙科放大镜（图 5-13）或牙科手术显微镜（图 5-14），可以方便地定位根管口，以及发现微裂纹和穿孔。

3. 电动马达和减速手机

根管电动马达和减速手机（图 5-15）与连续旋转或往复式旋转镍钛锉配合使用。连续旋转电动马达转速通常为每分钟 150～500 转，可以控制扭矩以降低器械分离的风险。一些电马达还具有自动反转功能，如果达到设定的扭矩，可将锉从根管中反转出来。标准的低速马达也可与减速手机相连进行根管预备，但其通常不能对转速和扭

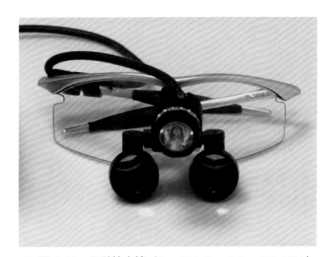

▲ 图 5-13　牙科放大镜（SurgiTel, Ann Arbor, MI, USA）

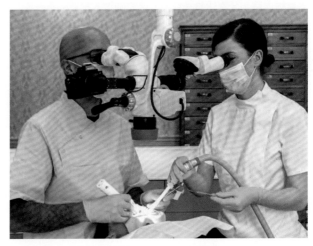

▲ 图 5-14　配有助手镜的牙科手术显微镜（Global Surgical, St Louis, MO, USA）

矩进行精确控制，因此不推荐使用。

4. 超声治疗仪和工作尖

压电式超声治疗仪（图 5-16）可与专门的根管治疗工作尖（图 5-17）配合使用，常用于寻找根管口时，去除可控制量的牙本质。它也可与配套的超声锉（图 5-18）一起使用，进行根管荡洗（被动超声冲洗）。

5. 电子根尖定位仪

电子根尖定位仪用于确定工作长度（图 5-19）。它的工作原理是在患者口腔黏膜和根尖的牙周膜之间形成局部电流。通常认为牙周膜的电阻与口腔黏膜的电阻相同。EAL 有两个终端：一个钩子，放在患者的嘴唇上；一个夹子或探针，与放入根管内的锉相连。EAL 测量根管内锉与口腔黏膜之间的电阻。当锉与牙周膜接触时，显示屏将显示"0"读数，可以用于确定根尖预备的止点。

6. 牙髓 X 线固位架

在牙髓治疗过程中放置橡皮障后拍摄 X 线是一项挑战。专用胶片或固定支架（图 5-20）有一个光束瞄准装置和可以容纳器械、牙胶尖和橡胶障夹的框架。

7. 面反射口镜

标准口镜会产生重影（图 5-21A）。面反射口镜（图 5-21B）由于反射面位于玻璃的前面，产生影像比标准口镜更清晰。

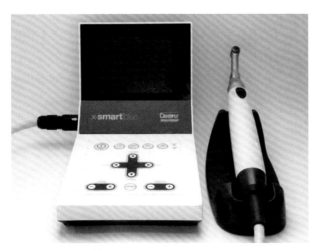

▲ 图 5-15 根管马达：X-smart Plus（Dentsply Sirona, Ballaigues, Switzerland）

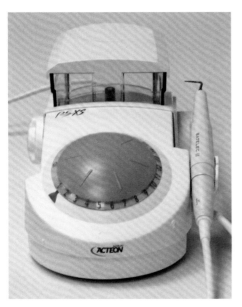

▲ 图 5-16 超声治疗仪：P5 Newtron XS（SATELEC ACTEON, Merignac, France）

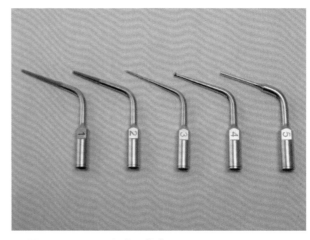

▲ 图 5-17 Start-X 超声工作尖（Dentsply Sirona, Ballaigues, Switzerland）

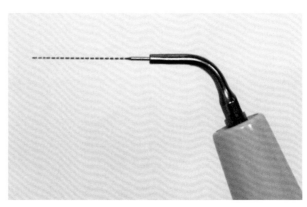

▲ 图 5-18 可用于被动超声冲洗的超声锉

8. 根管探针

根管探针是一种双头探针，尖端长而尖锐（图 5-22），用于探查根管口。

9. 锁镊

锁镊用于夹持纸尖和牙胶尖，并可在牙科护士和医生之间传递。

10. 长柄挖匙

长柄挖匙用于清除髓室底的髓石和碎屑。

11. 测量设备

多种测量设备都可用于测量锉、冲洗针头和牙胶尖长度（图 5-23）。有些测量设备可以戴在手指上，并有海绵可以清理器械凹槽中的碎屑。

12. 髓腔预备车针

钨钢车针或金刚砂车针可用于开髓。钨钢车针在穿透金属修复体时效率更高，而金刚砂车针多用于穿透瓷修复体。在穿通髓腔后可以用安全车针［如 Endo-Z（Dentsply Sirona, Ballaigues, Switzerland）］扩大开髓入口，而不会破坏髓室底。在寻找根管口时，可使用长柄车针去除第三期牙本质（图 5-24）。

（二）机械预备器械

1. GG 钻

GG 钻是一种尖端不能切割而侧方可以切割的不锈钢器械，可用于根管冠方的敞开（图 5-25 和

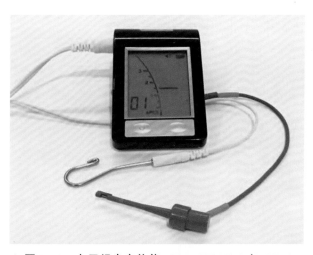

▲ 图 5-19　电子根尖定位仪：Root ZX Mini（J. Morita, Osaka, Japan）

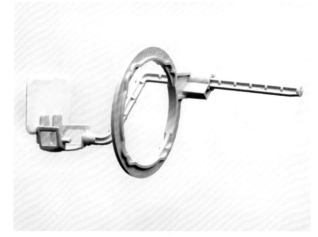

▲ 图 5-20　牙髓胶片固定支架：EndoRay（Dentsply RinnSirona, Elgin, IL, USA）

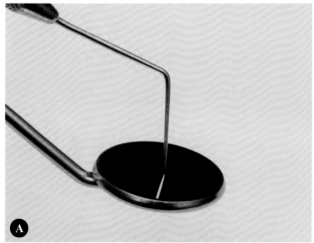

Ⓐ

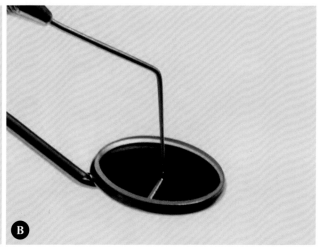

Ⓑ

▲ 图 5-21　A. 面反射口镜（推荐使用）；B. 标准口镜，可以看到重影

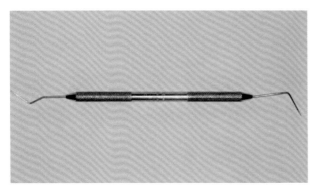

▲ 图 5-22　根管探针：Ash DG16（Dentsply Sirona Limited, Weybridge, UK）

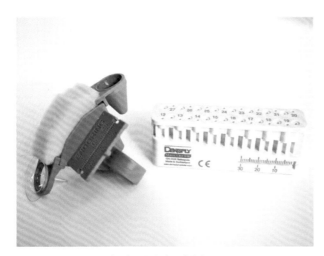

▲ 图 5-23　测量设备（从左到右）：EndoRing（Kerr Endodontics, Orange, CA, USA），Endo Block（Dentsply Sirona, Ballaigues, Switzerland）。EndoRing 非常实用，因为它有一块海绵，可以放锉并清理器械凹槽中的碎屑

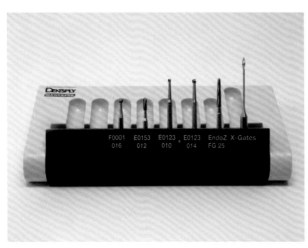

▲ 图 5-24　开髓套装（Dentsply Sirona, Ballaigues, Switzerland）

表 5-1）。GG 钻有六种型号，其手柄上的条纹数目代表其型号。由于 GG 钻弹性较差，它只能用于根管较直的部分。GG 钻的长柄设计容易在颈部分离，因此如果 GG 钻折断，通常可以取出（尽管这种情况并不常见）。GG 钻，尤其是 4 号及以上的 GG 钻，切割效率比较高，如果使用不当，可能会去除过多的牙本质，导致带状穿孔，尤其是在狭窄的牙根，如下颌磨牙近中根。

2. 不锈钢锉

传统的根管锉是不锈钢材质的（图 5-26）。不锈钢锉在较小号（＜ISO20 号）时弹性好，但是号数增大时，刚性显著增加，就可能会出现操作失误。较小号的不锈钢锉可以预弯，以便于对弯曲较大的根管进行疏通（图 5-27）。它的硬度在对钙化根管进行初步疏通时非常重要。

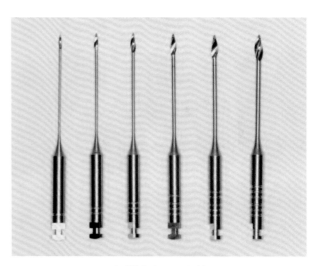

▲ 图 5-25　GG 钻

表 5-1　GG 钻和其相对应的 ISO 锉型号		
尺　寸	对应 ISO 尺寸	直径（mm）
1	50	0.5
2	70	0.7
3	90	0.9
4	110	1.1
5	130	1.3
6	150	1.5

不锈钢锉（如 K-Flexofile 锉、K-Flex 锉、H 锉）的尖端直径和锥度都符合 ISO 标准尺寸。ISO 号码代表其尖端直径为"号码 %mm"。例如，ISO 35 号锉的尖端直径为 35%mm 或 0.35mm。所有 ISO 标准锉均为统一的"0.02"或 2% 锥度，即锉从尖端开始长度每增加 1mm，其直径增加 0.02mm。ISO 标准锉手柄的颜色也是按顺序编码的（表5-2）。不锈钢手用锉的长度通常为 21mm、25mm

和 31mm，虽然其长度不同，但其切割韧长度均为16mm。

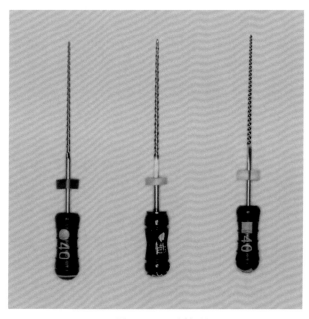

▲ 图 5-26 不锈钢锉

从左到右：Readysteel H 锉（Dentsply Sirona, Ballaigues, Switzerland）、K-Flex 锉（Kerr Endodontics, Scafati, Italy）、K-Flexofile 锉（Dentsply Sirona, Ballaigues, Switzerland）

表 5-2 ISO 标准锉型号和颜色编码		
尺寸大小	刃部直径（mm）	颜 色
6	0.06	粉色
8	0.08	灰色
10	0.1	紫色
15	0.15	白色
20	0.2	黄色
25	0.25	红色
30	0.3	蓝色
35	0.35	绿色
40	0.4	黑色
45	0.45	白色
50	0.5	黄色
55	0.55	红色
60	0.6	蓝色
70	0.7	绿色
80	0.8	黑色

3. 不锈钢锉：K 锉

传统的 K 锉是由截面为正方形的不锈钢丝拧制而成，这样沿锉的长轴就会形成锋利的螺旋刃。K 锉硬度较大，号数越大，刚性越强。K 锉现在有多种不同的设计，包括 K-Flex 锉（Kerr Endodontics, Scafati, Italy）和 K-Flexofile 锉（Dentsply Sirona, Ballaigues, Switzerland）。K-Flex 锉截面为菱形，比传统 K 锉柔韧性更好。它尖端具有切割功能，多用于细小、钙化根管的疏通。K-Flexofile 锉截面为三角形，柔韧性好，尤其小号锉。它尖端无切割功能，可以降低台阶和穿孔的风险。

4. 不锈钢锉：H 锉

H 锉是将截面为圆形的不锈钢原材加工成具

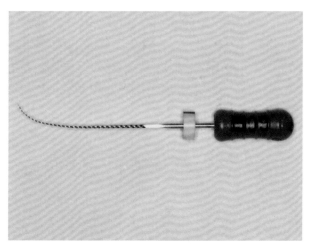

▲ 图 5-27 预弯的不锈钢锉

有锋利的切割刃和切割尖端的、锥度连续的圆锥体。多用提拉法进行预备，在拉出根管时，切割能力比较大。应避免超过 30° 的旋转运动，因为它们的核心较小，比 K 锉更易折断。H 锉尤其适用于再治疗过程中去除根管内充填材料。

5. 钙化根管疏通锉

有几种锉可用于细小钙化根管的初步疏通（图 5–28）。它们由硬度更高的不锈钢制成，尖端具有切割功能。

6. 镍钛锉

镍钛锉的出现使根管预备发生了革命性的变化。镍钛合金是一种超弹性合金，弹性模量约为不锈钢的 1/5。这使得镍钛合金与不锈钢相比，能够承受更大的应力，而不会断裂。镍钛合金还有"形状记忆"的特性，可以抵抗永久变形。镍钛锉能够耐受反复的压应力和拉应力，这种情况常见于锉在弯曲根管中旋转时。镍钛合金的这些独特特性使其能够制成比不锈钢锉截面更大但弹性更好的根管锉。镍钛锉与不锈钢锉（锥度为 2%）相比可以有更大的锥度（通常为 4%～8%）。与不锈钢锉相比，使用镍钛锉可以使用更少的锉、更快

地进行根管锥度预备。

镍钛锉种类繁多。多数镍钛锉是由根管马达驱动的手机操作的，进行连续旋转运动（图 5–29）或往复式运动（图 5–30）。许多镍钛锉系统都有专门的根管疏通锉（图 5–31）。镍钛锉也有手用锉（图 5–32），如果没有马达，或者需要增加手动控制时可以使用。

新一代的热处理镍钛锉已经研发出来。由于热处理的镍钛具有更强的抗循环疲劳性能和更好的柔韧性，因此，新一代镍钛系统与旧镍钛系统相比，能更快地进行机械预备，而且使用更少的锉。

没有哪一种镍钛系统是完全优于另一种镍钛系统的。所有的镍钛系统都必须小心使用，而且使用前都要在模拟根管上进行练习。与不锈钢锉一样，如果不遵循正确的使用方法，它们也可能会出现器械分离和（或）操作失误。

（三）分离器械

根管锉和器械可能因以下原因分离（折断）。

- 扭转应力：当锉连续旋转时，如果锉尖端与

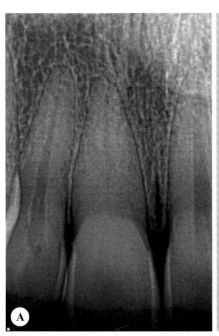
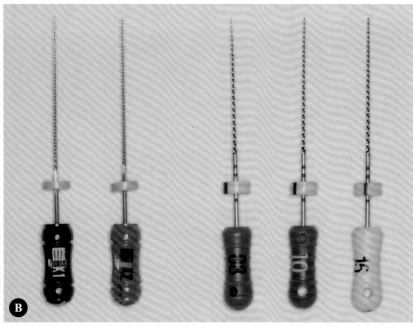

▲ 图 5–28　**A.** 部分钙化的根管；**B.** 用于钙化根管初步疏通的锉（从左到右）：Pathfinder CS（Kerr Endodontics, Orange, CA, USA）、C+ 锉（Dentsply Sirona, Ballaigues, Switzerland）

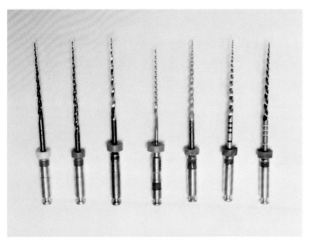

▲ 图 5-29　连续旋转镍钛机用锉

从左到右：One Curve（MICRO-MEGA, Besancon, France）、2shape（MICRO-MEGA, Besancon, France）、Race 123（Schottlander, Letchworth Garden City, UK）、TF（Kerr Endodontics, Scafati, Italy）、HyFlex EDM（Coltene/Whaledent AG, Alstatten, Switzerland）、ProTaper Next（Dentsply Sirona, Ballaigues, Switzerland）、ProTaper Gold（Dentsply Sirona, Ballaigues, Switzerland）

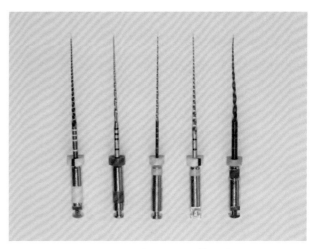

▲ 图 5-31　镍钛机用根管疏通锉

从左到右：WaveOne Gold Glide Path File（Dentsply Sirona, Ballaigues, Switzerland）、R-PILOT（VDW GmbH, Munich, Germany）、One G（MICRO-MEGA, Besancon, France）、ProGlider（Dentsply Sirona, Ballaigues, Switzerland）、HyFlex EDM Glidepath File（Coltene/Whaledent AG, Alstatten, Switzerland）

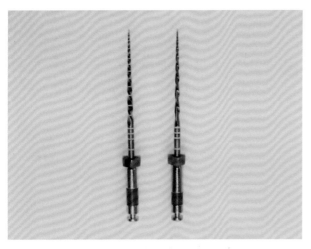

▲ 图 5-30　往复式镍钛机用锉

从左到右：WaveOne Gold Primary（Dentsply Sirona, Ballaigues, Switzerland）、RECIPROC blue R25（VDW GmbH, Munich, Germany）

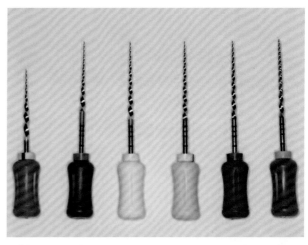

▲ 图 5-32　镍钛手用锉：**ProTaper Universal** 手用锉（**Dentsply Sirona, Ballaigues, Switzerland**）

根管壁接触过紧，就会产生过大的扭转应力，导致器械折断。镍钛锉经常有"拧入"根管的倾向，尤其是在转速过快或扭矩过大时，从而导致扭力折断。横截面积较小的锉更容易发生这种折断。

- 循环疲劳：当锉在弯曲的根管中旋转时，会反复承受压应力和拉应力，最终导致金属疲劳、锉折断。横截面积较大的锉更容易因循环疲劳而折断，因为它们的硬度更大，在弯曲根管中旋转时承受的应力也更大。

（四）化学预备器械

1. 冲洗注射器和针头

冲洗剂必须通过侧方开口针头注入根管（图5-33），这既增加了针头侧方的冲洗剂流量，又降低了冲洗剂推入根尖周组织的风险。应使用带有鲁尔锁设计的注射器和针头，以防在冲洗过程中针头脱落。

2. 螺旋输送器

螺旋输送器可将根管内封药或根管封闭剂放入根管内（图5-34）。它们有多种型号，可用低速手机进行操作。在使用过程中必须确保手机顺时针旋转，并将其被动插入根管，以避免折断。另外，器械在根管内不能长时间旋转，以防将药物推出至根尖周组织。

六、化学预备

根管系统的化学预备是根管治疗最重要的步骤，主要通过使用冲洗剂来完成。冲洗剂必须经常搅拌和补充，以达到有效的清洗和消毒。如果治疗需要多次复诊（见第6章），也可以使用根管内封药来实现化学预备。

冲洗剂和封药的理想特性包括以下方面。

- 抗菌。
- 便宜。
- 能够溶解牙髓组织。
- 能够去除玷污层。
- 方便使用。
- 方便清除。
- 有效期长。
- 表面张力小。
- 不会染色。
- 无细胞毒性 / 无致突变性。
- 与牙本质相容。
- 实体性（可以在根管内存留一段时间）。
- 组织友好性。
- 对牙科器械无腐蚀性。

（一）次氯酸钠

次氯酸钠（NaClO）具有理想冲洗剂的大部分特性（图5-35）。它是一种高效抗菌剂，能够溶解残留的牙髓组织和有机物。其抗菌特性是由于游离氯离子能够将组成细菌的蛋白质分解为氨基酸。通常建议使用浓度为0.5%～3%，但高达5.25%的浓度也可使用。研究表明，低浓度次氯酸钠与高浓度具有同样的杀菌作用。高浓度次氯酸钠组织溶解能力更强，但如果不慎推出到根尖周

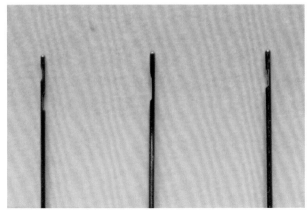

▲ 图 5-33　侧方开口针头

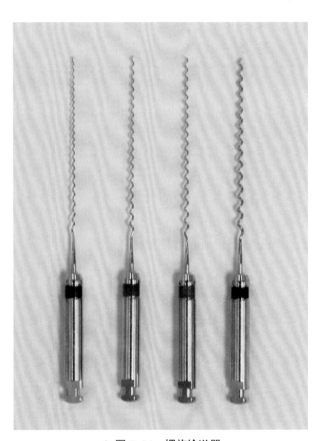

▲ 图 5-34　螺旋输送器

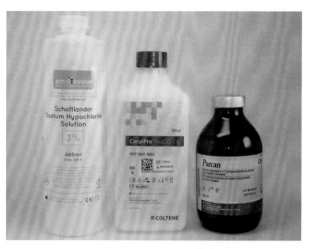

▲ 图 5-35　NaClO 溶液

从左到右：Schottlander 3% NaClO 溶液（Schottlander, Letchworth, UK）、CanalPro 3% NaClO 溶液（Coltene/Whaledent AG, Alstatten, Switzerland）、Parcan（Septodont, Saint-Maur-des-Fossés, France）

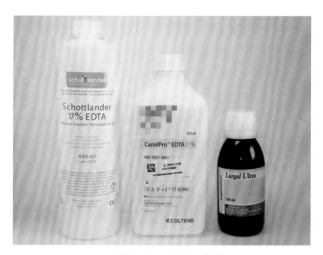

▲ 图 5-36　EDTA 溶液

从左到右：Schottlander 17% EDTA（Schottlander, Letchworth, UK）、CanalPro 17% EDTA（Coltene/Whaledent AG, Alstatten, Switzerland）、Largal Ultra（Septodont, Saint-Maur-des-Fossés, France）

组织中（称为"次氯酸盐事故"），刺激性也会更强。使用时需要经常补充冲洗剂，以维持游离氯离子的有效浓度，并推荐进行震荡，以最大限度地溶解有机碎屑。NaClO 的缺点在于它不能去除玷污层。

（二）乙二胺四乙酸

乙二胺四乙酸（ethylenediaminetetraacetic acid, EDTA）是一种螯合剂，可去除牙本质中的矿化无机成分。它可以去除玷污层，并有助于钙化根管的疏通。虽然 EDTA 能溶解碎屑，但不能溶解有机物，因此应与 NaClO 溶液一起使用。EDTA 使用的浓度通常为 17%，剂型可以为溶液（图 5-36）或凝胶（图 5-37）。

什么是玷污层，它与牙髓治疗的关系

玷污层是器械切削根管壁时产生的有机和无机物质形成的不规则膜。它由根管壁的表层（1～2μm）和渗透到牙本质小管中深至 40μm 的牙本质栓组成。通常建议要去除玷污层（图 5-38 和框 5-1）。

（三）其他冲洗剂

葡萄糖酸氯己定溶液具有高度的抗菌活性，推荐用作根管再治疗的冲洗液。因为一些体外研

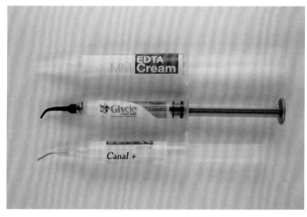

▲ 图 5-37　EDTA 凝胶

从上到下：MM-EDTA 凝胶（MICRO-MEGA, Besancon, France）、Glyde（Dentsply Sirona, Ballaigues, Switzerland）、Canal+（Septodont, Saint-Maur-des-Fossés, France）

究表明，它对某些与根管治疗后疾病相关的微生物（如粪肠球菌）有效。在 NaClO 不适合使用的时候可使用葡萄糖酸氯己定，如对家用漂白剂过敏的患者；然而，氯己定也可能会引起过敏反应。葡萄糖酸氯己定溶液的缺点是不能溶解有机或无机组织、不能破坏细菌生物膜、与 NaClO 接触时会形成有毒的沉淀物。

碘化钾是一种有效的抗菌药，经常用于再治疗的终末冲洗。然而，它有可能会引起过敏反应，并且会导致牙本质变色。

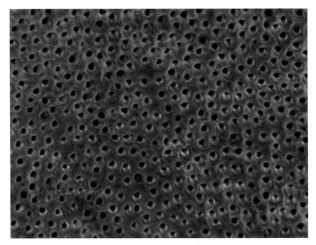

▲ 图 5-38　去除玷污层后根管壁的扫描电镜照片，表面"洁净"，牙本质小管未闭合

> **框 5-1　去除根管内玷污层的益处**
>
> - 含有微生物，也可为微生物提供养分
> - 可能会阻碍冲洗剂的冲洗和药物的渗透
> - 影响根管封闭剂获得的粘接效果
> - 根管充填完成后，玷污层会分解，将会影响根管充填材料的密封性

（四）震荡冲洗

根管机械预备过程中和完成后，都应当震荡冲洗。震荡可以通过手动、声波或超声波实现。震荡的目的如下。

- 促进冲洗剂进入根尖部分。
- 使冲洗剂进入根管系统不能机械预备到的部分（图 5-39）。
- 搅动碎屑，从而减少堵塞。
- 清除根管壁上的微生物膜。
- 促进有机物的溶解。
- 帮助去除玷污层。

被动超声冲洗

超声治疗仪（图 5-16 和图 5-18），可以通过超声波激活根管锉，使其以高频（2～30kHz）振动。当锉在根管内被超声波激活时，锉周围的冲洗液形成湍流（声微流），冲洗液的温度升高，从而增强根管的清理和消毒效果。想要产生声微流，根管必须足够宽，使超声锉可以自由地移动；否

则，它可能会破坏根管壁，导致根管变形。例如，激活的 15 号锉仅在预备至 40 号的根管中有效。被动超声冲洗只能在根管预备完成后使用。

（五）根管封药的目的

如果治疗需要多次复诊，通常在根管内放置药物。根管封药有以下优点。

- 抑制两次就诊期间根管内微生物的增殖。
- 进一步减少根管系统中的微生物数量，尤其是在根尖鳍状、峡部和根尖分歧内。
- 降解残留的坏死组织。
- 控制根尖的浆液性渗出。
- 在根管充填和修复之前，让疼痛、肿胀或窦道消失。

（六）氢氧化钙

氢氧化钙是根管内封药的首选（图 5-40 和框 5-2）。市售的氢氧化钙有现成的混合糊剂，也有粉剂，粉剂可以与水或盐水调拌制成所需稠度的糊剂。

（七）甾体抗生素制剂

甾体抗生素制剂（图 5-41）可用于治疗牙髓炎，因为甾体能够减轻牙髓炎症和疼痛。由于其抗菌活性有限，因此一般不推荐其用于非活髓牙的根管内封药。

（八）碘制剂

体外研究表明，碘制剂对某些耐氢氧化钙的细菌有效。市售的用于根管内封药的含碘制剂有 Vitapex（Neo Dental, Federal Way, WA, USA）和

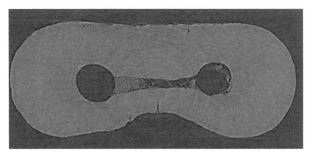

▲ 图 5-39　显微 CT 显示下颌磨牙近中根管之间的峡部，通过震荡冲洗清洁机械预备无法到达的区域非常重要

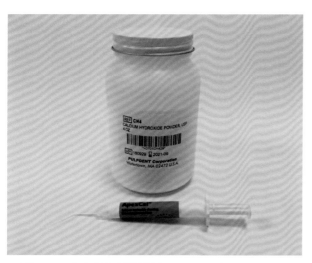

▲ 图 5-40 氢氧化钙封药举例：ApexCal（Ivoclar Vivadent AG, Liechtenstein）、氢氧化钙粉（Pulpdent, Watertown, MA, USA）

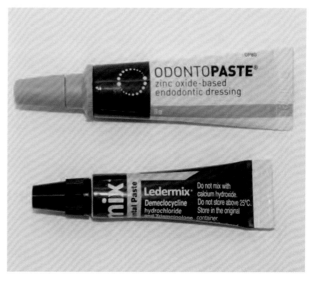

▲ 图 5-41 甾体抗生素制剂：Odontopaste（Australian Dental Manufacturing, Brisbane, Australia）、Ledermix 糊剂（Henry Schein UK Holdings Ltd, Gillingham, UK）

框 5-2 氢氧化钙

特性

- 溶解度小
- 高 pH（12）
- 广谱抗菌药
- 抗菌作用持续时间长

作用

- 减少微生物生长
- 降解残留的牙髓组织（与次氯酸钠有协同作用）

缺点

- 对一些细菌，尤其是粪肠球菌，有耐药性
- 残留在根管中的氢氧化钙可能导致根管充填不理想
- 如果氢氧化钙留在根管中时间过长，会使牙本质变脆弱

Metapex（Meta Dental, Glendale, NY, USA），这是一种含有氢氧化钙和碘仿的糊剂。对含碘制剂过敏的患者不宜使用这种药物。

（九）酚类制剂

酚类制剂，如对氯苯酚，曾经是广泛使用的药物。但由于它们的抗菌作用比较短暂，现在已不太使用。酚类制剂是挥发性化合物，能够通过临时填充材料扩散，而且对根尖周组织有刺激性。因此酚类制剂已被氢氧化钙取代，氢氧化钙已被证明是一种更有效和持久的抗菌药。

七、为什么需要良好的临时修复

必须在开髓口放置适合的、耐用的临时修复体，以提供良好的冠方封闭，并在两次复诊之间为剩余的牙体组织提供良好的支持。临时修复不良会使口腔环境中的微生物污染根管。开髓口应有适当的固位形，以防临时修复体脱落。增强型氧化锌丁香油水门汀或玻璃离子水门汀都可用作临时修复材料（图 5-42）。不推荐使用预混型的临时填充材料，因为它们容易被磨除或被冲出开髓口。

八、临床实践基础

本章剩余部分介绍根管预备的实践。尽管每位医生的预备方法可能各不相同，但基本原则是一样的。

九、做好根管治疗牙齿的准备

在根管治疗开始之前，需要对牙齿进行全面的临床和放射学评估。

（一）临床评估

临床评估主要包括以下内容。

- 现有修复体情况。

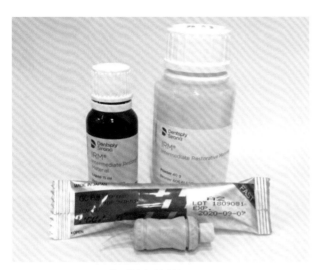

▲ 图 5-42 可用于临时修复的材料：IRM（Dentsply Sirona, Konstanz, Germany）、Fuji IX（GC Corporation, Tokyo, Japan）

- 牙齿的可修复性。
- 牙齿的方向和扭转情况。
- 釉牙骨质界和根分叉的位置。

在开髓之前，必须仔细检查现有修复体。需要牙髓治疗的牙齿经常有大面积的修复体，并且可能有继发龋。必须去除有缺损和渗漏的修复体（图 5-43）和龋坏组织，以避免龋坏牙本质和微生物进入根管。

全覆盖修复体可能会边缘不密合或下面继发龋坏，这些在临床或影像学上都不容易被发现。此外，它们通常会导致解剖标志不清晰、掩盖牙齿的真实方向，以致在定位根管时过多地去除完好的牙本质（图 5-44），导致医源性穿孔，甚至导致牙齿无法修复。覆盖牙尖的修复体也会限制开髓洞形的视野，导致根管口定位困难。

在根管治疗开始之前，最好能去除患牙上的修复体，这样才能全面检查牙齿的结构和完整性，并可能发现隐裂（图 5-45），隐裂可能会影响牙齿的预后和后续的修复设计。患者必须完全了解该程序，并同意进行这种探查性操作。

在某些情况下，如牙齿最近刚进行了牙尖覆盖修复体修复时，或者临床医生确定修复体边缘良好时，可以在修复体上进行开髓。在全瓷修复体上开髓时，可能会出现崩瓷。此外，在任何修

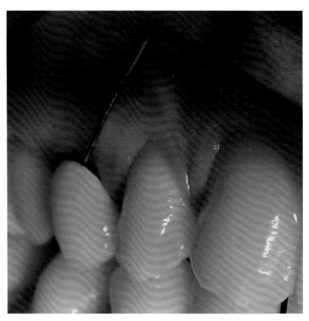

▲ 图 5-43 临床检查发现修复体边缘有渗漏，在进行牙髓治疗之前，应去除该牙冠，以评估牙齿的可修复性

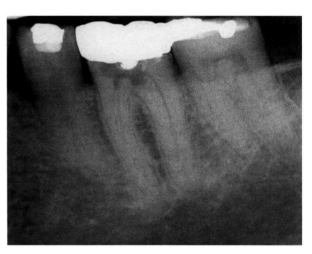

▲ 图 5-44 影像学检查发现在定位根管时，过度去除了牙本质
如果在进行牙髓治疗之前去除现有修复体，则能保留更多完好的牙体组织

复体下方都可能发现龋坏。在开始治疗之前，必须告知患者可能需要在术中拆除修复体，并在术后重新进行修复。

在开始根管治疗之前，应降低无支持/折裂的牙尖的高度，以防牙齿折裂。有必要进行临时修复，以便于放置橡皮障，并为冲洗液提供储存空间。能够实现充分隔离后才能开始根管治疗。

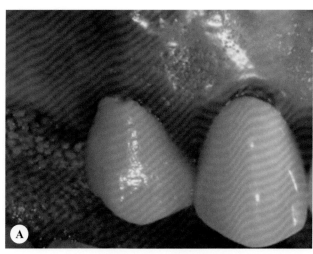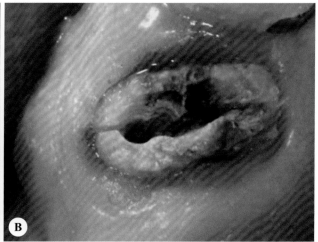

▲ 图 5-45　去除现有修复体（A）后发现一条灾难性裂纹，导致牙齿无法修复（B）

（二）放射学评估

开始治疗前，应拍摄待治疗牙齿的清晰、未变形的根尖片。高质量 X 线的标准如下。

- 使用平行投照技术（使用胶片或数字传感器固定支架和光束瞄准装置）。
- 通过确保胶片在口腔中不弯曲，患者体位和 X 线球管的放置位置正确，达到最小的几何变形（伸长或缩短）。
- 要拍摄到整个牙齿，并包含至少 3mm 的根尖周骨质。
- 采用正确的 X 线照片曝光、显影、安装和标记程序。

应仔细观察根尖片及咬翼片，以评估以下方面。

- 髓室的位置、大小和形状是否有髓角。
- 髓室和根管的钙化程度。
- 根管口的位置。
- 根管的形态和弯曲度。
- 根管的估计工作长度。

如果使用数字化 X 线，则必须校准用于观看图像的软件，以便于估计根管的长度和髓腔的深度（图 5-46）。如果使用胶片，则可以在拍摄术前 X 线时用手机上的车针做参考，估计髓室底的深度。如果髓室底被金属修复体遮挡，则可用根分叉作参考点来估计髓室的位置。

十、制备开髓洞形

制备开髓洞形所需的步骤如下（图 5-47）。

- 根据预估的根管数量和位置（图 5-8）、X 线设计入口洞形。应注意尽可能保存牙体组织，避免出现前牙颈部侧穿，以及后牙髓室底破坏或穿孔。
- 可以在放置橡皮障之前制备开髓洞形，尤其是如果牙齿存在扭转、倾斜或被大量修复的情况。橡皮障可能掩盖了牙齿真正的角度。
- 从前牙的腭 / 舌侧面、后牙的咬合面开始制备。
- 如果要穿过金属修复体开髓，可以使用钨钢横切裂钻。
- 如果要穿过烤瓷或全瓷修复体开髓，可以使用金刚砂车针快速切割陶瓷。
- 穿髓点要选在髓室顶和髓室底距离最远的位置，一般都在髓角的上方。车针穿通髓室一般都有落空感。如果髓室发生广泛钙化，则不会感觉到落空感。在这种情况下，穿通髓腔过程中必须非常小心，以免造成穿孔。
- 进入髓腔后，使用尖端无切割功能的车针 [如 Endo-Z 钻（Dentsply Sirona, Ballaigues, Switzerland）] 完全揭除髓室顶，并在不破坏髓室底的情况下修整髓腔侧壁。
- 如果有髓石，去除髓石，并使用专门的超声工作尖修整入口洞形。

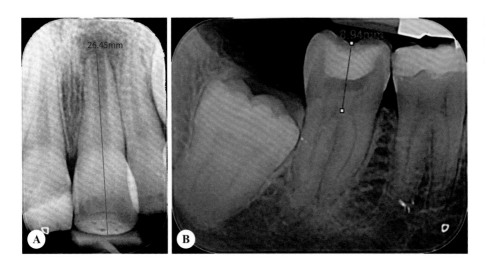

◀ 图 5-46 A. 估计根管长度；
B. 使用计算机软件估计髓腔深度，髓腔中有钙化

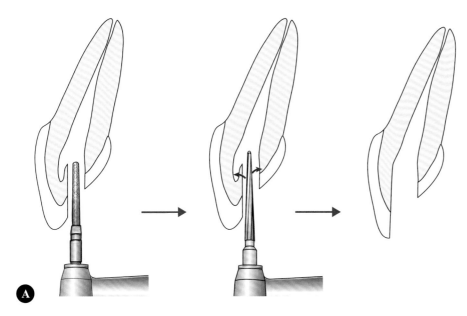

◀ 图 5-47 制备开髓洞形上颌切牙（A）和下颌磨牙（B）
车针穿通髓室顶；尖端无切割功能车针揭除其余髓室顶；理想的开髓洞形，牙本质悬突和牙本质领都被去除

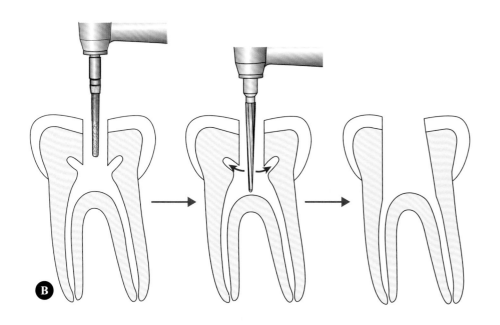

制备开髓洞形要达到的目标如下。

- 揭净髓室顶，以便清除所有冠髓组织（注意，前牙没有髓室底，髓室融合到根管中）。
- 暴露髓室底（后牙）和根管口（图5-48）。
- 洞口侧壁光滑，无牙本质悬突。
- 使器械可以畅通无阻地进入根管的冠方。

十一、定位根管口

定位根管口的步骤如下。

- 使用带有同轴照明的放大镜观察髓腔。后牙髓室底的颜色比髓室侧壁深（图5-48）。在髓室底可以看到发育线指示出根管口的位置。
- 使用根管探针探查髓室底，定位根管口。
- 如果发现单个根管，但其位于牙齿的颊侧或舌侧，则可能存在另一根管。根管通常都是对称的。
- 如果有第三期牙本质（白色、不透明），要先使用长颈球钻、鹅颈球钻或专用超声工作尖去除。注意避免不加选择地过度去除牙本质，因为这可能会导致侧穿孔或根分叉处穿孔。
- 如果定位根管口困难，应拍摄一张X线，观察根管口与开髓洞形的相对位置。如果特别困难，应考虑转诊给牙髓病专家。

十二、建立直线通路

确定根管口后，通常需要修整开髓洞形，使

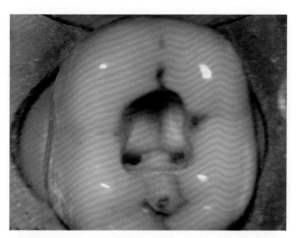

▲ 图5-48 进入髓腔后暴露根管，可以看到通向每个根管的"沟纹图"（暗线）

锉能够畅通无阻地进入根管（直线通路）。这可以使用多种器械来实现，包括GG钻、尖端无切割功能车针、专用超声工作尖和镍钛锉。

十三、根管初步疏通

根管初步疏通的步骤如下。

- 在髓腔内注入NaClO，以便于根管疏通、避免堵塞；也可以使用EDTA凝胶或溶液。
- 使用ISO 10号K锉，轻微反复捻转进入，疏通冠部根管。锉应被动地适应根管，不能强行向根尖向施压，否则可能会导致操作失误。在这一阶段，没有必要疏通至根尖。
- 如果根管部分钙化或弯曲，则使用ISO 06号或ISO 08号K锉，以及专门用于疏通钙化根管的更硬的专用锉（图5-28）；应小心操作，以防止出现操作失误。
- 通过手感反馈来感知根管弯曲（在X线上可能看不到，即在颊舌平面的弯曲），以及根管的融合或分叉。
- 从根管中取出锉后，检查锉是否有弯曲，可以提示根管的形状和弯曲度。
- 逐号换用大号手用锉，至少至ISO 10号，在根管冠方建立光滑、可重复且可预测的"顺滑通路"。

十四、手用锉的使用方法

手用锉有几种不同的操作手法用于进行根管疏通和成形。器械在操作时必须有大量冲洗液，可以润滑根管并方便锉进入根尖。

（一）捻转法/上表弦法

轻轻捻转的方法有助于根管的初步疏通。顺时针和逆时针交替轻轻旋转小号手用锉，角度大约30°，同时保持轻微的根尖向的压力。当锉向下疏通有阻力时，应取出锉清除碎屑。

（二）平衡力法

平衡力法既可以控制手用锉的操作，又能保持中心预备，减少操作失误（图5-49）。该方法可用于根管初步疏通、冠部敞开和根尖区预备。它适用于不锈钢 K-Flexofile 和手用 NiTi ProTaper 锉。如果使用手用 GT 锉（Dentsply Sirona, Ballaigues, Switzerland），则使用反向平衡力法（即先逆时针旋转锉）。该方法不能用于 H 锉，会导致器械分离。

平衡力法的步骤如下。

- 将锉插入根管至有阻力。
- 顺时针旋转锉 1/4 圈，使锉刃切咬入牙本质内。
- 逆时针旋转锉 1/2 圈，同时保持根尖向压力（防止锉从根管中脱出），可以切除根管壁上的牙本质，能听到并感觉到特征性"咔嗒声"。
- 顺时针旋转锉 1/4 圈，收集锉刃内的碎屑。
- 从根管中取出锉，清除所有碎屑，并检查锉是否变形。
- 使用平衡力法时，锉不能预弯。

（三）提拉法

提拉法用于平整根管壁。锉绕过台阶后，可以用提拉法锉平台阶。该方法是以较小的幅度（1～3mm）根向和冠向提拉锉。该方法最适合用于 H 锉，但也可以用于 K 锉。

十五、冠部敞开

冠部敞开可以结合使用不锈钢手用锉、GG 钻和（或）镍钛锉来完成。

- 从冠方到根尖 1/3 的预备过程中，要逐步使用小一号的器械。每个器械都为小一号的器械创造了可以进一步深入根管内的空间。
- 使用 GG 钻时必须非常小心。安全有效的使

用方法是向冠方刷。在多根牙，刷的动作应沿着根管外侧壁，而不要沿着根管内侧根分叉侧壁。GG 钻不能弯曲，只能用于根管较直的部分。大部分根管用 2 号和 3 号 GG 钻即可，1 号 GG 钻很容易断裂，4 号及更大号的 GG 钻仅适用于较大的根管，如果使用不当，它们容易导致带状穿孔（图 5-50）。

- 镍钛锉柔韧性更好，可用于根管弯曲的部位，比 GG 钻预备根管更快。一些镍钛系统有专门的锉，如 ProTaper Gold SX 或 ProTaper Next XA（Dentsply Sirona, Ballaigues, Switzerland）可用于冠方敞开。而在其他系统中，可以用锥度或直径逐渐减小的锉、用冠向下的方法进行冠部敞开。
- 从根管中取出锉或 GG 钻后，应使用海绵清除螺纹凹槽中的碎屑。应经常冲洗根管，并用 ISO 10 号 K 锉进行回锉，以确保根管不会堵塞。

十六、根尖部疏通

进行根尖部疏通的步骤与初步疏通的步骤类似。

根管的根尖部经常有大的弯曲，导致很难疏通。表 5-3 提供了处理弯曲、台阶、狭窄/钙化和堵塞根管的技巧。不应对锉过度施力，否则可能会导致操作失误。应注意弯曲的位置和程度，它们会影响根尖区的预备。

楔入牙本质：顺时针旋转 1/4 圈　切割牙本质：逆时针旋转 1/2 圈，保持根尖向压力　清除牙本质：顺时针旋转 1/4 圈

▲ 图 5-49　平衡力法
A. 顺时针旋转 1/4 圈；B. 逆时针旋转 1/2 圈，同时保持根尖向压力；C. 顺时针旋转 1/4 圈退出

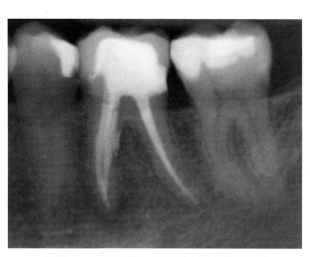

▲ 图 5-50　下颌第一磨牙近中根的带状穿孔

表 5-3　疏通弯曲 / 台阶、狭窄 / 钙化和堵塞根管的技巧

可能原因	解决方法
弯曲 / 台阶根管	<ul><li>确保直线通路和冠部敞开，尽量减少器械在冠方的压力</li><li>预弯小号手用锉，使其绕过根管弯曲或台阶（图 5-27）</li><li>使用小幅度的提拉法，轻轻扩大弯曲或台阶周围的根管</li><li>使用镍钛锉预备之前，逐号换用大号不锈钢锉充分扩大根管（通常为 20～30 号）。此时，手用镍钛通常比机用锉更好用</li><li>锉远离根分叉侧的根管壁（反弯曲预备法）</li></ul>
狭窄 / 钙化根管	<ul><li>在尝试疏通根尖区之前，确保有直线通路和足够的冠方敞开</li><li>使用不同尺寸（ISO 06～10 号）的 K 锉进行初始疏通</li><li>尽可能使用 21mm 长的手用锉进行初步疏通，可以有更好的手感反馈</li><li>使用 EDTA（溶液或凝胶）协助疏通根管</li><li>使用"捻转法"轻轻将锉推进</li><li>考虑使用硬度更高的专用不锈钢锉（图 5-28B）</li></ul>
牙本质碎屑堵塞根管	<ul><li>使用大量的冲洗液使压实的碎屑松动和冲出，避免进一步堵塞</li><li>使用 EDTA（溶液或凝胶）软化堵塞物</li><li>考虑使用硬度更高的专用不锈钢锉（图 5-28B）</li><li>使用小一号的 K 锉保持根管通畅和顺滑</li></ul>

十七、确定工作长度

工作长度可通过拍摄工作长度（诊断）X 线和（或）使用 EAL 确定。

（一）X 线技术

使用 X 线技术确定工作长度的步骤如下。

- 根据准确的术前 X 线估计根管长度。

- 将锉放入根管至估计的工作长度（图 5-51A）。最小应使用 ISO 10 号或 ISO 15 号的锉，因为小号锉在 X 线上可能无法清晰可见。粗大根管则使用第一支在根尖有紧缩感的锉，这被称为诊断锉 / 诊断丝。

- 确定一个可重复的冠方参考点（如牙尖或切缘），并确保在拍摄 X 线前后，锉上的硅胶止动片与参考点接触。

- 使用牙髓 X 线固位架，采用平行拍照技术拍摄 X 线（图 5-51B）。

- 要拍摄到整个牙齿，并包含至少 3mm 的根尖周组织（图 5-51C）。

- 如果 X 线显示锉距 X 线根尖＜2mm，可以对锉的长度进行适当调整，并继续预备。如果锉距正确长度＞2mm，则应调整长度，并拍摄另一张 X 线，确定正确的工作长度。

- 如果两个根管在同一平面上，如下颌磨牙的两个近中根管，则可在一个根管中放入 H 锉，在另一个根管中放入 K 锉，进行区分。颊侧物体投照原理也可用于在 X 线上区分根管，X 线球管偏近中或远中约 10°。

（二）电子根尖定位技术

使用 EAL 确定工作长度的步骤如下。

- 根据准确的术前 X 线估计根管长度。

- 确保髓腔或根管冠方没有多余的液体（冲洗剂、血液或脓液）。

- 将唇钩放在患者的嘴唇上（图 5-52A）。

- 将小号锉（如 ISO 10 号或 ISO 15 号）放入根管内，并连接到锉夹上（图 5-52B）。

- 使用捻转法轻轻地将锉推向根尖，直到 EAL 上显示锉尖已位于根尖孔（读数为"0"处）（图 5-52C）。

- 取出锉前，确保锉上的硅胶止动片与可重复的冠方参考点相接触。

- 取出锉时，测量记录的长度。

- 从读数为 0 的长度中减去 0.5～1.0mm 即为工作长度。

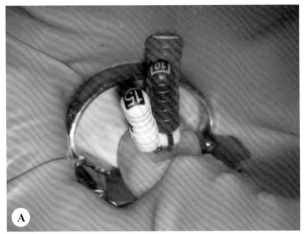

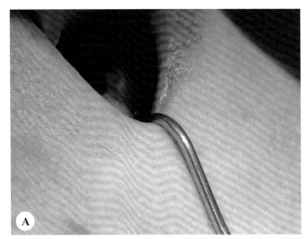

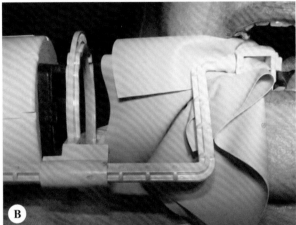

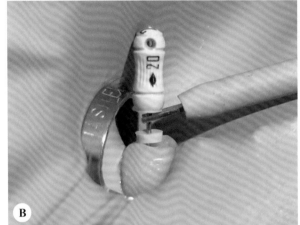

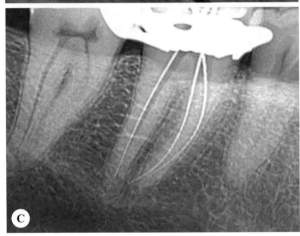

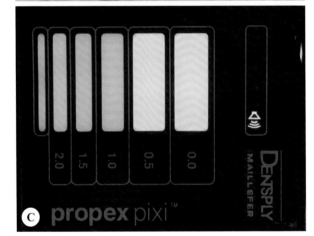

▲ 图 5-51 使用 X 线技术确定工作长度

A. 锉放入根管至估计工作长度；B. 使用根管 X 线固位架；C. 工作长度 X 线

▲ 图 5-52 使用电子根尖定位技术确定工作长度

A. 唇钩放在患者的嘴唇上；B. 锉夹与锉相连；C. 屏幕显示读数为 "0"

使用 EAL 时必须小心，确保读数尽可能准确。以下因素可能导致读数不可靠。

- 金属修复体：确保锉不接触金属修复体，否则会发生短路。
- 牙髓残留，尤其是在根尖部。

- 电池电量低。
- 橡皮障密封不好。
- 根尖孔宽大：根尖粗大的牙齿，需要用大号锉才能获得准确的读数。
- 根管内液体过多。

十八、进行根尖区预备

确定工作长度后，单独使用不锈钢手用锉或与（机用或手用）镍钛锉结合使用完成根尖区预备。无论使用何种方法进行准备，重要的是要经常冲洗、回锉、通畅锉，保持通路顺滑和根尖通畅。

（一）冠向下技术

在敞开冠方和确定工作长度后，预备剩余的根管，从大号锉逐号变为小号锉，并逐步向根尖区预备以形成锥度。到达工作长度后，重复该操作，并逐号变为大号锉，直至根尖区预备所需大小的锉达到工作长度。该技术最初用于不锈钢手用锉，但现在也用于镍钛锉（图 5-53）。

（二）改良双敞技术

改良双敞技术是指按照之前的方法先将根管冠方预备成锥形，然后使用不锈钢手用锉预备根尖区。根尖区预备分两步进行。

- 根尖区扩大。
- 形成根尖区锥度（深度成形）。

1. 根尖区扩大

根尖区扩大的步骤如下（图 5-54A）。

- 测量根尖区的直径：被动插入 ISO 标准手用锉，直至在工作长度处有紧缩感。

- 扩大根尖区：逐号换用大号锉预备至工作长度，根尖区最小应预备至 ISO 25 号锉。

预备至工作长度的最大号的锉被称为主尖锉（master apical file，MAF）。主尖锉的大小取决于根管的原始大小和弯曲度。例如，年轻患者的上颌中切牙可能主尖锉为 ISO 50 号或更大号，而弯曲、部分钙化的上颌磨牙近颊根可能主尖锉为 ISO 25 号。

2. 根尖区锥度（深度成形）

形成根尖区锥度的步骤如下（图 5-54B）。

- 逐号换用大号锉，从根尖区向冠方预备，锉每增大一号，预备时向冠方退后 1mm，形成根尖区的锥度。这既形成了根尖区锥度，又将根尖区预备与冠部敞开融合。

- 要反复冲洗根管，并用 MAF 回锉，确保根管不会堵塞。

在形成根尖区锥度后，根管应从冠方到根尖区形成一个平滑的锥度。

（三）镍钛锉预备根尖区

一些镍钛系统采用冠向下预备技术，使用锥度相同而尖端尺寸逐渐减小的锉，或者尖端尺寸相同而锥度逐渐减小的锉。一些系统将两者结合，使用不同锥度和不同尖端尺寸的锉按顺序预备至整个工作长度。最重要的是要遵守器械的使用说明。

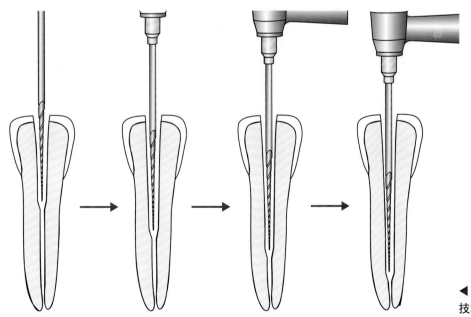

◀ 图 5-53　镍钛锉采用冠向下技术预备

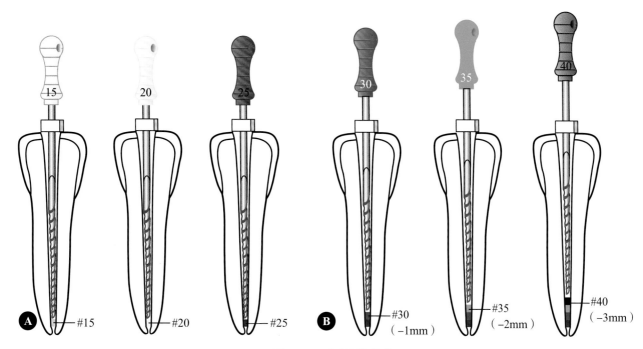

▲ 图 5-54　改良双敞技术
A. 根尖区扩大；B. 形成根尖区锥度

无论使用哪种镍钛锉系统，根管预备的基本原则都是一样的。必须形成直线通路，而且多数情况下，需要在进行根尖区疏通和预备之前，做一些冠部敞开。

在根尖区使用镍钛锉之前，应建立一个至少达到 ISO 10 号或 ISO 15 号 K 锉的顺滑通路，使根尖区通畅。可以使用专门的机用锉扩大顺滑通路（图 5-31）。

镍钛预备完成后，应用手用锉测量根尖区，确定到达工作长度时的根管直径，方便选择合适的牙胶尖（或其他材料）进行根管填充。

十九、如何避免操作失误

根管预备通常非常具有挑战性，可能出现以下操作失误（图 5-55）。

- 髓室底穿孔。
- 形成台阶。
- 根尖敞开和形成肘部。
- 根尖堵塞。
- 带状穿孔。
- 器械分离。

表 5-4 介绍了常见操作失误，以及如何避免这些失误。

二十、进行化学预备

（一）冲洗

在根管预备的每个阶段都应使用抗菌溶液冲洗根管系统。冲洗剂最好选择 0.5%～3.0%NaClO 溶液；此外，EDTA 溶液也可用于去除玷污层。频繁冲洗对清除微生物和碎屑至关重要。如果冲洗不足，根管很容易被牙髓 / 牙本质碎屑堵塞，使后面的预备变得困难、耗时，并可能导致操作失误。

安全有效的冲洗的标准如下。

- 确保橡皮障使工作区域密封。
- 确保工作长度准确。
- 使用侧方开口的针头（图 5-33）。
- 使用带螺纹（鲁尔锁）的注射器，针头可以固定牢固（图 5-34）。
- 弯曲针头或在针头上放硅胶止动片，用以标记插入根管的深度，深度应比工作长度至少短 1～2mm。

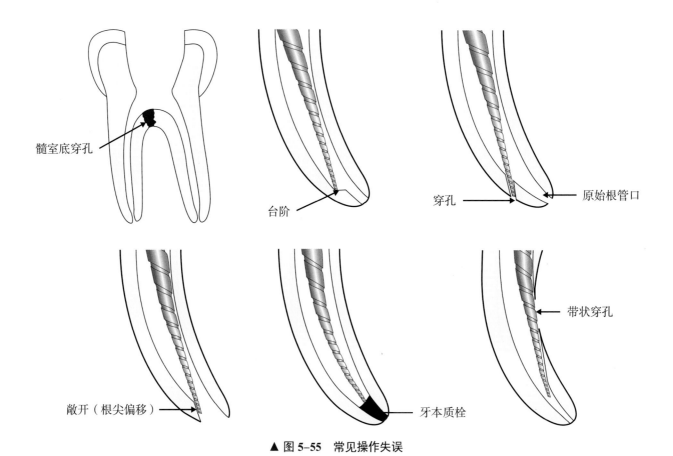

髓室底穿孔

台阶

穿孔　　　　　原始根管口

敞开（根尖偏移）　　　　　牙本质栓

带状穿孔

▲ 图 5-55　常见操作失误

- 用示指而不是拇指轻推注射器的活塞（图 5-56）。
- 不要在根管内用力强推或卡住针头。
- 要频繁冲洗，最好每根锉从根管中取出后都进行冲洗，并且保证髓腔内一直存有冲洗液。

必须注意防止冲洗液意外推出至根尖周组织中。表 5-5 列出了发生 NaClO 推出（"次氯酸盐事故"）时可能出现的症状，以及需要采取的措施。

（二）震荡冲洗

在机械预备过程中，应通过以下方法进行震荡冲洗。

- 在根管预备过程中，每次注入新鲜冲洗液时，使用小号锉（ISO 10 号或 ISO 15 号）进行回锉。
- 轻轻地在根管内上下移动冲洗针，注意不要卡住针。

机械预备完成后，应使用冲洗液冲洗根管（图 5-57），并通过以下方法进行震荡冲洗。

- 牙胶"泵送"。将一个合适的牙胶尖（比工作长度短 1～2mm）插入根管，并在根管中轻轻地上下提拉，每次提拉 3～4mm。
- 声波荡洗。将一个超声激活的、一次性聚合物尖放入根管（图 5-58）。
- 被动超声冲洗（passive ultrasonic irrigation，PUI）。将一个超声激活的、小号锉（通常为 ISO 10～15 号）放入根管。锉应被动放在根管内，不接触根管壁。

（三）根管内封药

在根管内放置药物前，应使用纸尖将根管内的冲洗液吸干。大锥度纸尖干燥根管时使用量少（图 5-59）。可以用量好长度的无菌锉将药物放入根管，但最好用量好长度的螺旋输送器或使用带有细针头的注射器中的专门药物（图 5-60），以确保根管被充分填充。应特别注意不要将药物推入根尖周组织。

（续表）

表 5–4	根管预备过程中避免操作失误的技巧
一般注意事项	• 摆好患者体位，使待治疗的牙齿始终清晰可见 • 确保患者张口充分，可以使用咬合垫 • 有良好的照明和放大设备 • 尽可能完全去除任何影响髓室底视野和根管口入路的修复体。如果穿过现有修复体进入髓腔，要确保开髓洞形足够宽，可以暴露所有根管口 • 确保良好的直线通路和冠部敞开，可以减少器械的冠方应力，更好地控制器械尖端 • 用冲洗剂冲洗髓腔和根管，可以减少摩擦、防止堵塞和器械分离 • 器械从根管中取出后，要冲洗根管，并用小号手用锉回锉 • 器械从根管中取出后，要检查器械并用海绵清理螺纹凹槽
髓室底穿孔	• 熟悉牙齿形态，尤其是根管口的位置 • 术前评估牙齿的角度和扭转情况，预测根管口的可能位置 • 术前通过 X 线仔细评估髓腔的深度和大小，估计根管口的位置和钙化程度 • 如果在估测位置探查后未找到根管口，则拍摄 X 线检查牙本质去除的程度，可以指示根管与现有开髓洞形的关系 • 如果怀疑穿孔，可以插入一支小号锉，并连到 EAL 上。如果读数立即为 "0"，通常说明存在穿孔。此时可以考虑将患者转诊给牙髓专家
根管台阶和穿孔	• 使用柔韧性好、尖端无切割功能的 K 锉，如 K-Flexofile。较硬的锉容易在弯曲根管中产生台阶。必须谨慎使用专用的较硬的根管疏通锉，它们比柔韧性好的锉更容易产生台阶或穿孔 • 仅施加轻微的根尖向压力，使器械沿着根管内阻力最小的路径前进 • 如果感觉到 "阻挡"，则预弯锉尖，以绕过可能的重度弯曲 • 不要对器械施加过大压力，否则会导致台阶，甚至穿孔

| 表 5–4 | 根管预备过程中避免操作失误的技巧 |

敞开（根尖偏移）	• 在弯曲的根管中，应使用柔韧性好的锉，避免根尖部过度拉直。在重度弯曲根管中不要使用较大号的锉，因为随着锉号数增加，硬度也增大 • 不要过度预备根尖区。机用镍钛锉预备时间过长，会使根管拉直，因此，一旦预备至工作长度，应立即停止预备
牙本质碎屑堵塞根管	• 确保有足够的直线通路和冠部敞开 • 反复进行冲洗和回锉 • 定期检查器械、清理螺纹凹槽
弯曲根管内侧壁的带状穿孔	• 预备根管时，向远离弯曲内侧壁的方向施加轻微压力，优先预备外侧壁（反弯曲预备法） • 使用柔韧性好的不锈钢锉或镍钛锉可以保持根管的原始弯曲度 • 谨慎使用 GG 钻，4 号或更大号的 GG 钻只能用在宽大根管 • 避免过度预备根管，尤其是在使用机用锉时
手用锉器械分离	• 从小号锉开始预备，逐号换用大号锉。必要时，从 ISO 06 号或 ISO 08 号开始预备 • 施加轻微的根尖向压力，切勿用力过大，否则锉会卡在牙本质中，并在拔出时折断 • 不要过多地将锉顺时针拧入根管，用 "捻转法" 或 "平衡力法" 使锉进入根尖 • 小心使用 H 锉，避免在根管内旋转 H 锉 • 从根管中取出锉后要仔细检查，丢弃变形的锉
镍钛锉器械分离	• 先在模拟根管上进行练习 • 按照使用说明操作专用根管电马达和可以控制扭矩的减速机头 • 在使用镍钛锉之前，确保用 10～15 号的 K锉预备出顺畅通路 • 使用时要轻微用力（与使用铅笔写字时施加的压力相似） • 根据使用说明，使用啄的动作或刷的动作 • 切勿强行将锉插入根尖或将其放在根管内的同一位置时间过长 • 从根管中取出锉后要仔细检查，丢弃变形的锉 • 对重度弯曲根管进行预备时要格外小心

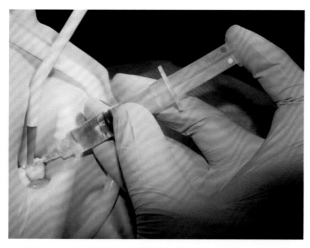

▲ 图 5-56　冲洗根管，要使用示指而不是拇指轻轻地向活塞施加压力

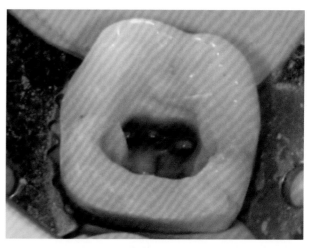

▲ 图 5-57　根管中的次氯酸钠，注意此下颌磨牙近中有三个根管

表 5-5　次氯酸钠事故的症状和处理方法

症　状	处理方法
急性剧烈疼痛和肿胀	• 保持冷静 • 告知患者发生的情况，并让他们放心 • 告知患者肿胀可能需要 1 周时间才能完全缓解 • 开镇痛药和抗生素
根管内大量出血	用生理盐水冲洗根管，干燥并进行临时修复
口内有氯味和喉咙刺激（次氯酸钠进入上颌窦时）	让患者喝水或牛奶
皮肤或黏膜的瘀伤或瘀斑	• 建议患者进行冷敷 • 告知患者瘀伤可能需要 1 周时间才能完全缓解
长期感觉异常或麻木	转诊至医院并通知患者
症状开始缓解	• 1～3 天后回访患者症状 • 确定不良事件发生的原因 • 患者无症状后，完成根管治疗或转诊给牙髓病专家

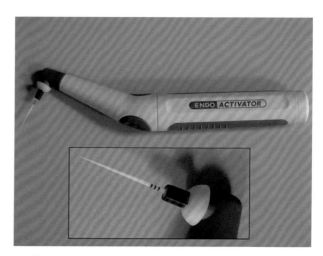

▲ 图 5-58　无绳自动声波荡洗设备：EndoActivator 系统（Dentsply Sirona, Tulsa, OK, USA）

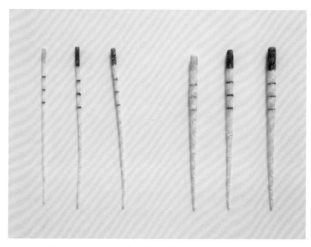

▲ 图 5-59　纸尖：标准尺寸（左）和大锥度（右）

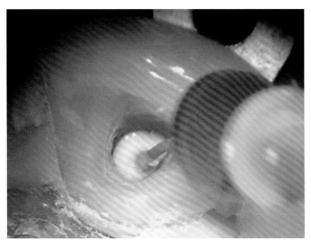

▲ 图 5-60　使用 Navtitip 尖放置氢氧化钙糊剂（Ultradent Products GmbH, Cologne, Germany）

二十一、临时修复患牙的方法

去除橡皮障前，应将聚四氟乙烯（polytetrafluoroethylene，PTFE）胶带或无菌棉球压实放到髓腔，然后充填适合且耐用的临时修复材料（图 5-42）。如果使用棉球，必须确保棉纤维不显露，否则可能会使唾液和微生物从口腔渗透进髓腔；而且棉球要薄，以防临时修复材料因咬合力而移位脱落。修复材料应尽可能为牙尖提供临时保护。应检查牙尖交错𬌗和侧方功能𬌗时的咬合情况，必要时进行调𬌗。

要点总结

- 根管预备是指同时进行根管系统的机械预备和化学预备（化学机械清创）。
- 化学机械清创的目的是清除根管系统中的微生物、残余牙髓和有机碎屑，并形成便于将根管系统进行严密充填的形态。
- 机械预备包括几个步骤，应按照步骤逐步进行预备。在进行根尖部预备前应先将冠方预备好。
- 使用 EAL 和（或）工作长度 X 线可以准确地确定工作长度。建议结合使用这两种方法，可以获得最准确的工作长度。
- 根管锉多由不锈钢或镍钛制成。镍钛锉有许多优点，柔韧性更好、抗折断能力更强、内置锥度。然而，它们也不是灵丹妙药，应与不锈钢锉配合使用。
- 根管系统的化学预备主要是使用冲洗剂。NaClO 具有理想冲洗剂的许多特性，其中最主要的是具有抗菌性和有机组织溶解能力。EDTA 溶液也可用于去除玷污层。震荡冲洗液可以增加冲洗效果。也可以通过根管内封药实现化学预备。

 自我测评

请选择一个最佳答案。

SBA5-1 根管预备的主要目的是什么？

A. 去除炎症牙髓组织以减轻疼痛。

B. 可以将根充填料放入根管。

C. 使根管能够容纳桩核以进行冠修复。

D. 清除根管系统中的微生物及其基质。

E. 可以将封药放入根管。

SBA5–2 在根管预备过程中，可能会出现台阶、堵塞、根中部或根尖部器械分离等操作失误。如果要避免此类失误，需要考虑的最重要因素是什么？

A. 患者良好的体位，必要时使用开口器。

B. 直线通路和冠部敞开。

C. 使用润滑剂方便根管预备。

D. 熟悉髓腔和根管的常见形态。

E. 定期清理器械的螺纹凹槽，检查是否有变形迹象。

SBA5–3 根管预备过程中使用哪种冲洗剂最合适？

A. 氯己定。

B. 局部麻醉剂。

C. EDTA。

D. 生理盐水。

E. 次氯酸钠。

SBA5–4 哪种器械最适合用于下颌磨牙根管的初始疏通？

A. ISO 08～15 号 K 锉。

B. 往复式旋转镍钛锉。

C. ISO 08～15 号 H 锉。

D. 2～3 号 GG 钻。

E. 连续旋转镍钛锉。

推 荐 阅 读

[1] Aminoshariae A and Kulild J (2015) Master apical file size— smaller or larger: a systematic review of microbial reduction. *Internal Journal of Endodontics* 48, 1007–22.

[2] Darcey J, Jawad S, Taylor C, Roudsari RV, and Hunter M (2016) Modern endodontic principles part 4: irrigation. *Dental Update* 43, 20–33.

[3] European Society of Endodontology (2006) Quality guidelines for endodontic treatment: consensus report of the European Society of Endodontology. *International Endodontic Journal* 39, 921–30.

[4] Farook SA, Shah V, Lenouvel D, Sheikh O, Sadiq Z, Cascarini L, and Webb R (2014) Guidelines for management of sodium hypochlorite extrusion injuries. *British Dental Journal* 217, 679–84.

[5] Guivarc'h M, Ordioni U, Ahmed HM, Cohen S, Catherine JH, and Bukiet F (2017) Sodium hypochlorite accident: a systematic review. *Journal of Endodontics* 43, 16–24.

[6] Gutmann JL and Fan B (2015) Tooth morphology, isolation and access. In: Hargreaves KM and Berman LH (eds) *Pathways of the Pulp*, 11th edn, pp. 130–208. Missouri: Mosby Elsevier.

[7] Peters OA and Peters CI (2011) Cleaning and shaping of the root canal system. In: Hargreaves KM and Berman LH (eds) *Pathways of the Pulp*, 11th edn, pp. 209–79. Missouri: Mosby Elsevier.

[8] Schafer E (2011) Instrumentation of the root canal system (Section 4. Case 4.2). In: Patel S and Duncan HF (eds) *Pitt Ford's Problem- Based Learning in Endodontology*, 1st edn, pp. 110–17. Chichester: Wiley-Blackwell.

[9] Tsesis I, Blazer T, Ben- Izhack G, Taschieri S, Del Fabbro M, Corbella S, et al. (2015) The precision of electronic apex locators in working length determination: a systematic review and meta- analysis of the literature. *Journal of Endodontics* 41, 1818–23.

 自我测评答案

SBA5-1 答案是 D。根管预备的目的是（尽可能）清除根管系统中的微生物。有机碎屑也必须清除，因为它可以为残留的微生物提供基质。

SBA5-2 答案是 B。虽然列出的所有因素都有助于减少操作失误的发生率，但如果要避免根中部或根尖部出现失误，良好的直线通路和冠状敞开至关重要。

SBA5-3 答案是 E。次氯酸钠是一种有效的抗菌剂，还能溶解残留的牙髓组织。氯己定是一种有效的抗菌剂，但不溶解组织。EDTA 可以配合次氯酸钠使用，以去除玷污层，但是无抗菌作用。盐水和局部麻醉剂不合适用作冲洗液，因为它们没有明显的抗菌特性。

SBA5-4 答案是 A。根管初始疏通应在使用旋转 / 往复式运动器械之前，应使用不锈钢手用锉疏通，使根管冠部通畅。K 锉比 H 锉更合适，可以使用捻转法，不容易导致器械分离。

第6章 根管充填
Root canal filling

Conor Durack　Edward Brady　著

本章将介绍根管充填的基本理论，探索如何将其运用到临床实践。在通读整章后，了解如何将根管充填的理论与实际相联系这一点很重要。根管充填是指在经过化学机械预备（消毒）的根管系统中填充适当材料。

一、为什么要进行根管充填

根管系统非常复杂，即使是最先进和现代化的预备和冲洗技术也不能完全清除所有微生物。根管充填的目的如下。

- 将预备后残留在根管系统内的所有微生物封闭在根管中（完全被充填材料包埋），从而阻止它们进入根尖周组织和获得任何根管内营养来源。
- 完全封闭所有进入 / 退出根管系统的解剖入口，并阻断营养来源进入根管系统。
- 防止口腔微生物进入根管系统造成再感染（即冠方渗漏导致唾液再次污染根管系统）。

理想的根管充填应该均质，无空腔，严密充填预备后的根管系统（图 6-1）。

二、根管充填的时机
（一）背景

根管充填应该在彻底的机械 - 化学预备完成后进行。理论上，最合适的充填时机是在根管系统中微生物最少的时候。过去，临床医生在根管充填之前对感染牙齿进行微生物取样，以确定是否有微生物的存在。当采样结果为阴性时，则是

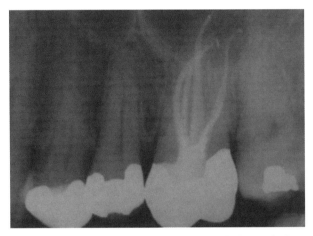

▲ 图 6-1　上颌第一磨牙根管充填效果满意的根尖片

最佳的充填时机。然而，进行微生物取样既耗时又不可行，该方法现已基本被舍弃。

如今，根管充填的时机可能取决于牙髓活力和髓腔的微生物状态（主要基于术前影像学信息）。牙髓活力可以通过敏感性测试和临床症状（如牙髓炎的症状）进行判断，而死髓牙根尖周透射区的存在表明根管腔受到感染。对于不可逆性牙髓炎但仍有活力（未感染）的牙齿，可以一次性进行根管预备和充填。这将减少牙齿使用临时修复体修复的时间，从而降低冠部微渗漏的风险。另外，理论上对于牙髓感染坏死的牙齿，可以通过预备后在根管内放置抗菌药物，以进一步减少根管系统中的微生物数量。

尽管有这些简单的指导建议，但是一次性根管预备和充填的禁忌证非常少，临床医生的习惯和意见往往在决策中起关键作用。此外，在决定何时充填根管之前，还应考虑其他因素。

（二）一次性和多次根管治疗

一次性根管治疗是指在一次就诊中完成根管系统的预备和充填。多次根管治疗是指经过两次或两次以上的诊疗中对根管系统进行预备和充填，通常在第一次治疗时完成根管预备，在下一次就诊时完成根管充填。当进行多次根管治疗时，应在两次就诊之间在根管内放置抗菌药物（诊间封药）。氢氧化钙一般是诊间封药的首选。

（三）根管充填最合适时机的影响因素

在决定根管充填的时机之前，应考虑以下因素（框6-1）。

框 6-1 　　根管充填时机的简要指南
一次性根管治疗
● 如果时间允许，活髓牙齿（未感染的）
一次性或多次根管治疗
● 无急性症状的感染牙齿或坏死牙齿
● 根尖孔开放的牙齿
● 特殊患者
多次根管治疗
● 根管无法彻底干燥
● 伴有感染、坏死和（或）根尖周脓肿等急性症状的牙齿
● 无充分时间进行化学机械预备的操作困难病例

1. 牙髓和根尖周组织的状态

基于上述原因，学者专家普遍认为，在时间及患者/操作条件允许的情况下，一次性根管治疗适用于活髓牙齿（例如，可由患者选择的进行根管治疗的牙齿，不可复性牙髓炎的牙齿等）（图6-2）。

感染（即患牙有根尖周炎症的影像学征象）的根管系统更难进行消毒（图6-3）。对于根管再治疗的牙齿中更是如此，因为再治疗的根管内往往会被难以根除的顽固性微生物感染。文献研究表明，与单纯使用次氯酸钠进行根管预备和冲洗相比，使用氢氧化钙进行诊间封药显著降低了根管系统的微生物量。按理说，临床操作中可能期望通过多次就诊获得更好的根管治疗效果。然而，

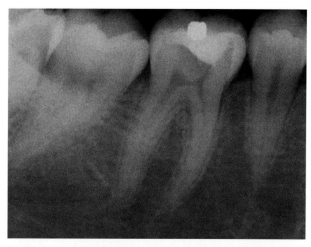

▲ 图6-2　下颌磨牙的根尖周X线显示根尖周影像无异常，诊断为不可复性牙髓炎，由现有充填体下方大范围继发龋引起，可以进行一次性根管治疗

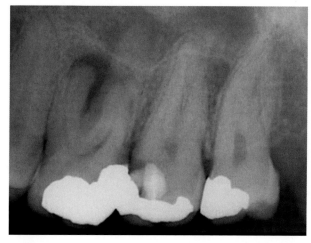

▲ 图6-3　上颌磨牙的根尖周X线显示根尖周低密度透射区诊断为慢性根尖周炎，与根管内的感染和坏死相关，根管治疗分多次完成

并没有研究证实，无论是单次就诊还是在诊间使用氢氧化钙消毒的多次就诊，根管治疗的效果有显著差异。

因此，最合适的根管充填时机最终应该由临床医生根据牙髓和根尖周组织的状况来决定。

2. 患者的体征和症状

当患者出现急性症状时，如牙髓坏死和急性根尖周脓肿引起的疼痛和肿胀。在第一次就诊时完成根管预备，在患者症状缓解后下次就诊时完成根管充填，这可能是比较明智的做法。这样会使首次就诊后症状未得到缓解或者加重的处理更

加容易。

3. 急症

急症可以被定义为根管治疗后出现疼痛和
（或）肿胀，严重到需要进行非计划牙科处理来缓
解症状。关于在一次性或多次根管治疗时急症发
生率的研究结果存在相互矛盾。一些研究报道一
次性根管治疗的急症发生率更高，而其他研究表
明多次根管治疗的急症发生率更高。然而，有一
点是明确的，当患者术前有急性症状时，术后更
有可能发生疼痛和肿胀。对于这些病例，选择进
行多次根管治疗比单次根管治疗更加明智。

4. 疑难病例的处理

治疗难度大的牙齿、复杂的病例等由于时间
限制可能需要多次就诊。一些病例可能更加耗时，
如患牙解剖结构具有挑战性（图 6-4）、难以达到
有效麻醉、难以取出根管充填材料的再治疗病例
（图 6-5）。

有时根管预备后，血液或炎性渗出物可能会
继续渗入根管系统（不规则区域），从而使根管系
统不能充分干燥。在这种情况下，应延迟根管充
填，并在根管内注入氢氧化钙，直到根管完全干
燥。血液或炎性渗出物混入根管中，会破坏根管
的封闭性，并为微生物提供营养来源和繁殖场所。

根尖孔开放的牙齿在充填时具有挑战性。因
为失去了对根管充填压实的自然阻力（即根管锥
度）（图 6-6）。在这种情况下，建立根尖屏障的传

统方法（"根尖诱导术"）包括长期用氢氧化钙对
根管系统进行药物治疗，以便在根管充填之前刺
激根端钙化屏障的形成。这种方法需要经过多次
复诊，耗时长，还可能会削弱牙齿强度，现已被

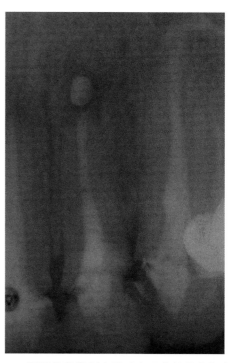

▲ 图 6-5　用固体的糊剂充填后出现症状的上颌中切牙、侧切牙和尖牙的根尖片，这种糊剂的去除既困难又耗时

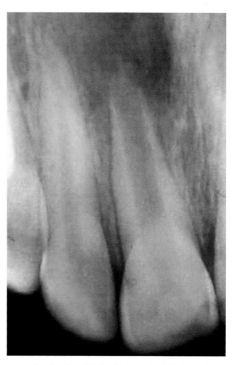

▲ 图 6-6　上颌中切牙牙根发育不全并伴有根尖周透射影

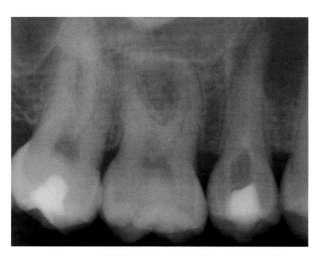

▲ 图 6-4　牙根形态复杂的上颌第一磨牙根尖片

使用生物活性根管材料的根尖诱导成形术所取代。使用生物活性根管材料的根尖诱导成形术具有一定的优势，因为它复诊次数相对少，以及不会进一步削弱牙齿强度。

5. 患者管理

患者的喜好、环境和（或）医疗条件可能会影响根管充填的时机。例如，一位患者下颌磨牙出现牙髓症状同时伴有严重的血友病，在使用下牙槽神经阻滞麻醉之前可能需要使用促凝因子。在这种情况下，最好一次性完成下颌磨牙根管治疗。

一些患者因为工作/个人原因难以多次复诊，并可能要求一次完成治疗。有颈部/背部疾病的患者不能耐受长时间治疗可能更适合多次就诊，而不是一次时间较长的治疗，以避免长时间躺在牙椅上的不适感。因此，可以根据患者因素决定治疗是一次性还是多次就诊。还有一些特殊情况是根管预备后不能干燥，以及由坏死、感染的牙髓

或根尖周脓肿引起的急性症状。在这些情况下，无论患者的状况如何，都应进行多次就诊。

三、用以充填根管的材料

根管充填的材料多种多样。不管使用何种特殊材料，根管充填物都应由核心材料和封闭剂组成。

（一）根管封闭剂

根管封闭剂的主要功能是填补充填材料和根管壁之间的空隙。当使用冷侧压法时，封闭剂还需要填充副根管、侧支根管、核心材料之间的间隙。根管封闭剂可根据其基础材料进行分类（表6-1）。常用的根管封闭剂见图6-7。其他类型的封闭剂，如玻璃离子类和硅酮类，虽然有，但并不常用。近年来，生物陶瓷或生物活性材料越来越受欢迎（图6-8）。生物陶瓷是一类以陶瓷作为

表6-1 常见封闭剂实例

封闭剂基质类型	性能	常用类型
氧化锌丁香油类	• 临床应用多年 • 具有抗菌特性	• Tubli-Seal（Kerr Endodontics, Scafati, Italy） • Pulp Canal Sealer（Kerr Endodontics, Scafati, Italy）
氢氧化钙类	• 长时间释放氢氧化钙，提供抗菌性能，并声称具有成骨作用 • 溶封闭剂需要才能释放氢氧化钙，可能会导致根管充填中形成空腔 • 粘接性能差	• Apexit Plus（Ivoclar Vivadent AG, Schaan, Liechtenstein） • Sealapex（Kerr Endodontics, Scafati, Italy）
树脂类	• 起效时间长 • 起初与牙本质附着良好，但在固化时收缩，可能导致与根管壁间存在间隙 • 流动性好 • 容易清除	AH Plus（Dentsply Sirona, Ballaigues, Switzerland）
生物活性牙髓水门汀类	• 良好生物相容性 • 成骨作用 • 与其他封闭剂相比，改善了与牙本质的黏附性 • 抗菌作用 • 在再治疗病例中难以去除	• MTA-FILLAPEX（Angelus, Londrina-PR, Brazil） • BioRoot RCS（Septodont Saint-Maur-de-Fossés, France） • TotalFill BC sealer（FKG Dentaire SA, La Chaux-de-Fonds, Switzerland）

一种组成成分的生物材料，它具有很好的生物相容性，可大致再分为生物惰性、生物活性或生物可吸收性。生物活性材料具有成骨和引导骨组织再生特性。大多数品牌生物陶瓷根管封闭剂都称它们具有"生物活性"。一些厂商称他们的根管封闭剂具有生物活性（但未提及生物陶瓷），因为该产品可能不含陶瓷。生物陶瓷/生物活性封闭剂的主要优点是与牙本质具有良好的生物相容性和粘接性，这些特性与材料在固化过程中能达到高 pH 有关（在完全固化后 pH 为 12 或更高）。氢氧化钙可在这个凝固过程中形成，随后分解成钙离子和羟基离子。氢氧化钙在固化的早期阶段具有抗菌性能，随着时间的推移，钙离子与组织液中（牙本质和根尖孔处的骨组织中）的磷酸钙反应形成

羟基磷灰石。羟基磷灰石是牙齿的主要无机成分，骨及其产物促进牙本质/封闭剂/根尖周围硬组织界面之间的粘接。事实上，已有报道称在无意超填的生物陶瓷/生物活性封闭剂周围出现骨再生现象。

理想的根管封闭剂具有以下性能。

- 良好的生物相容性。
- 无毒性和无致畸性。
- 使用安全。
- 价格低廉。
- 保质期长。
- 易于调拌且可操作时间充足。
- 杀菌性或至少具有抑菌性。
- X 线阻射性。
- 尺寸稳定性。
- 难溶于组织液。
- 不使牙齿着色。
- 再治疗时，易于取出。

目前没有一种根管封闭剂具备以上全部特性。所有的封闭剂在最初混合时都对根尖周组织有轻微毒性，但是在凝固后，毒性会大大降低。所有根管封闭剂都会在不同程度上被组织液吸收。根管封闭剂一旦超出根尖孔可能导致根尖周组织病损延迟愈合（但并不会阻止根尖周病损愈合，此现象称为"封闭剂外溢"）。

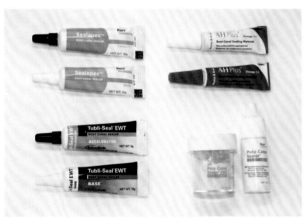

▲ 图 6-7 传统根管封闭剂

（左上）Sealapex（Kerr Endodontics, Scafati, Italy）、（右上）AH Plus（Dentsply Sirona, Ballaigues, Switzerland）、（左下）Tubli-Seal EWT（Kerr Endodontics, Scafati, Italy）和（右下）Tubli-Seal EWT（Kerr Endodontics, Scafati, Italy）

（二）根管核心充填材料

目前，牙胶是可靠并简单充填根管系统的最合适的充填材料。理想的根管充填材料应该具有

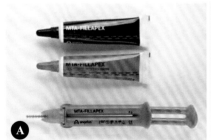
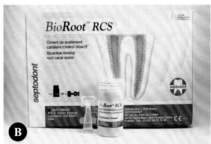
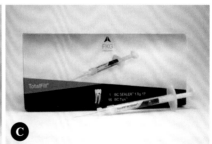

▲ 图 6-8 生物活性牙髓水门汀的根管封闭剂

A. MTA-FILLAPEX（Angelus, Londrina-PR, Brazil）；B. BioRoot RCS（Septodont Saint-Maur-de-Fossés, France）；C. TotalFill BC sealer（FKG Dentaire SA, La Chaux-de-Fonds, Switzerland）

以下性能。

- 良好的生物相容性。
- 无毒性和无诱变性。
- 使用安全性。
- 价格低廉。
- 保质期长。
- 易于加工且工作时间充足。
- 杀菌性或至少具有抑菌性。
- 无菌性。
- 易于进入根管。
- 与根管的不规则形状相适应。
- X 线阻射性。
- 尺寸稳定性。
- 难溶于组织液。
- 不使牙齿着色。
- 再治疗时，易于取出。

目前尚未有一种根管充填材料能满足上述全部性能。所有的根管充填材料均存在不同程度的渗漏，在根管充填之前，必须对根管进行适当的清理和成形，未完全清理和成形的根管则难以完善地充填。

1. 牙胶

目前最为常用的根管充填材料是牙胶，由于其具备理想根管充填材料所具备的诸多性能，目前仍是首选的根管充填材料之一。牙胶是一种从塔柏树上中提炼出来的聚合物，属于橡胶的一种异构体。随后，人们在根管治疗中对牙胶进行了改良，最后制成的根管充填材料包括氧化锌（60%～75%）、未提炼的牙胶（19%～22%）、不透明的硫酸钡（1%～17%），以及蜡和树脂（1%～4%）。牙胶可以在室温下使用，也可以加热使用或溶于溶剂。它与根管封闭剂一起可产生均匀致密的团块，以封闭预备好的根管。牙胶尖（GP point）既有按照 ISO 标准制造的 02 锥度的标准尺寸，也有多种非标准尺寸和锥度（图 6-9）。

2. 生物活性牙科水门汀

生物活性牙科水门汀是一类现代根管充填材料，包括传统的三氧化矿物聚合体类材料，如 ProRoot MTA（Dentsply Sirona, Tulsa, OK, USA）、MTA Angelus（Angelus, Londrina-PR, Brazil）和其他生物活性水门汀，如 Biodentine（Septodont, Saint-Maur-des-Fossés, France）（图 6-10）。它们在牙髓病学中的潜在用途有很多。MTA 是最早用于牙髓病学中的硅酸钙水门汀，它起初是用作根管充填材料，但由于其生物相容性好，能在潮湿环境下固化，使其成为根尖孔未闭合的年轻恒牙根尖诱导成形术的理想材料。在 MTA 形成根尖屏障后，如有需要，该材料仍可充填根管的剩余部分。MTA 是现有唯一已知显露于根尖周组织时会促进邻近牙骨质沉积的牙科材料。

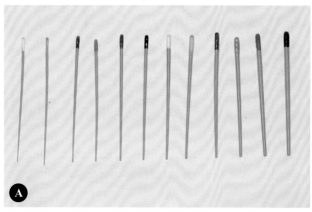

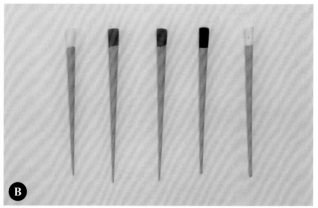

▲ 图 6-9 牙胶尖

A. ISO 标准尖，锥度 0.02，15～80 号（从左至右）；B. 非标准尖，其距根尖 1mm 的锥度分别为 0.07、0.06、0.07、0.06 和 0.06，尖端直径相当于 ISO 尺寸 20、25、30、40 和 50，ProTaperF1、X2、X3、X4 和 X5（Dentsply Sirona, Ballaigues, Switzerland）

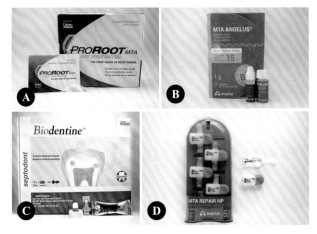

▲ 图 6-10　生物活性牙髓水门汀示例

A. ProRoot MTA（Dentsply Sirona, Tulsa, OK, USA）;
B. MTA-Angelus（Angelus, Londrina-PR, Brazil）;
C. Biodentine（Septodont, Saint-Maur-des-Fossés, France）;D. MTA Repair HP（Angelus, Londrina-PR, Brazil）

MTA 在牙髓治疗中还可以作为盖髓剂和根管穿孔修复的材料，近来也用作根管封闭剂中的活性成分。自 20 世纪 90 年代以来，MTA 被广泛研究，在临床的使用超过了 30 年，并获得了前所未有的成功。然而，传统的 MTA 制剂确实存在一些不足之处，其中包括黏稠度较高使操作相对困难，以及作为根管充填材料、根尖屏障材料或盖髓材料使用时会使牙冠变灰或变黑。MTA 最初为灰色粉末，后来，研究者研制出一种白色 MTA 粉末尝试攻克变色难题。众所周知，当原始制剂中使用的阻射剂氧化铋与次氯酸钠反应时，无论粉末的颜色如何，均发生变色。近年来，其他生物活性牙髓水门汀已经被开发出来，以克服与传统 MTA 制剂相关的操作困难、变色等问题。这些制剂如下。

- Biodentine（Septodont, Saint-Maur-des-Fossés, France）在牙髓治疗中的用途与 MTA 相似。研究者改进了固化时间和操作特性，临床医生发现它较 MTA 更有优势。虽然目前尚无像 MTA 这样的广泛研究，但某些近期研究证据显示了其相对于 MTA 的优越性。由于在该制剂中使用锆作为阻射剂，因此不会发生牙齿变色。但其密度与牙本质相似，在 X 线上不

易识别，这给临床带来了一定困扰。

- Endosequence Bioceramic BC RRM（生物陶瓷根管修复材料）（Brasseler, Savannah, GA, USA）或 TotalFill BC RRM（FKG Dentaire SA, La Chaux-de-Fonds, Switzerland）作为一种预混生物陶瓷材料其用途与其他生物活性牙科水门汀相似。制造商称，该材料具有 3 种制剂形式，即可注射糊剂、慢凝糊剂和快凝糊剂，使得其表现出优越的操作性能，同时采用氧化锆作为阻射剂，不会造成牙齿变色。

- NeoMTA Plus（Avalon Biomed Inc, Bradenton, FL, USA）是一种 MTA 制剂，具有与 IRM 或 Super EBA 相似的操作特性。此外，用氧化钽代替氧化铋作为阻射剂可避免牙齿变色的可能性。

生物活性牙科水门汀制品的生理特性相似，与释放钙离子和氢氧根离子的凝固反应有关。

3. 过去曾经使用过的材料

银尖曾在一段时间里非常流行根管充填材料，那时人们普遍认为根管治疗是一项非常困难的治疗方法。银尖很容易置于根管内、强度较高、易于达工作长度，但不能完全充填根管内空间。因其刚性强、易操作等特点，根管的完全预备成形往往被忽略。另外，银尖与唾液和组织液接触时容易受到侵蚀，导致产生潜在的细胞毒性分解产物。因此，银尖充填导致根管治疗失败十分普遍。

丙烯酸尖的使用方式类似银尖，其表现出同银尖相似的诸多不足。包括甲醛糊剂（如 N2、Endomethasone 和 SPAD）在内的诸多糊剂也曾用于充填根管，但由于其毒性和不可预测的流动特性而被淘汰。

四、理想的根管充填止点

根管充填应贯穿根管全长，从根管口到根尖狭窄处，这有助于防止微生物再次感染根管系统（图 6-11）。根尖狭窄在根尖片上与根尖的距离最

大可达 2.5mm，因此根管充填物在 X 线上看起来似乎与根尖齐平的影像实际上可能已经从根尖狭窄处超出。因此，在临床上使用电子根尖定位仪、触觉反馈，必要时使用 X 线来准确确认根尖狭窄的位置。在充填根管之前，还建议拍摄主牙胶尖试尖的根尖片。

目前有几种热门的根管充填技术，所有这些充填技术都旨在严密、均匀充填整个根管系统。当采用冷侧压技术时，应特别重视根管充填长度的控制。所有根管充填材料都应能达到预定长度，并能良好地适应根管壁形态。

选择合适的主牙胶尖是根管充填的关键步骤。主牙胶尖应能牢牢卡入根尖的适当位置。专业术语"回抽阻力"用于描述试尖时牙胶尖大小尺寸适配，并在抽出时在根尖部有轻微的阻力（图 6-12）。理想情况下，这种回拉阻力在整个工作长度上都有体现，由于根管系统的复杂性及三维曲率无法在 X 线上显示出来，因此，阻力实际上可能出现在根管更偏冠方的位置。

应注意避免使用小尺寸的牙胶尖，因其可能在无意中超出工作长度，如果被推入根尖周组织，可能会引起炎症或异物反应。

五、临床实践的基础

本章的其余部分介绍了最常见根管充填技术成功的标准。值得注意的是，良好的根管充填质量必须建立在良好的根管预备基础上。

六、牙胶尖尺寸的选择

ISO 于 1974 年首次制定了根管器械的国际标准。目前使用的传统不锈钢锉（如 K 锉、K-Flex 锉、H 锉器械）均按照 ISO 标准化的根尖尺寸和锥度制造（见第 5 章）。

大多数镍钛手用锉和机用锉（旋转和往复式）采用不同的锥度（取决于制造商和特定仪器类型），不符合 ISO 规范。然而，大多数制造商会生产牙胶尖、纸尖和侧压针以匹配这些镍钛锉相应的尺寸和锥度（图 6-13）。

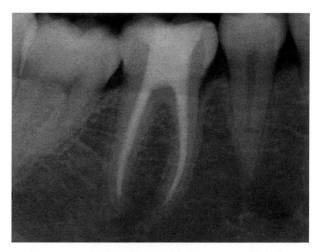

▲ 图 6-11　下颌第一磨牙的根尖周 X 线，根管充填良好致密

注意远中根的根管充填止点位于距解剖学根尖约 1.5mm 处，这是使用根尖定位仪确定的根尖狭窄位置。近中根管的根尖狭窄距近中根的解剖学根尖约 0.5mm 左右

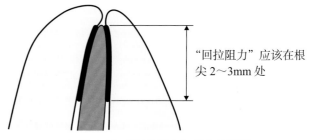

"回拉阻力"应该在根尖 2～3mm 处

▲ 图 6-12　"回拉阻力"概念的图解

简单来说，在充填根管时，主牙胶尖应与主尖锉的大小相匹配。若采用锥度增加或不同锥度的锉进行根管预备时（如镍钛锉），则应选择与预备的根尖尺寸和锥度相匹配的主牙胶尖作为初尖，ISO 标准尺寸的牙胶尖可以用于侧方加压法充填根管。

七、制备个性化主牙胶尖

当主牙胶尖的尺寸与预备好的根尖尺寸不匹配时，可以制备个性化主牙胶尖（图 6-14）以更适应根尖区的解剖形态。在根尖发生吸收或根尖形态不规则时，常常需要制备个性化主牙胶尖。

制备个性化主牙胶尖需要以下步骤。

- 选择一个主牙胶尖，置于根管内短于工作长度 1～2mm。

- 使用溶剂软化牙胶尖的尖端 3mm。
- 将软化的牙胶尖置入根管并向根尖移动，直至达到工作长度。
- 将软化的牙胶尖留在原位使其自然硬化（20～30s），然后用锁定镊从根管中取出。取出前一定要记下牙胶尖在根管内的准确走向，因为一旦使用根管封闭剂，牙胶尖必须在相同的位置重新放入根管，以使其与根管形态完全吻合。为此，在使用封闭剂及牙胶尖就位之前，不得从锁定镊上松开牙胶尖。

宽大的根管可能需要在椅旁制作一个大的主牙胶尖，然后按上述步骤制备。通过加热多个牙胶尖并用调拌刀及玻璃板使其滚动整合为大的单一锥形牙胶。

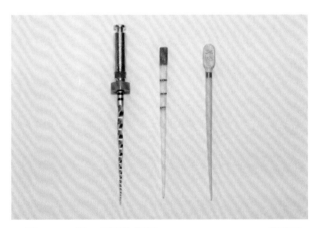

▲ 图 6-13 相互匹配的样例：ProTaper NEXT X2 根管锉、纸尖和牙胶尖（Dentsply Sirona, Ballaigues, Switzerland）

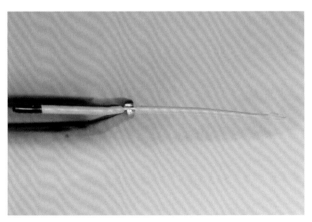

▲ 图 6-14 定制主牙胶尖；注意牙胶尖端 3mm 的印痕

八、放置根管封闭剂

放置根管封闭剂的方法很多，如用纸尖、主牙胶尖、手用锉、超声器械或者螺旋输送器等。以下介绍了采用不同技术放置根管封闭剂的基本操作。

- 当选用纸尖或主牙胶尖作为封闭剂载体时，先将根管封闭剂轻轻地均匀涂抹在牙胶尖端 5～6mm 处（图 6-15），然后将牙胶尖插入根管至工作长度，并非常缓慢地上下移动（1～2mm），同时在根管壁上进行额外的横向运动。当用纸尖作封闭剂载体时，在根管内放置封闭剂后将其移除，并将主牙胶尖放置到整个工作长度。如果选用主牙胶尖用作封闭剂载体时，在放置封闭剂后，它会完全固定至工作长度。
- 当选用锉用作封闭剂载体时，需要选择一个无菌锉，保证其尖端能到达整个工作长度，主尖锉或更小尺寸的锉通常就足够了。锉的尖端 5～6mm 如上述操作涂布封闭剂。将锉插入根管至整个工作长度，逆时针旋转并作额外圆周运动，然后在其不断旋转时撤出根管。

九、冷侧压充填

本章所述的冷侧压充填技术被广泛地教授和知晓。该技术操作简便、具有可预见性且使用

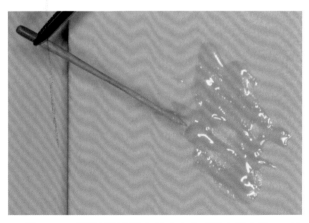

▲ 图 6-15 根管封闭剂均匀涂布在主牙胶尖的尖端 1/3 处

较少的器械。目前，侧方加压充填技术仍然是与其他根管充填技术进行比较的参考标准。许多开发出来新型的根管充填技术（可能非常具有吸引力）通常依赖于昂贵的设备和特定操作技巧。这些技术尽管可能更节省时间，对于有经验的临床医生使用更加轻松，但在临床上未必能取得更好的治疗效果。侧方加压充填技术原理就是利用侧方加压器对牙胶尖产生侧向压力，将其压紧，从而给副牙胶尖的放入创造空间，继续重复这一过程直至根管充填物被完全压实并充满根管为止。

侧方加压法进行根管充填步骤如下（图 6-16）。

- 选择能自如的到达在距工作长度 1mm 以内的侧方加压器。根据所选品牌，侧方加压器尺寸有不同（图 6-17）。移动橡皮片与参照点接触测量其长度，然后进行长度确认。

- 选择与主尖锉大小相匹配的 ISO 标准的主牙胶尖。使用锁定镊（图 6-18）在湿润的根管中尝试此操作（湿润的根管具有一定润滑作用）。感觉有回拉阻力，合适的主牙胶尖应在距工作长度 1mm 内回拉有阻力，因为一般认为，侧向加压的压力会使牙胶有 1mm 左右进一步向根尖移动的可能。

- 拍摄主牙胶尖试尖片以确认主牙胶尖的长度（图 6-19）。

- 用无菌纸尖干燥根管。

- 将调拌好的根管封闭剂均匀涂布在根管壁上，并将封闭剂涂布在牙胶的尖端 1/3 处，然后轻

轻放入根管内直至到达工作长度并且尖端有阻力感。

- 在主牙胶尖旁边插入侧方加压器（图 6-20）。如遇弯曲根管，侧方加压器应该沿根管的最外侧插入，这样可以尽量减少侧方加压器的尖端与牙胶尖接触，避免取出侧方加压器时无意带出牙胶尖的风险。保持侧方加压器向根方施加压力 15s，使得牙胶被充分侧向和垂直向加压。

- 将侧方加压器顺时针和逆时针旋转 40°（左右）几秒，同时保持对于根尖的压力，然后将其取出。

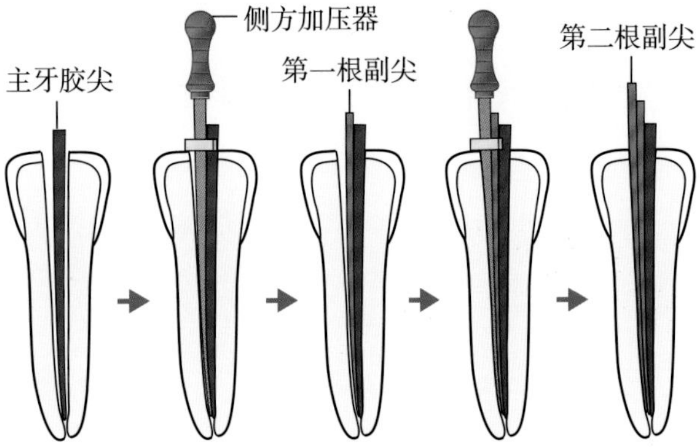

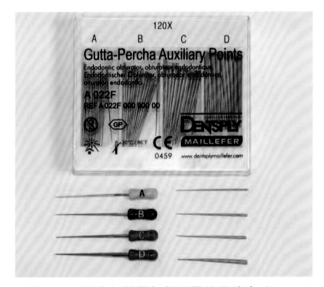

▲ 图 6-17 侧方加压器与相匹配的牙胶尖（Dentsply Sirona, Ballaigues, Switzerland）

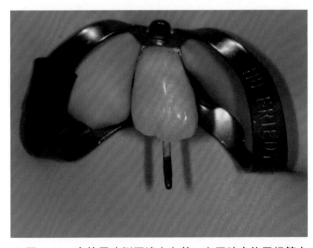

▲ 图 6-18 在使用冷侧压填充之前，主牙胶尖位于根管中

主牙胶尖　侧方加压器　第一根副尖　第二根副尖

▲ 图 6-16 冷侧压的顺序

- 在侧方加压器创造的空间中插入相应尺寸的副尖。在插入之前，副尖的尖端3～4mm处应有少量封闭剂。
- 从侧方加压器上去除残留的封闭剂，然后将其再次插入根管，再插入副尖（图6-21），如此反复操作至根管紧密填充（图6-22）。
- 在根管完全充填之前，充填术中的X线也可用于评估充填情况（图6-23）。这样，可在根管治疗结束前对填充物作必要调整。
- 用携热器在髓腔底部烫去多余的牙胶，并使用垂直加压器将冠部牙胶压实至釉牙骨质界以下（图6-24）。
- 拍摄充填后的X线（图6-25）。此时在根管系统内应表现为致密、均匀的阻射物质，止于根管预备的根尖范围内。根尖1/3与根中1/3之间的根管内充填物不能有明显间隙。

当两个根管融合时，应先充填已预备至全工作长度的根管，然后再充填第二个根管。

如果时间允许，就用永久性直接修复体修复冠部缺损，并应拍摄术后X线。如果没有足够的时间来进行最终修复，则应使用适应良好的临时修复体，如IRM（Dentsply Sirona, Milford, DE,

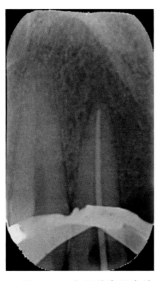

▲ 图6-19 主牙胶尖根尖片

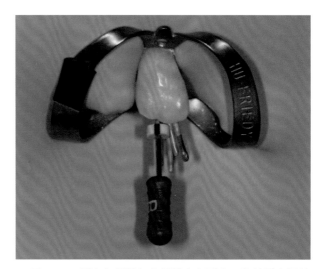

▲ 图6-21 侧方加压器与主牙胶尖和副尖一起放置在根管中，侧方加压器在根管中压紧牙胶，为副尖创造空间

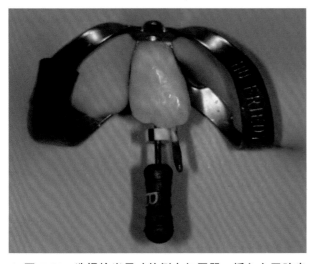

▲ 图6-20 选择恰当尺寸的侧方加压器，插入主牙胶尖侧方，使其能自如到达距离工作长度1mm以内

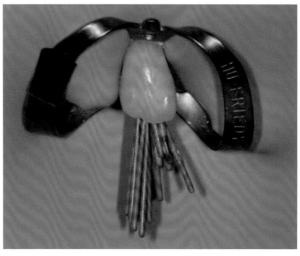

▲ 图6-22 根管已经被牙胶尖填满，无法再容纳更多牙胶尖

USA）来进行修复冠部缺损。这种材料的抗菌特性将有助于防止微生物渗透到已经填充的根管。如果临时性冠部修复体出现破损，应尽快就诊进行永久性修复。

十、热压充填

在填充根管系统时，可以使充填材料受热软化以产生更均匀和致密的根管填充。目前，有多种使用加热的充填技术，这类技术统称为"热塑加压技术"。这些技术依赖于在将牙胶放入预备好的根管之前对其进行加热（基于载体的系统），或者在将牙胶放入根管后对其进行加热（如热牙胶垂直加压）。表 6-2 总结了冷 / 热牙胶根管充填技术的优缺点。

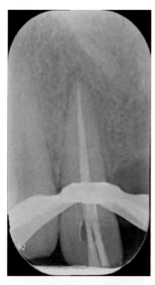

▲ 图 6-23　术中根尖片向临床医生提供根管充填情况，可以根据需要对填充物进行调整

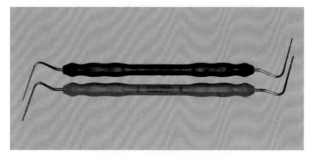

▲ 图 6-24　垂直加压器示例
Machtou 垂直加压器（Dentsply Sirona, Ballaigues, Switzerland）：型号 1 和 2（红色手柄），以及型号 3 和 4（灰色手柄）

（一）热侧压技术

热侧压技术所涉及的步骤与冷侧压的步骤基本相同，用加热的器械代替侧方加压器侧压牙胶，取出后再插入副尖，重复该过程直至根管被充填完成。其中可包括以下内容。

- 使用电感应加热器加热的侧方加压器。
- 特殊设计的尖端，有多种尺寸，可根据指令进行电子加热。

（二）热牙胶垂直加压充填技术

热牙胶垂直加压充填技术旨在产生均质且具有一定流动性牙胶，这些具有流动性的牙胶可以充填复杂的根管系统。最初的"多波"技术需要对牙胶进行一系列重复加热和压实，现已被简化的"连续波"技术取代，该技术需要使用热源 / 热设备（图 6-27）激活的电携热器（图 6-26）和热塑牙胶注射装置（图 6-28）。电携热器有不同的尺寸和锥度，旨在匹配预备好的相应锥度的根管。它们在激活时立即从尖端升温，在停用时立即冷却。

使用热牙胶垂直加压的连续波技术进行根管充填步骤如下（图 6-29）。

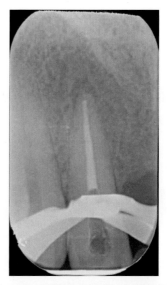

▲ 图 6-25　根管充填完成时拍摄的根尖片
X 线的目的是在冠方封闭之前评估填充的质量。这张术后 X 线是在烫掉多余牙胶，在根管中压实牙胶后拍摄的。可以在此之前拍摄 X 线。注意根管充填的冠方水平在釉牙骨质界以下

表 6-2 各种根管充填技术的优缺点总结

技 术	优 点	缺 点
冷侧压充填技术	• 金标准 • 可预测 • 便于较好控制填充长度 • 必要时修整充填物较方便 • 价格低廉 • 方法易于掌握	• 耗时 • 不能产生均质的牙胶团块 • 在粗大根管中，过多副尖会影响视野，从而影响侧方加压器对于后续插入点的准确定位 • 侧方加压器过度加压产生的楔入力可能导致牙齿纵折
热侧压充填技术	• 便于较好控制填充长度 • 加热可使牙胶更为均质 • 必要时取出充填物较方便	• 耗时 • 在粗大根管中，许多副尖会影响视野和侧方加压器对于后续插入点的准确定位 • 侧压过程中的楔入力可能导致牙齿纵折
热牙胶垂直加压充填技术	• 产生均匀的牙胶团块 • 能更好充填根管侧支和其他复杂解剖结构 • 快捷 • 必要时调整充填物较方便	• 设备的初始成本昂贵 • 无法像冷侧压一样控制根管充填的长度 • 常见封闭剂溢出
基于载体的系统	• 可以充填根管侧支和其他复杂解剖结构 • 快捷	• 设备的初始成本昂贵 • 无法像冷侧压一样控制根管充填的长度 • 常见封闭剂外溢 • 未能充分加热牙胶可能会导致充填器无法完全就位 • 未充分预备的根管或不正确的插入角度会使牙胶从载体上剥离，导致根管密封性差 • 如果不移除载体和牙胶，就无法调整充填物 • 移除牙胶进行修复或再治疗较困难 • 后期处理比非基于载体的系统更复杂

- 选择主牙胶尖，在根管中检查是否有回拉阻力，并拍摄主牙胶尖试尖片。
- 选择合适的携热器，将其放置于预备好的根管中（图 6-30），使其在距工作长度约 5mm 处能紧贴根管壁，使用橡皮片在携热器上标记此长度。携热器应具有延展性，可以适当适应根管的弯曲。
- 根管内涂布封闭剂，放置主牙胶尖至工作长度 0.5～1.0mm 的位置（图 6-31），使用携热器将牙胶尖齐根管口处烫断（图 6-32）。
- 将携热器温度设置为 200℃（图 6-27）。携热器插入根管之前先激活携热器，将其插入牙

胶内 2～3mm 处，使牙胶软化并持续 2s。
- 达到此深度后，停用携热器并保持对根尖施加的压力 10s，直到牙胶冷却。
- 再次激活携热器 1s，然后迅速将其从根管内取出。在此激活过程短暂的爆发热可使携热器从冷却的根尖部牙胶中分离，根尖部的牙胶留在根管系统中，充填根管根尖部分（图 6-33）。携热器尖端的冠方牙胶粘连在携热器上，并在此过程中被带出（图 6-34）。
- 用适当大小的垂直加压器压紧牙胶的根尖部分（图 6-24）。以这种方式充填根尖部分的过程称为"根向充填技术"。该词也用作名词来

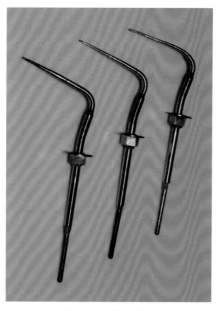

▲ 图 6-26 携热器示例

System B 携热器（Kerr Endodontics, Orange, CA, USA）

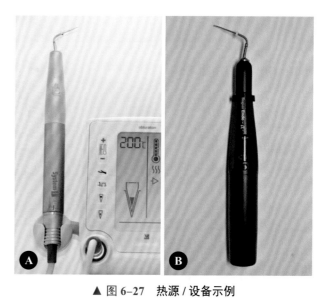

▲ 图 6-27 热源 / 设备示例

A. 在根充装置左侧的 System B 设备（Kerr Endodontics, Orange, CA, USA）；B.SuperEndo Alpha Ⅱ（B&L BioTech, Fairfax, VA, USA）

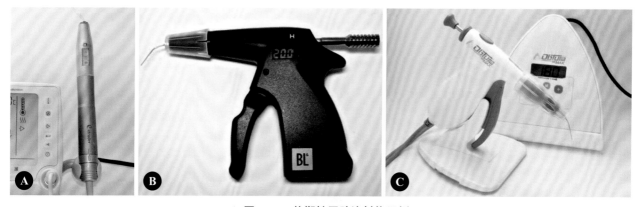

▲ 图 6-28 热塑性牙胶注射仪示例

A. 在根充装置右侧的热塑牙胶注射仪（Kerr Endodontics, Orange, CA, USA）；B. SuperEndo Alpha 和 Super Endo Beta Ⅱ（B&L BioTech, Fairfax, VA, USA）；C.Obtura Ⅲ Max 系统（Obtura Spartan Endodontics, Algonquin, IL, USA）

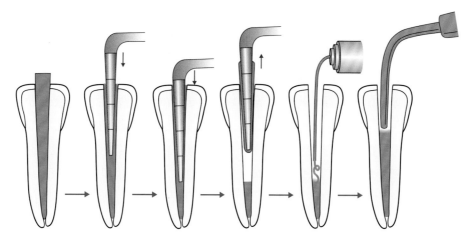

▲ 图 6-29 连续波热牙胶垂直加压充填技术的操作顺序

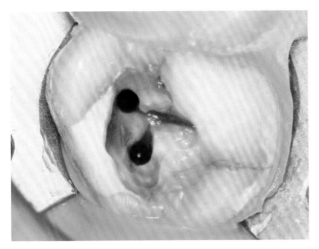

▲ 图 6-30　上颌第二磨牙根管预备完成后，将使用连续波热牙胶垂直加压充填技术充填根管

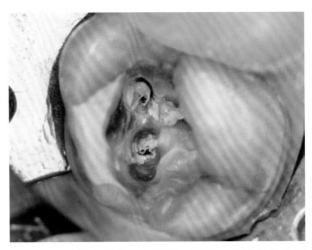

▲ 图 6-32　将主牙胶尖齐根管口烫断，去除多余的冠部牙胶

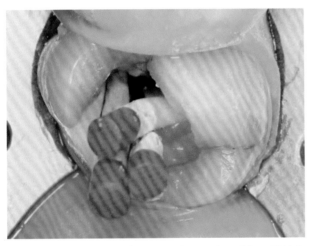

▲ 图 6-31　选择与预备根管的锥度和根尖尺寸相匹配的主牙胶尖，置于距工作长度 0.5～1.0mm 的位置

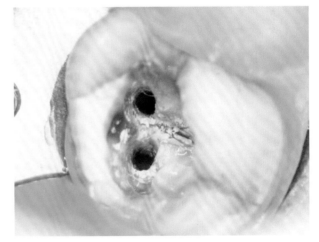

▲ 图 6-33　完成"冠部向根部的充填"，根管的中上段是空的，根尖部分填满了牙胶，在图片中不可见

描述使用这种技术而产生的牙胶根尖部分。
- "回填"（填充根管的其余部分，根部向冠部充填）可使用热塑性牙胶注射或者采用逐步加热的方式分层压实牙胶。
- 将热塑性牙胶注射仪温度设置为 200℃。
- 将加热后的注射针插入根管，使其接触根尖部分的牙胶，加热的针尖与根尖牙胶接触 5s 以使其软化，充填根管的中部和冠部。
- 按下手柄或按钮（取决于所使用的设备）注射热塑性牙胶，直到注射针被具有一定流动性的牙胶推回至根管外。
- 使用适当大小的垂直加压器（图 6-24）将软化

的牙胶垂直加压到釉牙骨质界以下（图 6-35）。

如果时间允许，应进行冠部永久性直接修复，并拍摄术后 X 线。如果没有足够的时间进行最终修复，则应选用边缘封闭性良好的临时修复体，如 IRM（Dentsply Sirona, Milford, DE, USA）来进行冠部临时修复，并应尽快安排就诊进行永久性修复。

携热器加热温度不应超过 200℃，并且在根管中开启不能超过 2s，否则可能导致牙周膜热损伤。如果在加压期间携热器在 2s 内未能达到所需长度，则应停用携热器，并在获得的长度处保持根向压力 10s。在此之后，可以重新开启携热器，此时应能达到所需的长度。

（三）固核载体充填系统

固核载体充填系统，如 Thermafil 或 GuttaCore（Dentsply Sirona, Ballaigues, Switzerland），旨在提供一种快速而便捷的根管系统充填方法。该系统由一个"核"组成，它是一个坚硬但可弯曲的塑料或交联型牙胶核，其外层包裹着牙胶。核的功能是将牙胶携带到所需的长度。放置到根管之前外层的牙胶需要加热。

使用固核载体充填系统进行根管充填操作步骤如下。

- 将根管预备到所需的长度和根尖直径。

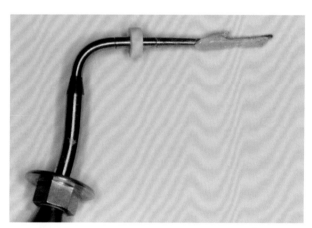

▲ 图 6-34　在插入垂直加压器之前，占据根管中上段的主牙胶尖被去除，附于携热器上

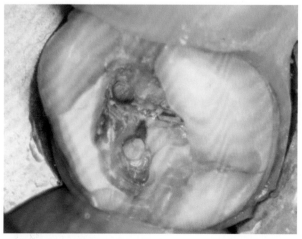

▲ 图 6-35　使用垂直加压器将颊侧根管的冠状面压实至釉牙骨质界以下

- 选择大小和锥度与相应主尖锉相同的校正锉。将校正锉插入根管中，测量根尖大小，以选择最合适使用的充填体。适合的校正锉应与工作长度相符。选择与该校正锉相对应的充填体来填充根管（图 6-36A）。
- 干燥根管并涂上封闭剂。
- 将所选充填体上的橡皮片调整至工作长度。
- 将充填体放在专门设计的加热炉中，如 Thermaprep 2 加热炉（Dentsply Sirona, Ballaigues, Switzerland）（图 6-36B），以加热外层的牙胶。
- 将充填体轻柔地插入根管，在达到工作长度之前不应使用过大的力。
- 在充填体柄端上保持 1～2min 稳定的根向压力，直到牙胶冷却，以抵消材料的收缩。
- 使用加热器械或特殊设计的长柄圆形无切割面的钻头去除充填体的柄部。这种不喷水的钻头产生的摩擦力会磨掉手柄。对于一些充填体，如 GuttaCore，可以通过轻轻左右摇动手柄来取下柄部。
- 专门设计的切割车针可用于该系统。

十一、放置主牙胶尖时可能出现的问题及处理

临床医生在放置主牙胶尖时可能会遇到一些问题。表 6-3 总结了可能的原因和相应的解决方案。

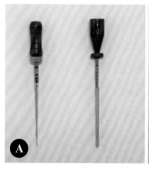
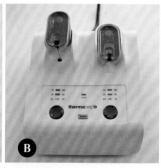

▲ 图 6-36　固核载体充填系统示例

A. 校正锉和相匹配的 GuttaCore 充填体（Dentsply Sirona, Ballaigues, Switzerland）；B.Thermaprep2 加热炉（Dentsply Sirona, Ballaigues, Switzerland）

表 6-3　主牙胶尖放置问题分析及解决方案		
问　题	可能的原因	解决方案
主牙胶尖无法到达工作长度	主牙胶尖的尖端直径大于预备后根管的根尖部	选择一个尖端直径与预备后根管根尖部相匹配的主牙胶尖。有时可以选择尖端直径小于主尖锉直径的牙胶尖，并从尖端每次去除 0.5mm，直到尖端直径与根尖预备的大小相匹配（在工作长度时有明显回拉阻力）
	主牙胶尖的锥度大于预备后根管的锥度	使用不锈钢手用锉预备根管，但选择了一个较大锥度的主牙胶尖时（通常与某种镍钛锉相匹配），就可能会发生这种情况。在这种情况下，牙胶尖的尖端直径可能与预备好的根管根尖部分一致，但是根管的中上段较宽，使之无法达到工作长度
	根管的根尖部分预备不充分，无法容纳主牙胶尖	重新用主尖锉进行根管预备，并确保其很容易达到工作长度。如果主尖锉无法达到工作长度，则应更换至更小号的锉重新预备根尖部直至到所需的大小
	牙本质碎屑堵塞了根管的根尖部分，直到试主牙胶尖时才注意到	大量冲洗根管，使用小号锉（06、08、10、15 号）重新通畅根管
	冠部充填材料（银汞合金或复合树脂碎片）可能在后期进入了预备后的根管	• 这种情况很少发生，除非在根管预备完成后又进行了髓腔修整，应避免这种情况，髓腔修整应该在根尖部分进行预备之前完成 • 如果怀疑充填物阻塞了根管，建议拍一张根尖周 X 线，以确认根管中是否存在充填材料，并尝试去除或建立旁路绕过充填材料
主牙胶尖可以到达工作长度但无回拉阻力	主牙胶尖的尖端直径过小（即使主牙胶尖与主尖锉大小一致也可能发生这种情况）	• 选择较大的主牙胶尖或用手术刀将现有牙胶尖的尖端逐步修剪 0.5mm，直到有回拉阻力 • 如果上述方法不可行，则可以定制牙胶尖的尖部以适应预备好的根管的根尖部 • 未达到工作长度时产生回拉阻力，这可能表明主尖选择不当（过大），或者根管需要进一步预备
主牙胶尖到达工作长度后取出时，发生弯曲变形	主牙胶尖直径太小，与根管的根尖壁相接触发生折叠，但不是与根管的侧壁紧密贴合	• 选择较大的主牙胶尖或用手术刀将现有牙胶尖的尖端逐步修剪 0.5mm，直到有回拉阻力 • 如果上述方法不可行，则可以定制牙胶尖的尖部以适应预备好的根管的根尖部 • 未达到工作长度时产生回拉阻力，这可能表明主尖选择不当（过大），或者根管需要进一步预备
当主牙胶尖到达工作长度后取出时，发现尖端折叠	主牙胶尖放入根管的角度不正确，当它接触到根管壁时会弯曲，当尖端进一步进入根管后，尖端会进一步向后弯曲发生折叠	放置牙胶尖时与要与根管的长轴方向一致

十二、充填根尖孔开放的根管

在以下情况，可能需要对根尖开放的牙齿进行根管治疗。

- 在正常的牙齿发育期间，未发育完成的牙齿因牙髓坏死进而无法形成牙根，导致牙根尖孔开放（图 6-37）。
- 广泛的根尖外部炎症性吸收，如由于长期根尖周炎或由阻生牙或囊肿引起的压力。
- 根尖孔的过度机械预备可能导致天然根尖狭窄的丧失。

不管是什么原因导致根尖孔开放，这一类根管的充填都具有挑战性。由于缺乏与根管的根尖锥度一致的主牙胶尖，牙胶在根尖范围内的移动几乎没有阻力或阻力很小。因此，根管充填物超出根尖外的风险很高，并且难以实现良好致密的根管充填。以下几种治疗方法可以克服这个难题，这些方法的目的都旨在提供一个可以放置根管填充材料的止点。

在过去很长一段时间里，会在根管内反复封氢氧化钙以刺激根尖钙化屏障的形成，这一过程称为"根尖诱导成形术"。生物活性牙科水门汀的应用，在很大程度上取代了传统的根尖诱导技术，成为在根尖孔开放的牙齿中制作根尖屏障的一种方法。生物活性牙科水门汀具有良好的生物相容性，用作根管充填材料时具有优越的封闭性能；然

而，生物活性牙髓水门汀难以操作，通常需要配合使用手术显微镜，因此建议将这些病例转诊给经验丰富的专科医生。下面简要介绍一下使用生物活性牙髓水门汀用于开放根尖填充根管的操作步骤。

- 用无菌纸尖干燥预备好的根管。
- 使用输送枪或输送器将生物活性牙髓水门汀放置到根管中。
- 使用预先标记好长度的垂直加压器或大号无菌纸尖将水门汀压实至根尖部。可以用超声工作尖轻轻地震动材料使之到达预定位置。生物材料的放置量要足够，根尖屏障时一般保证 3～5mm 的厚度。建议术中拍摄几张 X 线以确定材料放置的准确性。
- 用热牙胶和封闭剂回填剩余的根管至釉牙骨质界，然后进行最终的冠部修复。现在认为，在用牙胶回填根管中上段之前，无须再等待和检查材料是否固化。

十三、在根管充填过程中如何保持根管系统的无菌性

最近伦敦国王学院牙科研究所的牙髓病学研究生院的一项研究表明，相较于仅使用常规放射技术（根尖片），使用 CBCT 评估治疗结果，牙髓治疗的成功率低于最初报道的效果。值得注意的是，CBCT 研究数据显示，活髓牙齿和治疗前无根尖周病变影像学改变的病例，发生治疗失败的比例也较高。据推测，潜在的原因是经过化学机械清创消毒后的根管系统无意间被材料或器械污染。

最近的一项研究表明，存放在抽屉中的非无菌和未包装的材料和器械可能会被微生物污染，并可能成为根管系统的感染源。如果制造商尚未对调拌纸、纸尖和牙胶尖进行消毒，则临床医生应在使用前对其进行消毒。牙胶尖应在次氯酸钠中浸泡 5min，并在放入根管前干燥。根管预备的器械一旦预备完成，不应重新进入根管。临床医生应该在整个手术过程中定期更换手套，通常，应该在每次拍摄术中 X 线片后、干燥和填充根管

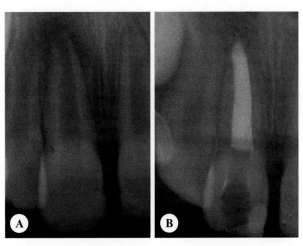

▲ 图 6-37　未发育完成的切牙用生物活性材料制备根尖屏障的术前术后 X 线

系统之前更换手套。

十四、根管充填成功的标准

无论使用何种根管充填技术，最终效果应该是相同的。根管充填成功的标准如下。

- 填充整个工作长度。
- 根管充填物致密无空隙。
- 根管充填物不应超出根尖孔。

应该记住，良好的根管充填取决于良好的根管预备。

要点总结

- 根管充填的目的是将预备后残留在根管系统内的任何微生物封闭起来，并封闭进入根管系统的所有解剖路径，从而防止营养源进入和（或）再感染。
- 影响根管充填时机的因素很多。这些因素包括牙髓的状态、术前症状、根管系统的消毒和干燥情况、病例的操作难度、与患者相关的因素。每颗患牙都应该视情况进行治疗。
- 根管充填材料多种多样，最常用的核心材料是牙胶，适当的根管封闭剂应与根管充填材料联合使用。
- 有多种根管充填技术可供选择。它们大致可分为冷侧压和热塑加压。
- 无论使用何种材料或技术，理想的根管充填应该从根管入口延伸到根尖狭窄处，并且不能有空隙。
- 牙胶尖在放入根管之前应进行消毒。
- 每次拍完 X 线后都应更换手套，以避免唾液污染根管和（或）器械。

 自我测评

请选择一个最佳答案。

SBA6-1 根管充填的主要目的是什么？

A. 根管内放置阻射的充填物，以便通过影像学方法确定证实已进行根管治疗。

B. 在根管内制备一个屏障，使根管填充材料能够放置在其上。

C. 为桩道预备提供可视指导。

D. 防止根管系统的再感染，包埋封闭微生物，限制其繁殖和营养来源。

E. 降低牙根折裂的风险。

SBA6-2 以下哪种临床情况最适合一次性根管治疗？

A. 患者张口受限，患牙极其困难和费时。

B. 可择期治疗的无症状活髓牙，并且患者依从性较好。

C. 伴有急性疼痛和明显口外肿胀的患者。

D. 根管预备后仍持续有脓液从根尖周组织渗入根管的病例。

E. 慢性背部 / 颈部疼痛的患者，且治疗可能需要 2h。

SBA6-3 开放根尖的患牙形成根尖封闭（根尖诱导成形术）最好的方法是什么？

A. 使用氢氧化钙反复给患牙换药，直至形成钙化屏障。

B. 通过外科手术，倒充填牙科水门汀来封闭开放的根尖。

C. 将生物活性牙髓水门汀以正向方式（根向）放置在根尖孔处。

D. 使用定制的牙胶尖。

E. 将适当大小的桩核固定到所需的长度。

推荐阅读

[1] American Association of Endodontics (2009) Obturation of root canal systems. *ENDODONTICS: Colleagues for Excellence Newsletter*, pp. 1–8. http:// www.aae.org/ .

[2] Duncan HF and Kanagasingam S (2011) Section 4. Case 4.6. Obturation of the root canal system. In: Patel S and Duncan HF (eds) *Pitt Ford's Problem- Based Learning in Endodontology*, 1st edn, pp. 147–56. Chichester: Wiley- Blackwell.

[3] Durack C and Patel S (2011) Section 8. Case 8.2. Internal root resorption. In: Patel S and Duncan HF (eds), *Pitt Ford's Problem- Based Learning in Endodontology*, 1st edn, pp. 296–302. Chichester: Wiley- Blackwell.

[4] European Society of Endodontology (2006) Quality guidelines for endodontic treatment: consensus report of the European Society of Endodontology. *International Endodontic Journal* 39, 921–30.

[5] Johnson WT and Kulild JC (2010) Obturation of the cleaned and shaped root canal system. In: Hargreaves KM, Cohen S, and Berman LH (eds), *Pathways of the Pulp*, 10th edn, pp. 349–88. Missouri: Mosby Elsevier.

[6] Patel S (2011) Section 3. Case 3.1. Apexification. In: Patel S and Duncan HF (eds), *Pitt Ford's Problem- Based Learning in Endodontology*, 1st edn, pp. 61–68. Chichester: Wiley- Blackwell.

[7] Patel S and Durack C (2016) Chapter 7 Apical Periodontitis. In: *Cone Beam Computed Tomography in Endodontics*, 1st edn, pp. 79–88. New Malden: Quintessence.

自我测评答案

SBA6–1 答案是 D。选项 A、B 和 C 是根管填充物的辅助功能，但不是主要目的。根管充填物不能抵抗根折的风险。

SBA6–2 答案是 B。活髓且未受到感染的患牙在一次性就诊中完成根管充填和修复，相比较在多次就诊之间采用临时修复体而言，遭受微生物感染的可能性更小。

SBA6–3 答案是 C。选项 A 是诱导钙化屏障的传统方法，但长时间的氢氧化钙封药已被证明会降低牙齿的抗折能力。生物活性牙髓水门汀通过根管输送到适当的位置是目前最好的根尖诱导方法。

第7章 根管治疗后牙齿的修复
Restoration of the endodontically treated tooth

Bhavin Bhuva　Francesco Mannocci　Shanon Patel　著

口腔微生物对根管治疗后的牙齿存在威胁。冠方修复（或封闭）提供了第一道防线，以防止微生物潜在地感染充填的根管系统并引起根尖周组织炎症。

除了提供最佳冠方封闭外，最终修复体还应该满足一系列更深入的要求（框7-1）。需要根管治疗的牙齿通常牙体组织缺损，因此，最终修复还需要恢复其外形、功能和美观。通过建立平衡的咬合接触，可以防止对颌牙伸长和邻牙倾斜；同时，良好的接触区修复将减少邻面食物嵌塞，使牙周组织保持健康。

框7-1　修复根管治疗后患牙的主要治疗目标

- 提供足够的冠方封闭
- 保护剩余的牙齿结构免受折裂
- 重建外形（接触点）和牙弓的完整性
- 恢复咬合功能
- 恢复美观

一、修复根管治疗后患牙的注意事项

（一）根管治疗后的牙齿与活髓牙的差异

有明确证据表明，经过根管治疗的牙齿比未经治疗的牙齿更容易折断。研究认为，这可能是与根管治疗过程对牙本质的生化和力学影响有关。冲洗剂（如次氯酸钠）和消毒药物（如氢氧化钙）已被证实会改变胶原结构，并对牙本质的弯曲强度和弹性模量产生不利影响，使牙齿更容易折裂。

实验证据表明，丧失牙髓神经血管供应似乎不会显著改变剩余牙体组织的力学性能。开髓和根管预备引起的牙本质丧失是降低根管治疗后牙齿抗折性的最重要因素。必须避免过度的开髓/桩道预备和（或）根管预备。活力丧失和根管治疗对牙齿的影响列在框7-2中。

框7-2　活力丧失和根管治疗对牙齿的影响

- 牙体组织缺损
- 牙本质脱水
- 胶原蛋白改变
- 本体感觉丧失

（二）确定牙齿可修复的因素

一些回顾性和前瞻性研究发现，因继发龋导致牙齿无法修复和牙髓治疗后不当修复是与根管治疗后牙齿存留率最相关的危险因素之一。

在评估需要根管治疗的牙齿时，首先要考虑的是明确根管治疗完成后能否对牙齿进行可预期的修复，即牙齿的可修复性。这个决定受许多因素影响，最重要的是冠方牙体组织缺损的程度。此外，还必须考虑根管开髓入路的影响。为了评估牙齿，有必要去除现有的修复体和所有龋坏组织，以确定剩余冠方牙本质的量和位置（图7-1）。完整去除原修复体，有助于排除裂纹（图7-2）。最近的一项临床试验发现，根管治疗1年后，牙齿结构的剩余体积低于30%的患牙根管治疗预后不佳的比例显著增高。

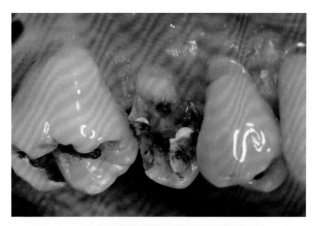

▲ 图 7-1　这颗有症状的患牙必须先去净所有龋坏，在进行根管治疗之前，临床医生要自问这颗患牙是否可以通过合适的覆盖牙尖修复，这颗患牙是否能取印模

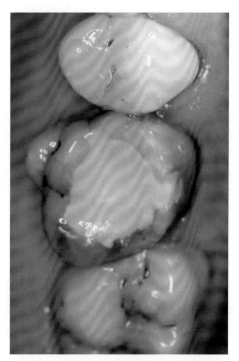

▲ 图 7-2　必须去除继发龋并评估裂纹，确定有大面积充填体的上颌磨牙是否可修复

（三）影响根管治疗后牙齿存留率的因素

很少有可靠的研究评估根管治疗后牙齿的寿命。一项研究表明，经过根管治疗后的牙齿存留 20 年的概率约为 80%。

根管治疗后牙齿的存留率受到几个因素的影响，包括牙周和牙齿的修复状态。良好的冠方封闭是确保根管治疗后患牙获得良好预后的一个重要因素。有明确的证据表明，根管治疗过的磨牙

进行牙尖覆盖修复后其存留率显著提高。这种修复能维持多久主要取决于剩余的健康的冠方牙体组织量，特别是获得足够的牙本质肩领效应的能力。缺少充足的牙本质而不能获得足够的牙本质肩领效应的患牙，尤其是那些行桩核固位冠修复的患牙，长期生存率较低。

如果接受根管治疗牙齿的牙周健康状况良好，剩余足够的健康牙体组织，那么决定牙齿寿命的主要因素将是根管治疗的预后。有效的清理和成形根管至工作长度，随后高质量的根管充填将是确保疗效的最佳方案。其他可能影响牙齿存留的因素还包括咬合，以及牙齿是否用作固定或可摘活动义齿的基牙。

（四）牙本质肩领效应

牙本质肩领效应是指冠外修复体（如牙冠或高嵌体）的颈部，环状包绕预备边缘冠方的牙本质（理想高度至少为 2mm）（图 7-3）。足够的牙本质肩领对患牙获得明确的最终修复效果至关重要。若没有足够的牙本质肩领，核和（或）桩会受到过度的应力，导致核或剩余牙体组织折裂（图 7-4）。

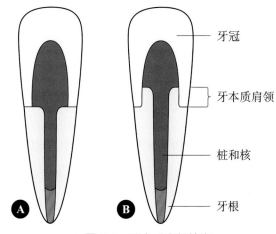

▲ 图 7-3　牙本质肩领效应

A. 无牙本质肩领的桩核固位冠；B. 同样的修复体，但修复体边缘的冠方有牙本质肩领。足够的牙本质肩领有助于防止不当的力通过桩传递到牙根［经 Wiley-Blackwell 许可转载，改编自 Patel S and Duncan H (2011) Pitt Ford's Problem-Based Learning in Endodontology. ］

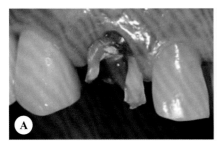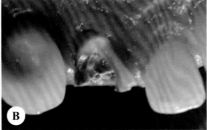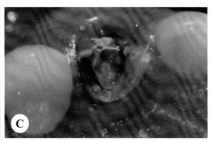

▲ 图 7-4　上颌侧切牙折裂后的唇侧、腭侧及咬合面观
初看这颗牙齿似乎有足够的牙本质肩领，但是去净所有继发龋后，牙齿被认为不可修复

（五）如何修复根管治疗后的牙齿

根管治疗后的患牙进行修复时，必须考虑许多因素（框 7-3）。首先，剩余牙体组织的量是最重要的考虑因素。要修复大量的牙体组织缺损，使用粘接材料可以尽可能多地保留剩余牙体组织。

框 7-3　影响根管治疗后牙齿最终修复的因素

- 剩余牙体组织的量
- 根管治疗时发现隐裂纹
- 冠和根解剖
- 牙齿在牙弓中的位置
- 功能异常和其他过度咬合因素
- 粘接界面可用性
- 隔湿条件
- 美学考虑
- 患者偏好
- 费用

有充分的证据表明，根管治疗后修复的类型取决于牙齿的类型。这是由于冠和根解剖的差异，以及在口腔不同部位受到的功能力和非功能力的差异。

1. 咬合

患者的咬合可能会影响修复的类型。例如，对于在侧方运动中使用尖牙引导𬌗（咬合分离）的患者，可能不需要用覆盖牙尖的修复体保护前磨牙。相反，在使用组牙功能𬌗的患者中，引导牙可能需要牙尖保护，即使修复体本身的大小并不能在表面上保证这一点。

2. 裂纹

在根管治疗时观察到患牙存在裂纹时，通常需要覆盖牙尖修复。根管治疗后的牙齿，如果有超过釉牙骨质界（cemento-enamel junction，CEJ）的裂纹，其发生根管纵裂的风险显著增加。有裂纹的患牙预后难以预测。

患者可能表现出紧咬牙或磨牙的习惯，称为咬合功能异常。咬合功能异常过程中产生的咀嚼力比正常咀嚼过程中产生的力更大、更持久。咬合功能异常的患者常主诉修复体或牙齿折裂（图 7-5）。仔细检查可发现尖牙引导缺失、牙尖或修复体折裂、切缘磨损或软组织功能异常，如在咬合平面发现舌嵴或白线。根管治疗后伴咬合功能异常的患牙应考虑行全牙尖覆盖的修复。

3. 美学考虑

患者对牙齿的保护意识越来越强，可能会有特定的要求。这可能是基于对某些材料的顾虑（如银汞合金）或纯粹出于美学考虑（如复合树脂修复体或全瓷冠）。

（六）用于根管治疗后患牙核修复的最佳材料

根管治疗后牙齿的核修复传统使用的充填材料是复合树脂和银汞合金。除了美学上的优点外，复合树脂还具有粘接性能好，银汞合金修复制备洞形更保守的优点。玻璃离子水门汀也可用于某些特定的临床病例。然而，由于该材料的抗压强度较差，它的使用应限于消除倒凹或垫底充填。不同的材料具有不同的特性，必须对其进行评估，以便为每种特定的临床情况选择最合适的材料。

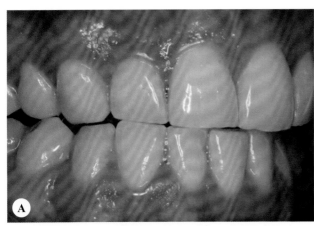
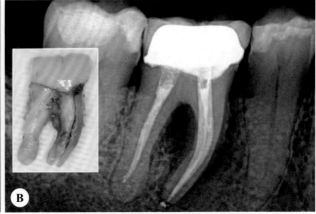

▲ 图 7-5　**A.** 牙齿磨耗导致牙面磨平、尖牙引导缺失、后牙咬合力过大；**B.** 牙根周围骨丧失提示根管治疗后下颌磨牙的近中根发生根纵裂。插图为拔除的患牙

（七）所有根管治疗的牙齿都需要做冠吗

如前所述，经过根管治疗的牙齿比未经治疗的牙齿更容易发生折裂（图 7-6）。根管治疗的磨牙通常需要覆盖牙尖保护。在可能的情况下，建议使用保守的覆盖牙尖的修复体，如高嵌体，而不是全冠。

高嵌体（或部分冠）可以保留牙齿的轴向壁，避免去除过多牙齿组织。全冠预备需预备患牙的颊侧壁和（或）舌侧壁，可能会损害牙齿结构，导致牙齿只剩下充填体核为牙冠提供固位，这可能会导致修复的早期失败。在这些情况下，高嵌体可以起到保护剩余牙齿结构、但不会明显削弱牙齿结构的作用。

高嵌体的修复材料可以选用复合树脂材料、瓷或金合金等。高嵌体修复的另一个优点是边缘通常位于龈上，更易于维护。

1. 前牙

根管治疗后的切牙或尖牙可不行冠修复，除非丧失大量的牙齿结构（如腭侧开髓孔伴邻面缺损），这种情况才考虑冠修复。全冠预备过程中前牙剩余的牙体组织量显著减小，尤其是在下颌。

考虑到美观问题，前牙有时可能需要全冠修复。当更保守的措施（如内漂白）未能达到预期效果时，可能会需要全冠修复（图 7-7）。

2. 前磨牙

根管治疗后，如果修复体涉及多个边缘嵴，

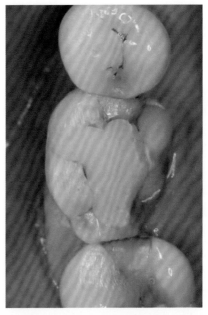

▲ 图 7-6　根管治疗后的下颌磨牙的舌尖由于牙齿修复不当而折裂，这本可以通过覆盖牙尖修复来避免

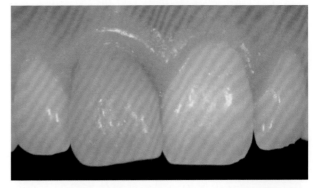

▲ 图 7-7　根管治疗后的上颌中切牙行内漂白术效果不佳，随后该患牙行全冠修复

前磨牙可能需要间接覆盖牙尖修复。而前磨牙的牙冠相对较小，冠预备后的剩余牙体组织量显著减小。在适当的情况下，在咬合条件允许的情况下，全瓷或复合树脂材料的部分冠可能是更理想的选择，以最大限度地保留冠部牙体组织。

3. 磨牙

根管治疗后的磨牙是最容易发生折裂的牙齿，所以保护牙尖的间接修复方式是必要的，特别是当一侧或两侧边缘嵴都不完整时。有几项研究表明，在根管治疗后进行间接覆盖牙尖的修复，磨牙的存留率更高（图 7-8）。

总之，虽然根管治疗的后牙通常需要覆盖牙尖修复，但只要有可能，这些修复体应限于高嵌体而不是全冠。

（八）根管治疗后牙齿修复和桩的目的

当剩余的牙体组织不足以支撑修复核时，就需要加桩。这种情况经常会发生在缺损的牙齿上。在决定是否放置桩时，需要考虑一些因素（框 7-4）。

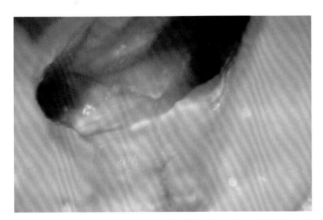

▲ 图 7-8　去除冠部修复体开髓进入髓腔后，利用放大设备可以明显地看到，经过根管治疗的磨牙发生了复杂冠折

框 7-4　加桩需考虑的因素
• 剩余牙体组织的量 - 牙本质肩领效应
• 能否为修复核提供足够的固位力
• 根管长度
• 根管弯曲度
• 根管壁牙本质厚度
• 咬合因素

由于需要加桩的患牙几乎总是需要采用覆盖牙尖的修复方式，所以必须考虑剩余牙体结构对修复核的支撑作用，以及修复后的固位力。与磨牙相比，前牙的冠相对较小，所以更需要桩修复。磨牙即使剩余的冠部牙体组织有限，牙髓腔通常也可为修复核提供足够的固位力。

要知道的是桩并不能加固牙齿，反而会将应力传导至牙根。足够的牙本质肩领可以削弱不当应力，使牙根免受过度侧向力。因此，与间接覆盖牙尖的修复方式一样，桩修复牙齿的寿命也取决于是否有足够的牙本质肩领。

有学者建议，桩的长度应大于或等于牙冠高度。然而，虽然达到最优的桩的长度很有必要，但保留足够长度的根尖部根管填充材料，以防止根尖周炎的持续发展，这也很重要。根尖部根管充填材料应保留至少 5mm，以保证充分的封闭。

桩的宽度似乎没有桩的长度那么重要，但桩对根管空间的良好适应是很重要的，水门汀是牙体 - 修复体复合体中最薄弱的一环。此外，较细的桩对侧应力的抵抗力较弱，这在颈周围区域尤为重要。学者们已经研究了桩的诸多使用特性，然而，这些特性多适用于金属桩系统，而不太适用于纤维桩粘接系统（表 7-1）。

表 7-1　桩使用的影响因素		
因　素	效　果	相关的桩系统
牙本质肩领	可预测性及延长寿命	任一种系统
长度	更多固位力	金属桩系统
宽度	影响不大，适合更重要	任一种系统
锥度	根折风险高，平行桩效果更好	金属桩系统
表面	锯齿状桩	金属桩系统
材料	根折，脱粘接	金属桩或任一种系统
吸水性	粘接失败	纤维桩系统

（九）桩的种类

临床上可用的桩系统有多种不同的类型，其可大致分为直接或间接桩系统。桩的制作有多种不同的设计和材质（表 7-2）。

表 7-2 桩的材质和类型	
直接金属	• 不锈钢 • 钛 • 金
间接金属	• 铸造黄金 • 铸造贵金属合金 • 铸造非贵金属合金
直接非金属	• 石英 • 玻璃 • 硅 • 碳

（十）什么类型的桩最好

传统上，间接铸造金属桩是修复根管治疗后患牙最常用的桩技术。然而，与铸造桩相比，纤维桩有更多的优势，因此越来越受欢迎。大多数纤维桩系统由石英或玻璃纤维制成，通过粘接固定在根管内（图 7-9）。

有报道认为金属桩系统存在一些缺点。预备铸造桩的桩道需要去除所有倒凹，因此可能导致去除过多健康牙本质。然而，最根本的问题是，金属桩缺乏弹性，无论是直接还是间接桩修复系统。研究表明，根折是一种常见的失败模式，多与金属桩相关（图 7-10）。这种失败往往是致命的，必须拔除患牙。

纤维桩的弹性模量与牙本质的弹性模量相近，因此很少引起根折。与纤维桩系统相关的失败病例往往更容易重新修复。纤维桩支持的修复体最常见的失败原因是桩脱粘接、继发龋或覆盖的复合树脂修复体折裂。纤维桩系统失败的主要原因是临床使用或口腔冷热温度变化过程中水分进入树脂 - 牙本质粘接界面。

已证实纤维桩的性能与铸造金属桩相当。总

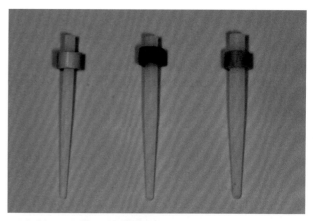
▲ 图 7-9　不同尺寸的纤维桩（RelyX Fiber Post, 3M ESPE, Neuss, Germany），注意桩的根尖部分是锥形的

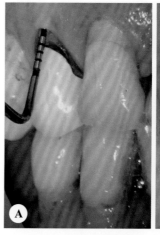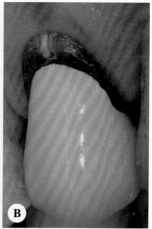
▲ 图 7-10　检查发现间接铸造金属桩冠修复的上颌第一前磨牙发生牙根纵折
A. 与纵折线相关的牙周探诊深度增加；B. 仔细检查发现根折断端分离

的来说，经过 7～11 年的临床随访，提示纤维桩的失败率为 7%～11%。

对于间接牙尖覆盖式的修复体，无论使用何种桩，足够的牙本质肩领对桩固位冠的存留率的影响最为显著。因此，虽然每个桩系统都有不同的优点和缺点，但最终修复后患牙的存留率将取决于剩余的冠部牙体结构的量。

（十一）根管内粘接存在哪些问题

在根管内使用粘接材料存在诸多挑战。例如，根管治疗后，在开髓洞形周围的牙本质壁和（或）桩的修复空间经常会有残留的牙胶和根管封闭剂。这些材料的实质性存在会对粘接产生非特异性干扰，而某些材料的使用，如含有丁香酚的封闭剂，将从化学上抑制复合树脂材料的聚合。因此，需谨慎处理粘接界面为粘接做好充分的准备。

粘接的另一个问题是根管本身的解剖结构。由于粘接界面的面积大于非粘接界面，聚合收缩会产生不利的应力，可能会导致牙本质粘接界面失败。

在根管内使用光固化材料也是一个问题，因为固化光不能充分地将光传输到粘接基质的所有界面。使用玻璃离子作为基底和（或）使用大块流动树脂、双重固化复合树脂材料可能有助于克服上述问题（图 7-11）。

二、临床实践基础

本章的其余部分介绍根管治疗后牙齿修复的临床实践，旨在提供实用的建议，以帮助读者实现预期的治疗目标。

三、根管治疗中的患牙诊间如何暂封

如前所述，需要根管治疗的牙齿应在根管治疗前完全去除龋坏组织及原有充填物，以确保准确判断牙齿的修复状态。这样能确保发现所有龋坏或裂纹。在开始根管治疗前，应先制作假壁，以确保在根管治疗时能进行橡皮障隔离及保持冠方封闭。制作假壁最合适的材料是复合树脂，它应该与配套的成形系统一起使用。临时填充材料和玻璃离子不应用于修复轴壁，因为它们可能会

导致微渗漏和（或）折裂。

一旦恢复轴壁，诊间暂封就比较简单了。当剩余牙体壁很薄时，开髓洞口不要太敞开，因为咬合力会向根尖部"楔入"临时修复体，使牙齿容易折裂。当髓室内放置棉球时，更容易发生这种"楔入"力，对直接作用于临时修复体的咬合力几乎没有抵抗力。

PTFE 胶带或 Cavit G（3M ESPE, Neuss, Germany）是棉球的更好替代品。它们可以放入牙髓腔并轻轻地压实。该材料可以充当"下密封层"，然后可以用更有弹性的临时材料［如 IRM（Dentsply Sirona, York, PA, USA）］来完成暂封。这种方法还能更好地阻隔细菌。在之后复诊时，可以在大量的喷水下使用超声工作尖轻松地去除材料。

如果认为牙齿在两次就诊之间发生折裂的风险较大，应考虑使用临时的高嵌体或冠，以防止发生折裂。

四、根管治疗后的牙齿最终修复的时间

本章前面部分讨论了根管治疗后牙体修复的目标。这些目标包括提供良好的冠方封闭，保护剩余的牙体组织，并恢复令人满意的美学效果。完成根管治疗后应尽快完成这些目标。临时修复时间过长会使牙齿发生折裂或微渗漏。磨牙更容易发生折裂。对于严重缺损或已有裂纹的患牙，风险会进一步增加。侧方𬌗或前伸𬌗的引导牙进行根管治疗后更应及时进行保护。

在完成根管治疗的同时应尽可能进行核修复。虽然没有确定具体的修复时间，但在根管治疗完成后的几周内，在患牙无症状的情况下，应完成最终的覆盖牙尖修复。

如果对根管治疗能否成功有顾虑，在进行最终的覆盖牙尖修复之前，可能有必要先评估愈合情况。在这种情况下，应该仔细考虑如果患牙在评估期间不行牙尖覆盖的修复方式的风险和益处。如果需要延迟最终的间接覆盖牙尖修复，那么临时修复体必须能提供充分的保护。对于磨牙，可采用牙尖覆盖的复合树脂修复或临时丙烯酸高嵌

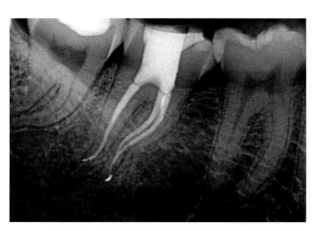

▲ 图 7-11　使用大块流动树脂充填开髓窝洞

体或冠修复。前磨牙应根据具体情况进行评估，如果需要大范围修复，并且涉及侧向运动，那么修复方案与磨牙一致。大多数情况下，3～6 个月是评估临床愈合（如复杂根管再治疗后愈合的迹象）的合适时间。指南建议，只能在至少 1 年后评估影像学愈合情况（见第 8 章）。

当前牙需要冠修复时，没有必要马上进行冠修复，因为修复体不会降低折裂的风险。根管治疗后的前牙通常因为美观的原因而行全冠修复。只有在使用了较为保守的方法（如牙齿美白和复合树脂修复）治疗无效后，才可采用这种方法。

五、根管治疗后的患牙需做哪些修复前准备

在完成满意的根管治疗后，必须制订最终的修复治疗计划。

使用粘接材料时，应确保完全清除髓腔内残余的临时材料和（或）根管填充材料。使用放大设备，如放大镜或牙科手术显微镜，有助于看到残留在开髓洞形内的根管充填材料。可以使用多种技术去除残余物，特别是使用专用的根管超声工作尖，配上大量喷水非常有效。专为根管治疗设计的超声工作尖可以畅通无阻地进入髓腔和根管，这在粘接桩时尤为有用。与使用高速车针或桩道预备车针相比，使用超声工作尖可以最大限度地减少去除牙本质的量。专门设计的显微毛刷也可以帮助清洁根管壁。

窝洞预备和根管预备会在开髓洞壁和根管壁上形成玷污层，从而对粘接产生不利影响。在根管预备完成后，使用 EDTA 溶液冲洗有助于清除玷污层。但是，如果随后进行桩道预备，则会形成新的玷污层。为了去除玷污层，应用磷酸对牙本质表面进行酸蚀。酸蚀也可以帮助去除残留牙胶或根管封闭剂。

含有丁香酚的根管和充填材料可能会抑制树脂基材料的聚合。为了解决这个问题，可以用异丙醇冲洗根管和髓腔，以螯合可能存在的任何游离丁香酚。

六、使用复合树脂材料修复根管治疗后的患牙时，需考虑哪些因素

根管治疗后的牙齿，特别是磨牙，常需要修复大量缺失的牙体组织。大面积的复合树脂修复或核修复技术要求比较高。特别是需要使用直接粘接材料重建牙齿的解剖形态，特别是邻接区域，可能具有挑战性。以下步骤将尽可能帮助读者实践这一过程。

首先，酸蚀所有可用的牙本质表面非常重要，包括根管入口。最好使用显微毛刷，以确保酸蚀剂完全放置在根管口内。其次，粘接剂也应该用显微毛刷来涂布，以便其进入根管内。最后，可以用纸尖吸出多余的粘接剂，以避免粘接剂的堆积，粘接剂的堆积可能导致固化不完全或在修复体和根管充填材料之间产生空隙，然后进行光固化。光传导可能存在困难，尤其是在根管有分叉或髓腔较深的情况下。在填充复合树脂材料之前，应确保所有粘接界面上粘接剂都固化良好。或者，使用化学或双重固化的粘接剂可能更合适。

鉴于前文所述的原因，根管或髓腔较深位置的复合树脂材料有时可能很难完全固化。刚开始，应充填一薄层树脂，以确保完全固化。一些大块复合树脂材料比传统的光固化复合树脂材料更加通透，具有更好的透光性，可以使光穿透材料的整个厚度。

当使用传统的复合树脂材料时，如何将修复材料和根管充填物紧密融合是一个挑战，充填不当会导致核与根管充填物之间出现空隙（图 7-12）。有时，材料可能很难填塞进根管口，而粘在充填器上。造成这种情况的一个可能原因是粘接树脂固化不完全。刚开始可以使用干净的大号垂直加压器帮助放置复合树脂材料。放置时应使用合适的滤光片避开来自辅助光源（放大镜或牙科手术显微镜）的光线，以避免光固化材料过早固化。

可用专门设计的大块流动复合树脂材料快速堆塑大的修复体和核。与传统复合树脂材料相比，

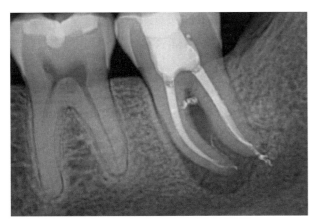

▲ 图 7–12　该复合树脂核的充填不太令人满意，在根管充填材料和核之间可看到空隙

大块复合树脂材料更容易充填且聚合收缩更小。此外，大块复合树脂材料比传统复合树脂材料更通透，更能有效地进行光固化。

七、修复前牙和后牙的区别

根管治疗后的患牙，一般通过直接塑形或间接修复进行永久修复。直接塑形（如复合树脂修复）适用于前牙，而后牙通常选择间接修复。

（一）前牙

1. 前牙直接修复

复合树脂修复体和核材料：如果根管治疗后的前牙，只有中度的牙体组织缺损，那么复合树脂材料的最终修复将是最佳选择。

现代粘接树脂材料和复合树脂材料在大多数情况下都能获得令人满意的美学效果（图 7–13）。当计划行全瓷冠或间接复合树脂材料修复时，复合树脂也可用于制作核。

理想情况下，应在橡皮障隔离下进行修复。当需要恢复牙齿的邻接时，还需要隔离邻近的牙齿。应在橡皮障隔离之前，即在牙本质脱水之前进行比色。如果患牙进行了内漂白，漂白剂产生的氧化产物可能会暂时性影响后续的粘接，因此，建议至少应在漂白后 2 周再使用粘接材料进行最终修复。

应确保根管填充材料的冠方止点位于釉牙骨质界以下，以避免影响最终修复的美学效果，内

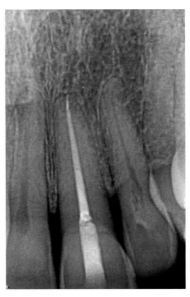

▲ 图 7–13　复合树脂修复，注意所使用的微创预备

漂白时也同样需要如此。

2. 前牙间接修复

(1) 贴面：由于根管治疗的前牙总是从腭侧开髓进入，为了保留更多牙体组织选用瓷贴面而不是全冠并不合理。从保留牙体的角度来看，由于全瓷冠新材料的发展，贴面的优势变弱；新的全瓷材料需要磨除更少轴向牙体组织，但又能获得良好的临床效果。

当内漂白的效果不理想且需要保守的解决方案时，直接复合树脂贴面是一种选择。应进行最低程度的牙体预备。

(2) 烤瓷熔附金属全冠：前牙经根管治疗后，若丧失了大量牙体组织，或者保守的美学治疗措施（如内漂白）未能取得满意的美学效果，则需要使用全冠修复。

前牙间接修复时通常选用烤瓷熔附金属全冠。然而，烤瓷冠的预备需要磨除牙齿颊面（和其他面）的牙体组织（1.8～2mm）。因此，轴壁牙体组织的缺失可能会显著降低剩余牙体组织的强度。冠预备时应考虑对剩余牙体组织的影响。

烤瓷冠适用于需要修复的牙齿有金属核或桩，不能使用半透明的全瓷修复体，或者当剩余牙体组织明显变色需要遮色时。

(3) 全瓷冠：全瓷冠越来越多地被推荐作为前

牙和后牙的有效修复方法，并逐渐取代烤瓷冠。现代全瓷材料较薄的厚度就有足够的强度来承受正常临床使用时所施加的力。当与牙色的桩和核材料一起使用时，它们的美学效果远优于传统的烤瓷冠。全瓷修复体在靠近软组织的颈缘区和切缘美学优势最显著，呈现半透明状。如前所述，减少磨除轴向牙体组织对前牙最有利（图7-14）。

（二）后牙

1. 后牙直接修复体和核材料

（1）银汞合金修复体与核：传统的银汞合金修复需要向邻面扩展，但又不覆盖牙尖，造成冠折和根折的风险高，因此不能作为根管治疗后磨牙的永久修复体。因此，在可能的情况下，银汞合金修复应有至少2mm的牙尖覆盖。牙尖覆盖银汞合金修复体可作为磨牙的临时修复体。

修复经根管治疗的上颌磨牙时，应注意保护功能尖腭尖；颊尖的覆盖不是必需的，尤其是在侧向运动没有侧向接触时。修复下颌磨牙时，应保护所有牙尖。

银汞合金常被用作后牙牙尖覆盖修复前的核材料。使用银汞合金作为根管治疗后牙齿的核材料时，建议使用Nayyar核技术。该技术需去除每个根管冠方2~4mm的牙胶；要使用加热器械而不是机械方法去除根管充填物。如果使用旋转器械去除根管冠方的填充物时（如GG钻），必须非常小心，以避免去除过多的牙本质，特别是在磨牙的根分叉区域，过度去除牙本质可能导致牙根的带状穿孔。

将根管充填物的冠方部分压实至适当的部位后，用垂直加压器将银汞合金填塞至根管口内。根管的分叉及髓腔的倒凹为冠根桩和核提供了固位。髓腔内的银汞合金对水平和垂直方向的力都有抵抗力（图7-15）。

（2）复合树脂修复体与核：通常复合树脂修复体不能作为具有功能的根管治疗后后牙的最终修复方式。除非牙齿结构仅有少量丧失且边缘嵴保持完整。

在修复根管治疗后的牙齿时，由于龋坏或开髓导致的大量牙体组织丧失会使大面积的复合树脂直接修复更具挑战性。当牙体组织大量丧失时，重建牙齿的解剖形态，尤其是磨牙的邻接区域会很困难。如果后期修复需要覆盖牙尖，那么用大面积的直接复合树脂修复会更复杂。对于根管治疗后患牙牙尖不发生折裂所需要的复合树脂材料的最小厚度，目前尚未达成共识，但2~3mm似乎是合理的（图7-16）。

建议在橡皮障隔离下行复合树脂充填术。当需要恢复牙齿的邻接区域时，可能需要隔离相邻的几颗牙齿。可以用牙线结扎来固定橡皮障，使其不会影响正在修复的牙齿的邻接区。需要适当的成形系统以使修复材料更好地恢复邻接区。理想情况下，当使用金属成形片时，邻接区应放入楔子，然后抛光，以确保最佳的效果。

在手术显微镜或放大镜的辅助下，使用垂直加压器可使复合树脂材料压入根管口。使用化学固化或双重固化的复合树脂材料可以克服光在牙

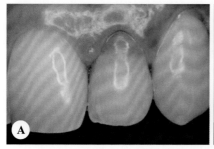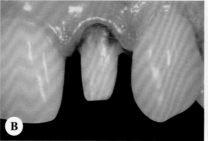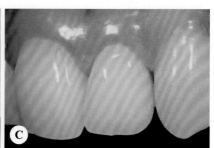

▲ 图7-14　A. 根管治疗后变色的上颌侧切牙不能通过塑性修复达到满意的效果；B. 牙齿进行全瓷冠修复预备；C. 牙冠最终用粘接材料粘接［经 Quintessence Publishing 许可转载，改编自 Mannocci F, Cavalli G, and Gagliani M (2008) Adhesive Restoration of Endodontically Treated Teeth.］

髓腔和不同的根管内传输不足的问题。

2. 后牙间接修复

推荐根管治疗后的磨牙行全覆盖的间接修

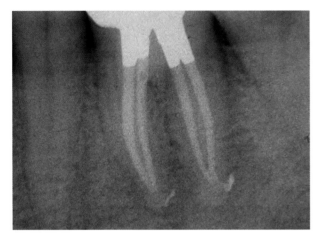

▲ 图 7–15 下颌第一磨牙完成根管治疗后制作银汞 Nayyar 核

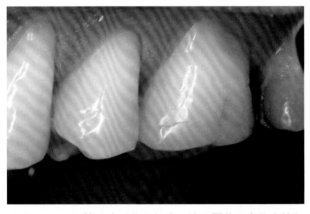

▲ 图 7–16 根管治疗后的上颌磨牙使用覆盖牙尖的直接复合树脂修复

复方式是基于牙尖覆盖修复方式可以显著提高牙齿的存留率的科学研究。作者认为，嵌体或部分牙尖覆盖的修复方式一般不适用于根管治疗后的后牙。高嵌体修复比全覆盖修复更可取，它能保留更多的牙体组织，延长牙齿寿命。全冠修复通常适用于根管治疗后牙齿的原牙冠需要更换的情况。

(1) 金合金高嵌体：经过根管治疗的后牙往往缺损严重，因此金合金高嵌体可能是最保守的修复方法，其预备可以根据需要定制，以最佳保存剩余的牙齿组织（图 7–17）。

修复非功能尖，间接金合金修复体所需的空间可低至 0.7mm，而修复功能尖则至少需要 1.5mm 的空间。金合金高嵌体尤其适用于咬合空间有限的病例。若计划使用金合金高嵌体修复，通常建议覆盖所有牙尖，特别是有咬合功能异常的患者，因为当修复体的对𬌗为天然牙时，瓷更易磨损，并且容易折裂。

(2) 金合金冠：与金合金高嵌体一样，金合金冠只适用于不用考虑美观的牙齿。与烤瓷冠相比，全覆盖的间接金合金修复体可以保留更多的牙体组织，因为所需的牙体预备量较少。其预备量与金合金高嵌体相当。

(3) 烤瓷冠：烤瓷冠仍被用于根管治疗后牙的间接修复。烤瓷冠修复的一个缺点是需要大量磨除牙体组织，以便为金属和瓷材料提供足够的空间（图 7–18）。其美学效果可能也不如全瓷冠。

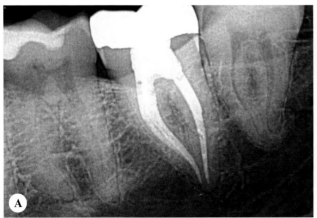
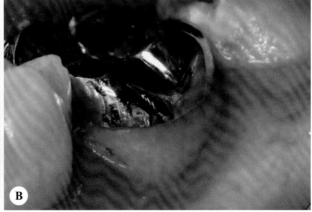

▲ 图 7–17 经根管治疗的下颌第二磨牙用复合树脂核和金高嵌体修复后的 X 线（A）和临床照片（B）

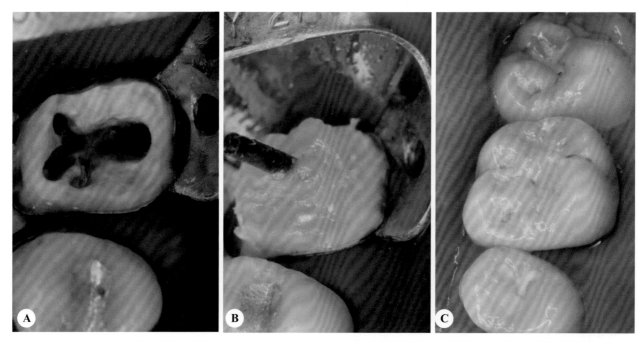

▲ 图 7–18　A. 根管治疗后，缺损的上颌第一磨牙需要修复；B. 放置纤维桩和树脂核；C. 最终的烤瓷冠粘接后
经 Quintessence Publishing 许可转载，改编自 Mannocci F, Cavalli G, and Gagliani M (2008) Adhesive Restoration of Endodontically Treated Teeth.

(4) 间接复合树脂高嵌体和冠：通常在行复合树脂高嵌体或冠修复之前应先充填自固化的或双重固化的复合树脂核。理想情况下，核的颜色应该与周围牙本质的颜色不同，这样才有可能将牙体组织与修复材料区分开来。在间接修复的预备过程中，核起到了导向的作用。

随着人们对牙齿结构保护意识的不断提高，以及粘接技术的进步，在行牙尖覆盖的修复时，更应注重保留牙体组织。近年来，一些技术和原则变得更加明晰，特别是全瓷、复合树脂高嵌体和冠。间接修复体通常采用光固化微陶瓷复合树脂材料。这些材料通常比直接修复的传统或混合填料复合树脂材料具有更高的抗折裂性能，然而其抗折性能低于全瓷。直接和间接复合树脂修复存留率的差异主要是由于直接粘接与使用的水门汀粘接获得的粘接强度的差异。

间接复合树脂高嵌体修复需要的牙体预备量最少为 1.5～2mm。预备的边缘通常是 90° 肩台，窝洞内的线角圆钝，邻面洞型需扩展至接触点以下，内壁应该外展，以避免预备过程中产生倒凹。通常建议覆盖所有牙尖的厚度为 2.5～3mm。

可以将玻璃离子水门汀或流动树脂放置在根管填充材料上，以达到预备所需的厚度和窝洞形态。间接树脂和瓷修复体通常用粘接树脂水门汀进行粘接，粘接过程应在橡皮障隔离下进行（图 7–19）。

(5) 全瓷冠和高嵌体：现在有许多全瓷修复体系统。全瓷修复体越来越受欢迎，其中最常用的材料是二硅酸锂和氧化锆。数字扫描技术的发展也促进了计算机辅助设计和计算机辅助制造（computer-aided design and computer-aided manufacturing，CAD/CAM）技术在全瓷修复体制作中的应用。经过 5 年的观察，发现后牙全瓷冠与烤瓷冠的存留率相当；传统的全瓷冠和 CAD/CAM 全瓷冠都是如此。然而，全瓷修复体可能不是咬合功能异常患者根管治疗后患牙的理想选择。也有证据表明，在根管治疗后的死髓牙上进行部分覆盖的 CAD/CAM 修复，比活髓牙更易发生折裂。

八、加桩的时机

决定是否需要桩时必须考虑的因素见框 7-4。如前所述，如果剩余的牙齿结构不足以为核提供固位，则需要加桩。然而，无论是否使用桩，足够的牙本质肩领是决定间接牙尖覆盖修复体效果的最关键因素（图 7-20）。

在动态功能载荷作用下，桩将向根部施加应力，这可能导致牙根折裂。如果在预备冠的边缘有至少 2mm 的牙本质肩领，在一定程度上可以防止这些力对牙根产生不利影响。

在无法获得足够的牙本质肩领的情况下，可能需要考虑牙冠延长术或正畸牵出牙齿。这些治疗措施可以使修复体边缘位于自洁区，而且不会影响生物学宽度（图 7-21）。

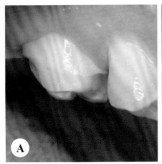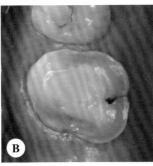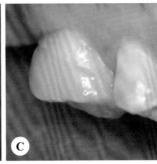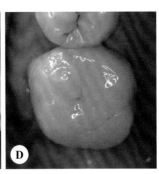

▲ 图 7-19　根管治疗后上颌磨牙需要牙尖覆盖保护
A 和 B. 高嵌体预备；C 和 D. 使用粘接树脂水门汀完成高嵌体粘接

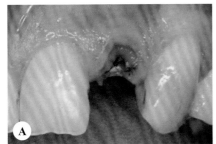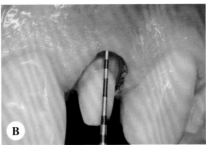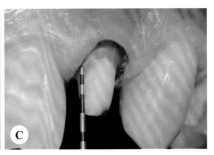

▲ 图 7-20　即使是这个严重缺损的上颌侧切牙，也可以获得 3mm 的牙本质肩领。理想情况下，牙本质的肩领应包含所有牙面
经 Quintessence Publishing 许可转载，改编自 Mannocci F, Cavalli G, and Gagliani M (2008) Adhesive Restoration of Endodontically Treated Teeth.

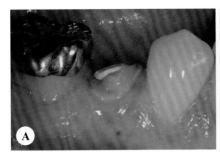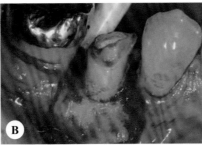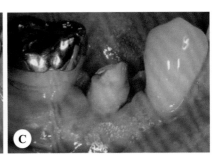

▲ 图 7-21　行冠延长以获得足够的牙本质肩领
A. 治疗前，牙齿结构不足以支持间接修复；B. 翻瓣，向根方去骨重新修形；C. 术后为最终修复体提供了 2～3mm 的牙本质肩领（图片由 Dr Edward Sammut 提供）

应尽量在橡皮障隔离下进行桩的预备和粘接，在这种情况下可以使用劈障技术。若使用间接桩修复，在两次复诊期间应保证良好的冠方封闭。

（一）间接桩

桩可以直接修复，也可以间接修复。间接修复桩通常是铸造金属桩，可以用丙烯酸模型在口内直接制作完成，或者更多的是在完成桩道和冠预备之后取印模制作完成。

预备拟行间接铸造金属桩修复患牙时，必须确保去除所有的倒凹，并消除薄壁弱尖。通常使用专用的桩预备工具包进行预备，该工具包提供标准尺寸的钻、相应的印模和临时桩（图7-22）。重要的是，在取印模和粘接时，要确保去除多余的根充材料及碎屑。

（二）直接桩（预成桩）

1. 金属桩

现代大多数直接金属桩系统多设计成锯齿形成螺纹形平行桩。这些桩通常由钛或不锈钢合金制成。锯齿状平行桩被证明固位性更强，并且比光滑的锥形桩更不易引起根折。金属桩可以用粘接剂粘接，然后直接堆塑复合树脂核。直接金属桩的使用原则与纤维桩相同。

2. 纤维桩

市场上有多种纤维桩系统（图7-23）。间接金属桩修复牙齿的存留率与使用预制纤维桩、复合树脂核和冠修复牙齿的存留率相似。

使用纤维桩系统时，可在根管治疗的同时进行桩的预备和粘接。这样做有以下几个优点。

- 根管的方向和解剖结构明确，因此在桩道预备时发生医源性事故的风险最小。
- 在根管治疗完成后立即放置桩，可以封闭根管的冠方部分，减少了根管的微渗漏，同时避免使用临时桩冠，临时桩冠可能会出现微渗漏和（或）脱粘接。
- 在根管治疗的同时进行冠预备，减少了就诊次数和整体治疗时间。

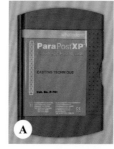
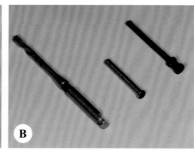

▲ 图 7-22　A. 桩预备系统（ParaPost XP, Coltène Whaledent XP, Altstätten, Switzerland）；B. 与钻相匹配的临时桩和印模桩

在桩道预备过程中使用橡皮障时必须谨慎，因为可能会很难正确定位牙齿的方向，导致在根管内使用旋转器械时方向偏移，尤其是牙齿有严重扭转或倾斜时。在预备和放置纤维桩时可能出现其他问题，这些问题和处理措施见表7-3。

纤维桩固位树脂核修复的临床操作顺序如下（图7-24）。

(1) 桩道预备：理想情况下，根管预备应是微创的。使用桩道钻去除不必要的牙本质会使根管壁变薄，使牙齿变弱。

(2) 根管牙本质预备：可用旋转器械（如GG钻）清除根管上段牙胶，也可在放大设备下使用超声器械去除牙胶。如果在根管治疗过程中使用了丁香酚类封闭剂，可以用异丙醇冲洗根管。

(3) 根管壁牙本质粘接：纤维桩应使用化学或双固化树脂粘接，通常需要先酸蚀根管壁牙本质。使用纸尖彻底干燥根管。牙本质粘接剂应与树脂水门汀一起使用，以使桩固定到位。也可辅以使用细长的显微毛刷涂布粘接剂，可用纸尖蘸除多余粘接剂避免堆积，然后完成光固化。目前有许多自酸蚀粘接剂可用于纤维桩的粘接。

(4) 桩的准备：如果粘接前已在根管内试过桩，应将桩表面用酒精擦干净，然后在表面涂上粘接剂，轻轻吹干，建议进行桩的硅烷化。

(5) 桩的粘接：用专门设计的输送头将粘接剂注入根管，以便于将其注入桩道底部（图7-25）。使用专用的输送头可确保粘接剂充满整个根管空隙，防止形成气泡。将选定的桩插入到根管中至

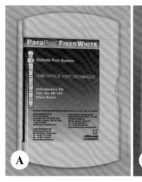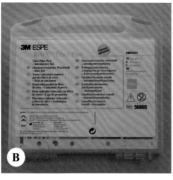

▲ 图 7-23 纤维桩系统

A. Para Post 白色纤维桩（Coltène Whaledent XP, Altstätten, Switzerland）；B. Rely X 纤维桩（3M ESPE, Neuss, Germany）

预定的长度。应避免晃动桩，以减少空气混入。如果有必要，材料应进行光固化，确保在固化过程中桩保持原位。

（6）堆核：可以用粘接桩的双重固化复合树脂来堆剩余的核，也可以使用传统的光固化复合树脂。确保复合树脂完全覆盖桩非常重要，以防止水分吸收到桩核复合体中。如果需要缩短桩的长度，应在堆核前用金刚砂车针在大量喷水下调改。

（7）冠预备：可在同一次就诊时完成。

表 7-3 纤维桩预备和放置时出现的问题和处理措施	
问 题	处理措施
牙胶难以去除	<ul><li>使用放大设备</li><li>用 DG 16 探针确认根管填充材料为牙胶（这是为了确保根管填充材料不是树脂材料或糊剂）</li><li>使用 2 号 GG 钻轻柔去除牙胶（仅需轻轻施加压力）</li><li>保留至少 5mm 的根尖牙胶封闭（可在 GG 钻的柄上放置橡胶或硅胶止动片，辅助控制深度）</li><li>如果 GG 钻未钻出牙胶，则方向可能是错误的（不应过度施加压力）</li></ul>
确定桩预备尺寸的问题	<ul><li>评估术前 X 线以评估根的长度、宽度和弯曲位置（桩道预备应重视这些问题）</li><li>使用带橡胶 / 硅胶止动片的垂直加压器或根管锉确定根管长度（确保保留 5mm 的根尖充填）</li><li>按顺序手动使用桩道钻来"判定"桩的合适尺寸（避免过度预备）</li><li>桩应尽可能多地占据根管空间（应尽量减少粘接剂）</li></ul>
桩预备的问题	<ul><li>使用放大设备</li><li>使用非切割尖的器械确定根管方向，如在使用桩道钻前应先使用 GG 钻</li><li>预先测量桩道钻，放置橡胶 / 硅胶止动片以确保保留根尖 5mm 的牙胶</li><li>按顺序使用桩道钻</li><li>确保桩道不过度预备</li></ul>
难以获得清洁的粘接界面	<ul><li>使用放大设备</li><li>使用带喷水的超声工作尖或使用小号长颈球钻去除残留的牙胶和封闭剂</li><li>用显微毛刷蘸异丙醇去除残留的牙胶和封闭剂</li><li>用显微毛刷、牙间隙刷或纸尖蘸 37% 磷酸清洁根管壁，为牙本质粘接做好准备</li></ul>
桩未达到预备长度	<ul><li>手动检查预先测量的桩道钻是否达到正确的长度</li><li>确保桩的位置恰好在相同的长度（可以在桩上放置橡胶或硅胶止动片）</li><li>拍摄 X 线以确保桩完全就位</li><li>桩的间隙可能会被桩预备过程中产生的牙本质碎屑所占据，需要冲洗根管以确保去除碎屑</li></ul>
不能酸蚀粘接整个桩	<ul><li>使用显微毛刷酸蚀、干燥、粘接桩</li><li>如果显微毛刷达不到桩的预备深度，可以使用纸尖</li><li>过多的水分和粘接剂也可用纸尖吸干</li><li>由于光在桩道的传播距离有限，应使用化学或双固化的材料（粘接剂和树脂水门汀）</li></ul>

（续表）

问　题	处理措施
桩粘接剂中的气泡	• 将水门汀充填到桩道内，而不是将水门汀涂到桩上 • 使用为粘接桩设计的专用输送头 • 确保输送头到达桩道的底部 • 缓慢退出输送头，同时确保材料一直被挤出。理想情况下，材料应能将输送头尖端推出桩道，这将防止气泡的产生 • 将桩缓慢轻柔地放入桩道，请勿让桩反复进出根管
核完成后桩暴露	• 桩的冠方部分应埋在复合树脂中，因此应在核的最终水平以下 2mm 处切断桩，以避免水分吸入到粘接复合体中 • 评估桩的可用高度及冠预备情况，确保对桩进行适当切割 • 用锋利的旋转器械（最好是金刚砂车针）在水冷却下完成桩的切割

表 7-3　纤维桩预备和放置时出现的问题和处理措施

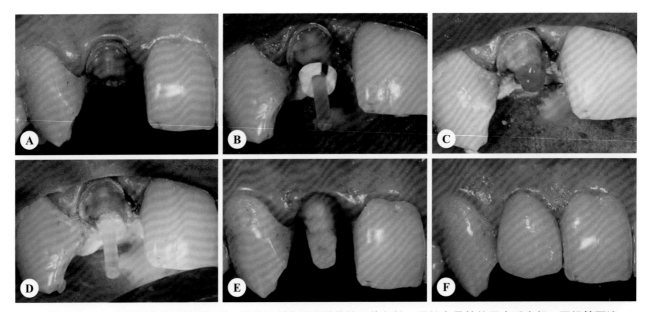

▲ 图 7-24　A. 去除原来的冠和龋坏后，评估了剩余牙齿结构的可修复性，显然有足够的牙本质肩领，牙根管再治疗也已完成；B. 选择合适的桩；C. 根管壁酸蚀、冲洗和干燥；D. 光固化树脂水门汀，然后完成复合树脂核堆塑；E. 完成冠的预备；F. 随后全瓷冠修复

经 Wiley-Blackwell 许可转载，改编自 Patel S and Duncan H (2011) Pitt Ford's Problem-Based Learning in Endodontology.

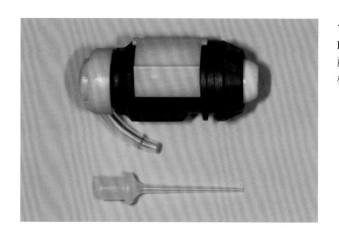

◀ 图 7-25 可用于粘接纤维桩的树脂水门汀
Rely-X Unicem（3M ESPE, Neuss, Germany）
配有一个输送头，有助于将水门汀输送到
桩道中

要点总结

- 在修复根管治疗后的牙齿时，必须完成如下目标。
  - 提供足够的冠方封闭。
  - 保护剩余的牙齿结构，防止折裂。
  - 重新塑形，特别是接触区。
  - 恢复咬合功能。
  - 恢复美观。
- 只有完全去除原修复体和去净龋坏后才能对根管治疗后的牙齿进行评估。必须考虑开髓孔的影响，也必须考虑所有裂纹的位置和范围。
- 根管治疗后牙齿的修复受多种因素的影响，包括在口腔内的位置、剩余的冠部牙体组织的量、咬合和美学要求。
- 大量的研究表明，完成根管治疗后，采用间接的牙尖覆盖修复体修复磨牙存留率更高。研究还表明，用牙冠修复根管治疗后的前牙似乎没有任何优势。
- 间接牙尖覆盖修复体的预后与获得足够的牙本质肩领效应的能力相关。牙本质肩领可定义为预备边缘冠方的健康牙本质圈（具有足够的高度和厚度）。
- 当没有足够的牙齿结构来支撑核时，需要桩。这种情况多见于缺损较大的牙齿。在决定是否要放置桩时，有必要多做一些考虑。桩多用于前牙。
- 使用现代粘接材料有助于在根管治疗后的牙齿中放置桩和核，从而可以最大限度地保存剩余牙体组织，同时尽可能地恢复美观。
- 越来越多的证据支持使用纤维桩修复缺损严重的根管治疗后患牙。纤维桩的性能似乎与直接和间接金属桩相当，而且治疗失败后更容易重新修复。

自我测评

请选择一个最佳答案。

SBA7-1 对根管治疗后磨牙存留率影响最大的修复因素是哪一项？

A. 使用的核材料。

B. 是否放置桩。

C. 开髓孔的大小。

D. 采用有牙本质肩领的牙尖覆盖式的修复体。

E. 堆塑核过程中橡皮障的使用。

SBA7-2 根管内粘接的不利影响因素是哪一项？

A. 在放置修复体之前，清洁并预备粘接界面。

B. 使用化学或双重固化材料。

C. 使用放大设备。

D. 丁香酚基的封闭剂。

E. 使用合适的显微毛刷和输送头放置材料。

SBA7-3 预约就诊期间临时修复体应做到哪一项？

A. 应放置在髓腔内的棉球上。

B. 不需要提供良好的密封，因为根管内的药物会提供足够的抗菌性。

C. 制订治疗计划，使治疗后的牙齿折裂的风险降到最低。

D. 应与牙齿的颜色相匹配。

E. 理想情况下使用玻璃离子水门汀。

SBA7-4 间接树脂牙尖覆盖式修复体有以下哪一项特点？

A. 与直接树脂修复体相比，抗折裂能力较差。

B. 适用于有咬合功能障碍患者的磨牙。

C. 不适用于根管治疗后牙齿的修复。

D. 与全瓷修复体相比，抗折裂性更差。

E. 只需要 1mm 的咬合空间。

SBA7-5 桩固位修复体失败的主要原因是哪一项？

A. 桩的长度不足。

B. 使用金属桩。

C. 使用锥形桩。

D. 牙本质肩领不足。

E. 使用非粘接性水门汀。

推荐阅读

[1] Al- Nuaimi N, Patel S, Austin RS, and Mannocci F (2017) A prospective study assessing the effect of coronal tooth structure loss on the outcome of root canal retreatment. *International Endodontic Journal* 50, 1143–57.

[2] Chen S- C, Chueh L- H, Hsiao CK, Wu H- P, and Chiang C- P (2008) First untoward events and reasons for tooth extraction after nonsurgical endodontic treatment in Taiwan. *Journal of Endodontics* 34, 671–4.

[3] Ferrari M, Cagidiaco MC, Goracci C, Vichi A, Mason PN, Radovic I, et al. (2007) Long- term retrospective study of the clinical performance of fiber posts. *American Journal of Dentistry* 20, 287–91.

[4] Mannocci F and Cavalli G (2008) Fibre posts. In: Mannocci F, Cavalli G, and Gagliani M (eds) *Adhesive Restoration of Endodontically Treated Teeth*. pp. 73–78. London: Quintessence.

[5] Nayyar A, Walton RE, and Leonard LA (1980) An amalgam coronal- radicular dowel and core technique for endodontically treated posterior teeth. *Journal of Prosthetic Dentistry* 43, 511–15.

[6] Nejatidanesh F, Amjadi M, Akouchekian M, and Savabi O (2015) Clinical performance of CEREC AC Bluecam conservative ceramic restorations after five years— a retrospective study. *Journal of Dentistry* 43, 1076–82.

[7] Schillingburg HT, Jacobi R, and Brackett SE (1987) *Fundamentals of Tooth Preparations for Cast Metal and Porcelain Restorations*. Chicago: Quintessence.

[8] Sorensen JA and Engelman MJ (1990) Ferrule design and fracture resistance of endodontically treated teeth. *Journal of Prosthetic Dentistry* 63, 529–36.

[9] Sorensen JA and Martinoff JT (1984) Intracoronal reinforcement and coronal coverage: a study of endodontically treated teeth. *Journal of Prosthetic Dentistry* 51, 780–84.

[10] Stankiewicz NR and Wilson PR (2002) The ferrule effect: a literature review. *International Endodontic Journal* 35, 575–81.

自我测评答案

SBA7-1 答案是 D。有许多研究表明，牙尖保护可以提高根管治疗磨牙的存留率。这说明结构破坏是根管治疗后患牙失牙的主要原因。虽然开髓口应该尽可能小，由于现有修复体导致的整体牙体组织量的减少似乎与之更相关。唯一的例外可能是治疗后的磨牙所有轴壁完整且有足够的厚度，这种特定的情况下不需要牙尖保护。

SBA7-2 答案是 D。研究表明，当牙本质内渗入丁香酚时，树脂的粘接强度会降低。其他的答案都有助于在粘接修复之前获得干净的粘接表面。除了确保粘接表面经过机械清理之外，还可以用异丙醇螯合游离的丁香酚进行清洁。

SBA7-3 答案是 C。由于根管治疗后的牙齿更容易折裂，所以在预约就诊之间应尽量减少这种风险。理想情况下，应避免在牙髓腔内放置大量的棉球，以防止临时修复体因咬合力而发生垂直移位。这可能会导致修复体的"楔入"和牙齿潜在折裂的可能，尤其是当轴壁较薄时。在特殊情况下，应考虑使用正畸带环、铜环或临时冠。

SBA7-4 答案是 A。有证据表明，间接复合树脂修复体比直接复合树脂修复体具有更好的抗折裂性。间接修复的其他优点是更容易获得需要的咬合形态和邻接形态。然而，复合树脂修复体（直接和间接）的存留率低于全瓷、烤瓷和金修复体。每个病例都应仔细考虑，以确保没有增加可能导致折裂的风险因素（如咬合功能异常）。

SBA7-5 答案是 D。虽然已经发表了很多关于修复根管治疗后牙齿的桩的理想特性的文章，但很明显，这些牙齿的存留率主要与是否存在足够的牙本肩领效应有关。能够使牙尖覆盖修复体固位，又不会对桩核复合体产生不良的应力，需要有一个最小的牙本质肩领（至少 2mm 高并有足够的厚度）。虽然列出的其他因素是相关的，但在使用纤维桩时，它们似乎不太重要。

第 8 章 疗效评估
Treatment outcomes

Justin J. Barnes　Shanon Patel　著

本章将介绍影响牙髓治疗效果的基本理论，继而探讨如何将其应用到临床实践中。阅读整章内容后，我们需要理解如何将牙髓治疗效果的理论和实践联系在一起。

一、牙髓治疗效果的含义

牙髓治疗的目的是预防或治愈根尖周炎症。在评价牙髓治疗的效果时，我们本质上是在评估是否能够达到这个目的。因此理想的疗效是，无论术前是否存在根尖周炎的症状和体征，通过牙髓治疗后，根尖周炎症都能消退。然而在有些病例中，牙髓治疗后患牙仍然会发生根尖周炎的急性、顽固性或复发性根尖周炎症。

以下几种方法可以评估和分类牙髓治疗的效果。

- 严格的标准：无主观症状、无临床体征、经过牙髓治疗后影像学检查根尖周透射影像消失，这样可以被定义为成功或愈合（图 8-1）。但这是理想的效果，临床上所有病例都实现这一目标是很难的。
- 宽松的标准：无主观症状、无临床体征、经过牙髓治疗后影像学检查根尖周透射影范围缩小（或至少没有增加），才能被认为是成功或愈合（图 8-2）。这是一种更实际的评价方法，特别是目前的诊疗手段还无法对整个根管系统进行彻底的消毒以使其达到无菌状态的时候。

在过去的 20 年里，学者提出了牙髓治疗后患牙的"存留率"这种更为实用的方法来评估牙髓

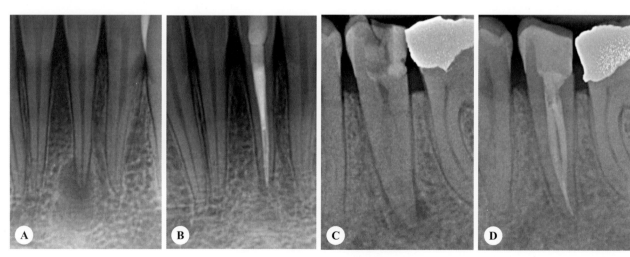

▲ 图 8-1　根据严格标准的疗效评估

A. 下颌切牙术前 X 线显示根尖周透射区的存在；B. 根管治疗后 1 年拍摄的 X 线，显示根尖周透射区完全消失；C. 下颌前磨牙术前 X 线显示根尖周透射区的存在；D. 根管治疗后 1 年拍摄的 X 线，显示根尖周透射区完全消失

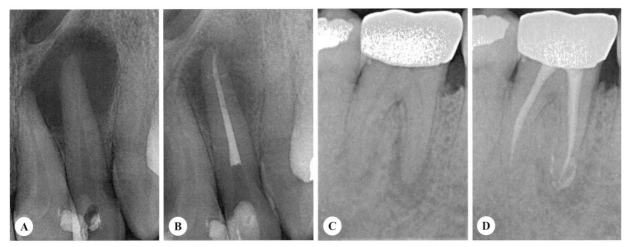

▲ 图 8-2　根据宽松标准的疗效评估

A. 上颌切牙术前 X 线显示相对大范围的根尖周透射区；B. 根管治疗 1 年后拍摄的 X 线，显示根尖周的透射区范围减小；C. 下颌磨牙术前 X 线显示根尖周透射区；D. 根管治疗 1 年后拍摄的 X 线，显示远中根根尖周透射区消失，但近中根根尖周透射区仅缩小，可能是由封闭剂"超充"所致。在这两种情况下，患者都没有症状，并且能够使用经过牙髓治疗的牙齿。根据严格的标准，这些病例不能被认为是"成功"的，因为根尖周的透射区还没有完全恢复

治疗的效果，可定义为根管治疗后的患牙无临床症状，能够正常行使功能（称为"无症状功能牙"），有一点类似于评估种植牙的标准。这一评价方法并没有考虑根尖周炎症在根管治疗后是否被预防或已经被治愈。但在对根管治疗和种植牙进行比较时，存留率的评估是有意义的。

如果患者不了解牙髓治疗的预期效果，以及牙髓治疗与其他治疗方案（如种植牙或冠桥修复）效果的比较，患者就无法选择采用哪种治疗方案，并做出知情同意的决定。如果临床医生认为治疗过程超出了自身能力和技术范围，或者就诊于另一位医生可能可以获得更好的疗效，应与患者就这一问题讨论。同样重要的是，临床医生应该一开始就向患者说明这一点。

用术语"成功"或"失败"来区分治疗结果是主观的概念，一个人对成功 / 失败的定义可能与另一个人完全不同。例如，一颗做过根管治疗的患牙，它可能没有症状，并且功能正常；但患牙的窦道持续存在，根尖周透射影范围增大。患者会认为牙髓治疗是成功的，因为他们没有出现症状，而且可以正常使用这颗牙齿，患者甚至可能没有意识到窦道的存在。然而从临床医生的角度来看，这种牙髓治疗显然不是成功的。如果临床医生告诉患者牙髓治疗已经"失败"，患者可能理解为临床医生没有能力实施治疗而导致失败，而不是顽固性疾病。出于这个原因，建议尽量避免使用"成功"和"失败"这样的措辞，或者至少临床医生应根据牙髓治疗目的，向患者明确界定它们的含义。推荐一些其他术语用以评估牙髓治疗的效果，如"治愈 / 愈合中 / 病变持续存在"或"有效 / 无效"。遵循欧洲牙髓病学会目前公布的现行指南，本书使用了"良好""不确定""不良"3 个术语来对牙髓治疗的效果进行分类。

二、根管治疗和根管再治疗效果的影响因素

根管治疗和再治疗的效果非常好，取得良好结果的概率可以高达 95%。有几个预后因素可能会影响治疗效果（框 8-1）。大量文献评估了这些因素对根管治疗和再治疗效果的影响。系统评价发现很难比较这些研究的结果，因为治疗方案和记录数据的细节有很大差异。尽管有这种差异性，但仍有有力的证据支持影响根管治疗和再治疗效果的因素有 3 个：根尖周组织的术前状态，根管充填的质量和长度，冠部修复的质量。

框 8-1　影响根管治疗及根管再治疗结果的因素

影响结果的因素
- 根尖周组织的术前状态
- 根管充填质量
- 冠方修复的质量

可能影响疗效的因素
- 患者的身体状况
- 术前窦道状态
- 临床医生的经验
- 橡皮障的使用
- 用于根管预备的锉的类型
- 使用的冲洗液类型
- 根管治疗的次数
- 使用的药物类型
- 使用的根管充填材料类型
- 用于充填根管的技术
- 牙齿的类型，如磨牙或非磨牙

对疗效没有影响的因素
- 患者性别
- 患者年龄

（一）根尖周组织的术前状态

在以下情况下牙髓治疗的效果通常良好。

- 活髓牙（例如，严重的龋坏无法充填，因为对𬌗牙要进行种植修复而选择性牙髓治疗的牙齿）。
- 牙髓炎患牙（如不可复性牙髓炎）。
- 非感染性牙髓坏死的患牙（如牙外伤的初始阶段）。

影像学上，这些牙齿无术前根尖周透射影，牙髓治疗后获得良好效果（即保持健康的根尖周状态）的概率为 95%。

有根尖周炎体征的患牙（如根尖周存在透射影像）获得良好效果（即牙髓治疗后原根尖周炎愈合）的概率为 85%。这可能是由于与无根尖周炎的患牙相比，患有根尖周炎的患牙根管系统更有可能存在感染，特别是根尖区。

对于术前根尖周病变的大小对治疗效果的影响，文献中并无定论，甚至有些相互矛盾的结论。

当术前根尖周病变较小（<5mm）时，出现良好效果的可能性似乎更高。

（二）根管充填的质量

当根管充填质量较高时，根管治疗的效果往往更好。高质量的根管充填（影像学评估）应充填至距根尖孔 2mm 以内，并且均质密实。根管充填的影像学质量可以作为一个指标，用以评估根管机械和化学预备的质量，而机械预备和化学预备的质量直接影响感染控制、防止再感染的效果。在以下情况下获得满意疗效的可能性会降低。

- 根管超填（图 8-3）。超填可能会将微生物和感染物碎屑推出到根尖周组织中而导致成功率降低，不一定是由于超填的根管充填材料本身引起的。
- 根管欠填（根管充填未到达工作长度）（图 8-4）。根管的根尖部无任何充填材料，主要由于机械和化学预备不充分，这种情况很可能导致在根尖部残留大量微生物。
- 根管充填不密实（图 8-5）。这些充填后存在的空隙可能导致：①根尖周组织液进入根管系统并为残留微生物提供营养来源；②提供残留微生物繁殖的空间；③微生物及其毒素从根管间隙进入根尖周组织。

在某些再治疗的病例中，可能无法提高现有根管充填的质量。这种情况很可能是由于初次根管治疗过程中存在医源性并发症（如台阶、偏移、

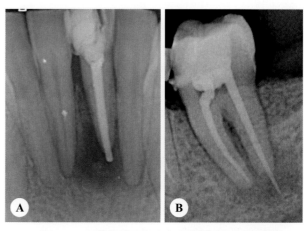

▲ 图 8-3　根管超填及与之相关的根尖区透射影像

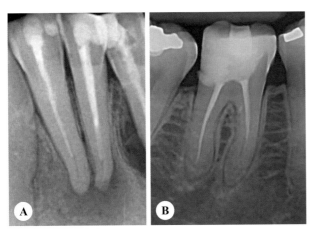

▲ 图 8-4　根管欠填（未达工作长度），可见根管内未充填的空腔和与之相关的根尖区透射影像

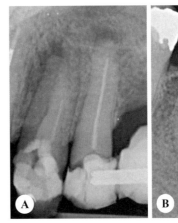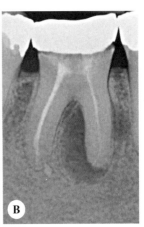

▲ 图 8-6　根管充填和冠方修复质量不佳和与之相关的根尖区透射影像

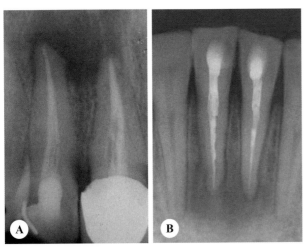

▲ 图 8-5　根管充填物不密实，可见空隙和与之相关的根尖区透射影像

穿孔等）。如果现有根管充填质量无法改善，同时患牙本身有根尖周炎，根管再治疗的效果将显著降低。

（三）冠方修复的质量

当冠方修复的质量较高时，根管治疗的效果可能更好。高质量的冠方修复边缘密合，无缺损或继发龋。冠方修复的缺陷或缺损为从口腔至根管系统的再感染提供了途径。

对于究竟是根管充填的质量还是冠方修复的质量更重要，一直存在很多争论。当根管充填质量和冠方修复的质量都较差时，获得满意疗效的可能性会进一步降低（图 8-6）。

（四）其他影响疗效的因素

还有一些其他因素可能影响根管治疗的效果；然而要么数据相互矛盾，要么缺乏证据来证实这一点。这些因素包括以下内容。

- 患者的身体状况：在某些情况下，患者身体条件可能会使其根尖周炎的愈合能力下降，如控制不佳的糖尿病患者、正在服用免疫抑制药物的患者。

- 术前有无窦道：窦道可能提示根管内微生物的数量或毒性较高。有一些证据表明，在术前没有窦道的情况下，获得良好疗效的可能性更高。

- 临床医生的经验：如口腔全科医生与经验丰富的牙髓病专家之间的比较。没有研究直接比较临床医生的经验对效果的影响。疗效研究中的大多数病例都是由牙体牙髓专业医生进行或在监督下完成的。从流行病学研究的结果可以推断，由牙体牙髓专科医生进行治疗时，获得良好结果的可能性更高。

- 橡皮障的使用：没有强有力的证据表明使用橡皮障获得良好疗效的可能性更高。从伦理上讲，无法进行随机对照试验来验证这一点。尽管缺乏证据，但使用橡皮障有良好的临床依据，特别是在感染控制方面，它仍然是非手术牙髓治疗的先决条件。

- 用于根管预备的锉类型：如不锈钢和镍钛器

械的比较。使用镍钛器械预备根管有很多优势（如减少机械预备的时间，减少临床医生疲劳，降低医源性并发症发生的可能性）；然而，没有足够的证据表明一种特定类型的锉能获得更好的根管治疗效果。

- 根管冲洗液的类型：当然，使用抗菌且能溶解有机质的冲洗液获得良好效果的可能性更高。次氯酸钠是冲洗液的金标准，没有强有力的证据证明市场上的任何其他冲洗液比它更好。

- 根管治疗的就诊次数：传统认为，牙髓感染坏死的患牙进行非手术根管治疗需要多次就诊并在诊间使用抗菌药物封药。最近的研究对这一点提出了挑战，表明单次和多次就诊治疗的效果没有显著差异。一次性根管治疗对临床医生和患者有很多好处，然而这些都应该建立在完善的治疗计划、充足的时间保证能彻底清理预备根管系统的基础上。

- 诊间药物的类型：没有证据支持一种药物在治疗效果上比另一种药物更优。

- 根管填充材料的类型：如牙胶、树脂类材料和硅酸钙水门汀材料。在20世纪90年代，有大量的文献声称牙胶"渗漏"，而树脂类材料能更好地封闭根管系统。这些主要基于实验室研究的方法学和临床相关性受到了批判。目前，没有足够的数据表明一种根管充填材料能够显著提高治疗效果。

- 用于填充根管的技术：如冷侧压和热牙胶充填技术进行对比，各种根管充填技术各有利弊（见第6章）；没有证据表明哪一种技术会提高治疗效果，最重要的因素是进行高质量的根管充填。

- 牙齿的类型：如前牙、前磨牙还是磨牙。新的证据表明，相较于前牙和前磨牙，磨牙治疗的成功率更低。这可能是因为磨牙的解剖结构更加复杂，预备和充填更具挑战性。

没有强有力的证据表明以下因素会影响根管治疗或再治疗的效果。

- 患者的年龄。
- 患者的性别。
- 诊疗次数：一次法与多次法。

三、影响根管外科手术治疗效果的因素

根管外科手术治疗后获得满意疗效的概率可超过95%（图8-7）。当使用以下设备、技术及材料时，会取得更好的疗效。

- 新的外科手术设备（如显微外科器械、手术显微镜/牙科放大镜）。
- 新技术（如以最小的角度切除根端，使用超声设备倒预备根管）。
- 新材料（如用硅酸钙水门汀来进行根管倒充填）。

四、临床实践的基础

本章的其余部分主要阐述从临床实践方面，对根管治疗效果进行评估和分类。

五、如何评估根管治疗的效果

评估根管治疗的效果本质上是评估根管治疗的目的是否已经实现，即预防或治愈根尖周炎。明确根管治疗后不存在根尖周炎最准确的方法是将牙齿和周围的颌骨组织进行组织解剖和连续的组织学切片。显然，这是极端的，不符合伦理的，是不推荐的。作为临床医生，我们实际上更依赖临床和影像学检查来评估治疗效果。通过对

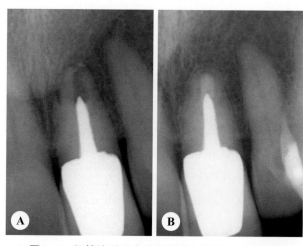

▲ 图 8-7 根管外科手术后获得良好效果的影像学依据
A. 术前 X 线；B. 1 年后根尖片显示根尖区骨质生成

术前 / 术中（同等条件）和复查的结果进行客观比较，就可以评价根管治疗的效果。复查应包括以下项目。

- 对患者症状的评估。
- 临床检查。
- 影像学检查。

根管治疗后的患牙应进行复查，足够的复查时间才能评价根管治疗的效果，一般而言，至少应在治疗完成后 1 年。治疗后几个月内的复查来评定治疗效果可能还为时过早，无法确定疗效。如果患者出现持续或复发的症状，则应尽快安排复诊。可能需要进一步的复诊来评价治疗是有效、不确定还是无效的（图 8-8）。患者应该从一开始就被告知复诊的重要性。

（一）患者症状

有时患者可能会在复查时诉疼痛、肿胀和（或）患牙无法行使功能。仅仅依靠患者的症状来确定根管治疗的效果并不明智，症状带有主观性，患者对疼痛的感知可能有很大的差异。临床医生应避免因为牙髓治疗后出现了相关症状，就认为牙髓治疗效果不佳或失败，从而妄下结论。重要的是要确定产生症状的原因，特别是牙源性还是非牙源性，如果是牙源性，那是牙髓源性还是非牙髓源性。例如，冠修复后与牙齿接触不良引起的食物嵌塞可能导致龈缘发炎，其症状可能与根尖周炎相似。

如果症状确实是源自于根管系统，那么应该将它们与治疗前的症状进行比较，以确定症状是否确实有所改善，但恢复速度缓慢（且稳定）。治疗前就有长期慢性疼痛病史的部位，症状可能需要几个月的时间才能完全消失；在治疗结束前和治疗完成后都应告知患者这一点。

如果患者在复查时没有症状，也并不一定代表良好的效果。值得注意的是，慢性根尖周炎通常是无症状的。因此，临床医生进行客观的评估是很重要的，即临床和影像学检查。

（二）临床检查

理想情况下，在检查根管治疗后的牙齿和相关组织时，需要照明和放大。一般检查后，在复诊时应进行以下具体的临床检查，然后与术前临床结果进行比较。

- 有无窦道或软组织肿胀。
- 软组织触诊有无压痛。
- 牙髓治疗后牙齿有无叩痛。
- 冠修复的质量，如边缘是否密合。
- 是否存在牙折，包括数量、深度和程度。
- 是否存在龋齿。
- 牙周状态，如探诊深度、松动度。
- 良好的功能（咬合）负荷，有无非工作侧𬌗干扰。

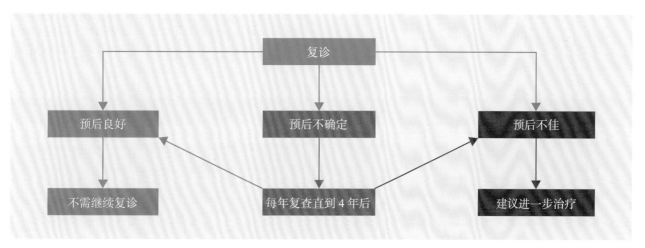

▲ 图 8-8 复诊流程的图示总结
改编自 guidelines published by the European Society of Endodontology.

（三）影像学检查

根管治疗后的牙齿应作为一个整体的单元（而不是单独的牙根）来进行结果评估。为了确保术前／术中和复查 X 线之间的可靠比较，应使用平行投照技术、胶片支架和校准装置。应该在最佳条件下阅读胶片，如在灯箱上；应使用计算机软件对数字化放射图像进行调整，使之对比度合适。影像学检查应包括以下内容。

- 根管充填质量，即充填范围（工作长度）和密实程度（有无空隙）。
- 有无根尖周透射影。
- 根尖周透射影的大小，如有，与术前／术中根尖周状态的进行比较（增加、减小、大小无变化）。
- 冠方修复体的质量。
- 是否存在龋坏。
- 牙周状态。

由于解剖结构的叠加或几何扭曲，传统 X 线可能无法发现根尖周病变。与传统 X 线相比，CBCT 在检测根尖周病变方面更准确。在某些情况下，CBCT 可以更客观和准确地判断根管治疗的结果（图 8-9）。例如，当患者有症状时，常规 X 线无法显示出根尖病变，但 CBCT 可能显示根尖区透射影而常规 X 线不显影。建议将这些病例转至牙髓病学专家处进行进一步的评估。

六、牙髓治疗效果分类

根管治疗的疗效，可以分为效果良好、效果不确定或效果不佳（表 8-1）。

（一）预后良好的标准

评定根管治疗预后良好，应满足以下标准。

- 患者无症状。
- 经根管治疗的患牙可行使功能。
- 临床检查，相关组织健康（图 8-10）。
- 放射学检查，相关的根尖周组织健康，或者有证据表明瘢痕愈合。

（二）根管治疗效果不确定的标准

在某些情况下，临床医生可能无法明确将治

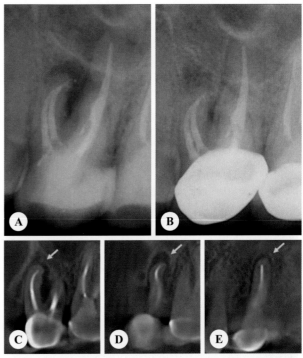

▲ 图 8-9　A. 上颌第一磨牙术后 X 线；B. 根管治疗 1 年后显示无根尖周透射影；C 至 E. 根管治疗 1 年后 CBCT 显示不完全愈合，即根尖周透射影逐渐变小，但尚未完全愈合（箭）

表 8-1　根管治疗效果分类			
	效果良好	效果不确定	效果不佳
症状	无	有／无	有
牙齿功能	有	有／无	无
临床表现	牙齿及周围组织健康	介于两者之间	感染迹象，如窦道、肿胀和触痛
放射学表现	健康的根尖周组织	根尖周透射影无改变或减小（4 年内）	根尖周透射影增大根尖周透射影无改变或减小（4 年或之后）

疗效果分为有效或不佳。

- 患者可能诉有症状或无症状。
- 临床上可能有轻度的触痛和（或）叩痛。
- 影像学检查，根尖周透射影在 4 年随访阶段持续存在（保持相同或仅缩小）（图 8-11）。

（三）根管治疗效果不佳的标准

如果评定根管治疗治疗效果不佳，需要有到

以下一些标准。

- 患者诉有症状，如疼痛、肿胀。
- 根管治疗的牙齿无法行使功能，如患者因症状加重而避免进食。
- 临床检查，有感染存在的迹象，如窦道、肿胀。
- 影像学上存在以下情况。
  - 治疗后出现了新的根尖区透射影。
  - 治疗后根尖区透射影范围变大（图 8-12）。
  - 在 4 年的评估期间或之后，根尖区的透射影持续存在（大小未发生改变或仅范围缩小）。

七、总结

牙髓治疗获得良好疗效的关键是控制根管系统的感染（即消除感染，防止再感染）。临床医生应该努力从生物学的角度，采用各种方法来提高根管治疗的疗效，而不是简单地专注于实现根管充填后的影像学完美。

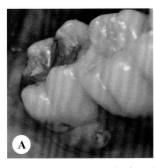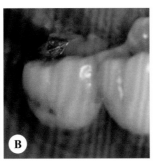

▲ 图 8-10 下颌磨牙治疗效果良好的临床证据
A. 术前窦道；B. 窦道在开始治疗 2 周内愈合

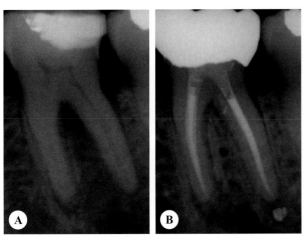

▲ 图 8-11 下颌磨牙治疗效果不确定的影像学证据
A. 术根尖片（译者注：原文有误，已修改）；B. 1 年后的 X 线显示根尖区透射影大小没有变化

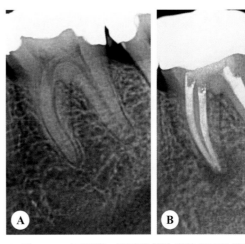

▲ 图 8-12 下颌第一磨牙根管治疗效果不佳的影像学证据
A. 术前根尖片；B. 1 年后的根尖片显示近中根根尖区出现透射影

要点总结

- 在评估牙髓治疗的效果时，我们本质上是在评估是否能够预防或治愈根尖周炎。
- 接受牙髓治疗的患牙应定期复查评估疗效；通常，评估治疗效果如何需在根管治疗完成至少 1 年后。

- 牙髓治疗的效果可能是良好、不确定或不佳的。建议避免使用术语"成功"和"失败"。
- 牙髓治疗后获得良好效果的概率，可超过 95%，即牙齿无症状、功能良好，相关组织临床和影像均表现正常。
- 影响根管治疗和再治疗效果的主要预后因素有 3 个：术前根尖周组织状态、根管充填质量和冠修复的质量。

 自我评测

请选择一个最佳答案。

SBA8-1 诊所新接诊的一名患者，上颌中切牙于 3 个月前曾行根管治疗，现无任何症状，临床检查无异常，但是伴有较大的根尖周透射区，以下哪一个方法更适合处理该患者？

A. 预约下次进行根管再治疗。

B. 从另一个角度重新拍一张 X 线片。

C. 转诊至牙体牙髓专科医生进行根尖手术。

D. 暂时观察，并且查询之前的影像学资料。

E. 不进行下一步治疗。

SBA8-2 患者因疼痛就诊，临床发现相关牙齿根管欠填，根尖区透射区范围增大，以下哪种是告知患者的最佳方式？

A. 告知患者根管治疗失败。

B. 告知患者进行根管治疗的临床医生做得不好。

C. 告知患者这次根管治疗在控制感染方面似乎无效，有证据表明感染持续存在，并且根管充填的质量似乎并不理想。

D. 告知患者需要使用抗生素。

E. 告知患者拔牙是处理根管治疗失败的唯一方法。

SBA8-3 如果根管治疗后上颌磨牙仍然疼痛，但临床检查未见明显异常，根管充填良好，并可能有根尖区低密度影，最佳处理方法是什么？

A. 根管再治疗。

B. 服用抗生素。

C. 调整咬合后暂观。

D. 请牙体牙髓科医生会诊且患牙拍摄 CBCT。

E. 拔除患牙。

推荐阅读

[1] Al- Nuaimi N, Patel S, Davies A, Bakhsh A, Foschi F, and Mannocci F (2018) Pooled analysis of 1– year recall data from three root canal treatment outcome studies undertaken using cone beam computed tomography. *International Endodontic Journal* 51, issue S3, e216–26.

[2] Aminoshariae A, Kulild JC, Mickel A, and Fouad AF (2017) Association between systemic diseases and endodontic outcome: a systematic review. *Journal of Endodontics* 43, 514–19.

[3] European Society of Endodontology (2006) Quality guidelines for endodontic treatment: consensus report of the European Society of Endodontology. *International Endodontic Journal* 39, 921–30.

[4] Manfredi M, Figini L, Gagliani M, and Lodi G (2016) Single versus multiple visits for endodontic treatment of permanent teeth. *The Cochrane Database Systematic Reviews* 1;12:CD005296.

[5] NgY L, Mann V, and Gulabivala K (2008) Outcome of secondary root canal treatment: a systematic review of the literature. *International Endodontic Journal* 41, 1026–46.

[6] NgY L, Mann V, Rahbaran S, Lewsey J, and Gulabivala K (2008) Outcome of primary root canal treatment:systematic review of the literature—Part 2. Influence of clinical factors. *International Endodontic Journal* 41, 6–31.

[7] Torbinejad M, Lozada J, Puterman I, and White SN (2008) Endodontic therapy or single tooth implant? A systematic review. *Journal of the California Dental Association* 36, 429–37.

自我评测答案

SBA8-1 答案是 D。范围较大的根尖周透射区最初是令人担忧的；但是，根尖周透射影并不一定代表活动性疾病。由于根管治疗是最近由另一名临床医生完成的，病变可能正在愈合的过程中。在这种情况下，建议在完成根管治疗后至少 1 年，或者出现了临床症状时，进行随访并重新评估效果。

SBA8-2 答案是 C。告知患者愈合欠佳，根管充填存在明显技术缺陷是很重要的，但是，建议避免使用主观术语"失败"，使用不谨慎的评论是不公平的，也是不专业的。

SBA8-3 答案为 D。根据欧洲牙髓学学会发布的指南，这种情况建议使用小视野 CBCT 进行进一步评估。

第9章 根管治疗后疾病的处理
Dealing with post- treatment disease

Shanon Patel　Shalini Kanagasingam　著

根管治疗后的患牙出现持续症状，其临床表现和治疗方法存在很大差异。本章将介绍根管治疗后疾病相关的基础理论和临床实践。在学习本章后，读者应该能够辨别根管治疗后疾病的潜在病因并选择合适的治疗方法。临床医生应该能够了解根管再治疗和根管外科手术各自的优点和风险，并明确转诊的合适时机。

一、了解根管治疗后疾病

利用现代技术进行根管治疗可以带来较好的疗效并能够长期保留（或存留）患牙。然而，少数患者可能会出现根管治疗后疾病。虽然大多数根管治疗后疾病可能与不准确的诊断和（或）较差的根管治疗质量有关，但有时经过完善根管治疗的患牙也可能出现这种情况。因此，告知患者预期的治疗预后，根管治疗后疾病发生的风险，以及可能影响某些特殊病例远期预后的相关因素是非常重要的（见第8章）。

在处理根管治疗后疾病时，很重要的一点是确定前次治疗失败的原因，这是临床决策和治疗计划中至关重要的一步，确定了病因，临床医生才有可能改善之前的治疗，同时防止病情反复。应注意识别非牙髓来源的病因，这些原因引起的治疗失败显然不会因为进一步的治疗得到好转。

根管治疗后疾病病因可分为以下几类（图9-1）。

- 持续性或继发性（根管内）感染。
- 根管外感染。
- 异物反应。
- 真性囊肿。

根管内残留细菌是根管治疗后疾病最常见的原因（见第2章），通常是由根管系统的预备（消毒）不足和（或）根充不完善导致。医源性失误因素，如遗漏未经治疗的根管、台阶、器械分离和穿孔，会影响有效的根管消毒效果。如果发生以下情况，微生物也可以重新污染根管系统。

- 现有临时或永久修复材料脱落。
- 现有临时或永久修复材料不良（如修复体边缘不佳或龋坏未完全去除）。
- 未能及时行永久性修复。
- 未诊断出的牙体裂纹或折裂，或者根管治疗后出现了裂纹或牙体折裂。

原发性牙髓病与混合厌氧菌群有关（见第2章），而与根管治疗后的持续性病变相关的微生物种类较少，如丙酸杆菌属（痤疮丙酸杆菌和丙酸丙酸杆菌）、链球菌属（缓症链球菌、戈登链球菌、咽峡炎链球菌、血链球菌、口腔链球菌）、微小微单胞菌、放线菌属、乳杆菌属（副干酪乳杆菌、嗜酸乳杆菌）、粪肠球菌。此外，真菌和病毒也与根管治疗后的持续感染有关。

某些情况下，牙周袋和根尖周组织直接相通，细菌可以通过牙周袋入侵根尖周组织。过度预备时超出根尖孔的器械和（或）超填的牙胶可能会将感染的根管壁碎屑推出根尖孔，如果这些细菌能够逃避宿主的免疫防御，那么就可能会发生根

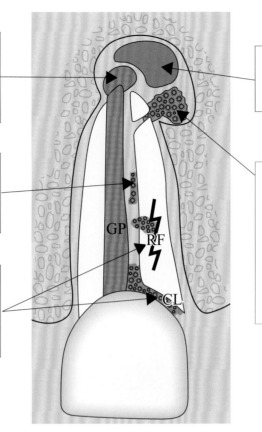

异物反应：由于根尖周围组织中存在异物［如超充的牙胶（GP）、纸尖纤维素］而导致的炎症反应和延迟愈合

真性囊肿：真性囊肿是独立存在的，与是否存在根管感染无关

根管内持续感染：根管系统里未充分清理和（或）未清理的区域内残留的微生物存活并增殖

根管外感染：伴窦道（或不伴有窦道）的化脓性根尖周炎的微生物感染；无意中将感染的牙本质碎片挤出到根尖周围组织中；根尖周围放线菌，形成黏性菌落，形成生物膜，使它们能够逃脱宿主免疫系统

根内继发感染：微生物再次进入经过完善治疗的根管系统。进入途径包括根折（RF）和冠方渗漏（CL）

▲ 图 9-1　根管治疗后疾病的病因

尖周组织感染，由于感染位于根管外，根管再治疗不能完全解决问题。

根尖周围组织中异物（如牙胶、纸尖碎片、食物残渣）的存在可导致长期炎症、延迟愈合，并可能降低根管治疗的成功率。大约 15% 的根尖周病变为囊肿（9% 为真性囊肿，6% 为袋状囊肿）。与根尖周炎相关的炎性细胞因子和生长因子可以刺激休眠的 Malassez 上皮细胞（来自 Hertswig 上皮根鞘的残余物）增殖并形成囊肿。真性囊肿的上皮衬里连续，包绕着囊腔，而袋状囊肿的囊腔则保持开放状态，与受感染根管相连。因此，如果没有手术干预，真性囊肿是无法愈合的。应该注意的是，囊肿不能仅仅通过放射学检查来诊断，明确诊断需要活检和组织病理学分析。

二、如何诊断根管治疗后疾病

评估既往根管治疗应该基于患者所阐述的完整病史和症状，以及全面的临床和影像学检查（见第 3 章和第 8 章）。一般而言，当出现感染的症状和体征、X 线提示根尖周围出现低密度影像或原低密度影增大、出现牙根部吸收或原有牙根吸收范围增大时，即可诊断为根管治疗后疾病。

一旦诊断为根管治疗后疾病，制订合理的治疗计划之前须明确病因。根管治疗后疾病的病因可能来源于牙髓、牙周和（或）修复体。临床医生不应不假思索地因为牙齿经过根管治疗而习惯性认为病因是原有的根管治疗。

（一）相关病史

患者的主诉可能是典型的根尖周炎症状，如咀嚼钝痛或局限于根管治疗后患牙相关区域的肿胀，但临床更应注意的是有时患者可能没有症状，但没有症状并不一定代表没有疾病的存在。对既往根管治疗的了解是非常重要的，应尽量收集尽可能多的信息。针对患者特定的牙髓问题，这些信息可能会影响治疗方法的选择。除了在采集病史时提出的常规问题外，以下几个问题也值得注意。

- 既往治疗是在哪里进行的？既往根管治疗可能是在牙科医院 / 医学院校、全科牙医或牙髓专家处进行，明确进行既往治疗的医生的姓名和执业地点是很重要的，在必要的情况下可以与原接诊医生直接沟通，原接诊医生可能会提供先前治疗更准确详细的信息。

- 既往治疗是何时进行的？既往治疗的时间有助于区分根尖周透射影是在愈合中还是因感染而持续存在。近期进行的根管治疗常提示为前者，而多年前进行的根管治疗常提示存在持续感染。

- 最初的诊断是什么？患者和（或）原接诊医生可以提供与先前治疗病因相关的一些信息。这些信息可以帮助区分原来的病因是牙髓炎还是根尖周炎。

- 术前、术中或术后即刻是否有过不适？患者可能可以追溯既往治疗中经历的疼痛的时间、性质，以及临床医生在初始治疗时给出的关于预后的建议。这些信息可以帮助接诊医生识别在治疗过程中出现并发症的可能性（如器械分离或穿孔）。

- 治疗期间使用了哪些技术？患者一般可以回忆起是否使用过橡皮障，是否拍摄过 X 线，他们可能记不清冲洗剂或药物的具体名称，但是通常能回忆起使用过药物的气味（如"闻起来像漂白剂"），患者一般可以确定治疗是单次还是分多次进行的，以及每次治疗的时间。如果既往根管治疗过程中没有使用橡皮障或次氯酸钠，临床医生几乎肯定会建议根管再治疗，因为可以推断，即使根管充填质量在影像学上表现得不错，根管系统也可能会在术中受到污染。

- 是否有修复体脱落的病史？患者通常能够提供牙齿在完成根管治疗后是否有修复体松动脱落的情况的一些信息。需要注意的是，在冠修复体脱落前，修复体边缘的破坏和随后发生的修复体边缘渗漏可能已出现了很长时间。这将提示临床医生，在没有症状的情况下是否需进行根管再治疗（图 9-2）。

（二）临床和影像学检查

口外和口内的临床检查能够提示医生根管治疗后疾病的病因。肿胀、窦道、叩诊或扪诊压痛等临床体征提示可能存在根管治疗后疾病。敏感

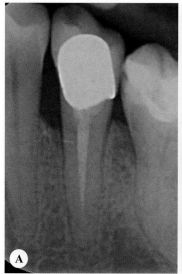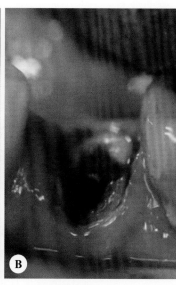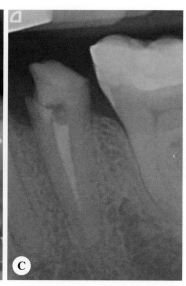

▲ 图 9-2　**A.** 下颌第二前磨牙行根管治疗和冠修复超过 10 年；**B.** 近期冠修复体折断脱落，致使根管充填物暴露于口腔环境中，患者无自觉症状；**C.** 尽管最初的根管充填欠填，但根尖片提示根尖周无明显病理性影像，是基于可预知的再感染风险，以及考虑患牙具有可修复性，决定对患牙进行根管再治疗

性试验可辨别疼痛来源于邻牙还是对殆牙牙髓炎。存在窦道的患牙，应使用牙胶尖示踪窦道，并进行影像学检查确定感染来源（图 9-3）。

　　X 线检查对于评估根尖周是否存在病变、现有根管充填的质量至关重要（框 9-1）。需要强调的是，根管治疗后患牙的 X 线片并不能很好地揭示根管系统的生物学状况，看上去充填良好的根管并不能保证没有感染，此时根管也可能已经严重感染。如果条件允许，应查阅既往 X 线片，以辨别根尖周围影像学表现的变化。根尖周病变范围减小提示良好的转归，而出现新的病变或原有病变范围变大则提示出现了根管治疗后疾病。

框 9-1　评估根管治疗后牙齿影像学质量的标准
• 所有可见的根管都进行了根管治疗
• 根管充填材料的止点
• 根充物是否严密，根充物与根管壁之间是否存在空隙
• 根管填充材料是否遵循原始根管解剖形态
• 是否存在医源性失误：台阶、根尖偏移、穿孔、器械分离等
• 是否有根管桩，如果有，是什么类型的根管桩
• 冠方修复是否合适

　　传统二维影像学检查的局限性已经被反复证实。多角度拍摄根尖片可提高根尖周炎诊断的准确性，尤其是多根牙。在临床症状和体征相矛盾的情况下，临床医生可以借助三维 CBCT 确认是否存在根尖周病变，以及是否存在遗漏的根管（图 9-4）。如果有需要，CBCT 可以提供更多信息以确定根管治疗后疾病的原因、位置和范围。

三、根管治疗后疾病的鉴别诊断

　　根管治疗后的牙齿出现了根管治疗后疾病相关的症状和体征，如果确认根管治疗的质量是令人满意的，并且治疗过程中严格遵循无菌原则（使用橡皮障和次氯酸钠），应考虑其他诊断。一些疾病的根尖周透射影可能类似于根尖周炎的特征，如牙根纵裂和慢性牙周炎。

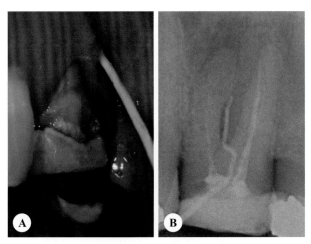

▲ 图 9-3　A. 使用牙胶尖示踪窦道来源；B. 随后的根尖片证实窦道与根管治疗后的上颌第一磨牙有关

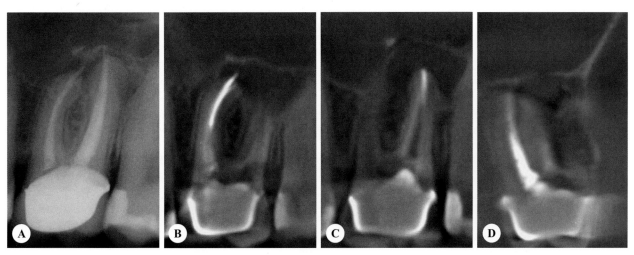

▲ 图 9-4　A. 上颌第一磨牙根管治疗后仍有症状，根尖片：根充看似完善，但近中颊根充填物超出根尖孔。B 和 C. CBCT 三维重建后矢状位图像显示根尖周透射影与近中颊根（B）和远颊根（C）相关。D. CBCT 三维重建冠状位图像显示腭根根充欠密实，充填材料与根管壁存在空隙

牙根纵裂是一种纵向的完全或不完全根折，可以从根部的任何部位开始，并且可以由根向冠向延伸。牙根纵裂常发生于根管治疗后的患牙，多发生于上颌和下颌前磨牙、下颌磨牙近中根、上颌磨牙近中颊根和下颌切牙。早期牙根纵裂常表现为咀嚼时的钝痛、肿胀和窦道，这些体征和症状与根管治疗后疾病非常相似。在影像学上，晚期牙根纵裂将表现出"光晕"或"J形"透射影。牙根侧向骨吸收与根管治疗后患牙的典型球形根尖周透射影明显不同（图9-5）。在邻近牙根纵裂处可探及一个窄而深、相对独立的牙周袋。由于牙根纵裂的诊断非常困难，这些患牙可能会经历多次非手术再治疗甚至手术治疗，但治疗的效果往往不佳，这提醒临床医生应高度怀疑牙根纵裂。一旦诊断为牙根纵裂，应尽快拔除患牙，以防牙槽骨的广泛破坏（图9-6），这可能会影响将来种植体的植入。

慢性牙周炎可沿着牙颈部至根尖发展，表现为牙周病损，因此可能与根尖周炎相混淆，临床医生应将这作为一种鉴别诊断，特别是边缘性牙周炎广泛存在于多颗患牙时。这类患牙的预后取决于牙周治疗的成功与否（图9-7）。

临床医生还应牢记其他疾病也可能引起疼痛，如咬合创伤和非牙源性疼痛。可以用咬合纸确认早接触，患者通常在调𬌗后不适立即缓解，从而可以确定疼痛来源为咬合因素。有时，患者也可能会出现非牙源性疼痛，如三叉神经痛、非典型面部疼痛和颞下颌关节功能障碍。

四、如何选择根管治疗后疾病的治疗方法

以下几种方法可用于处理根管治疗后疾病。

- 不做处理，定期随访。
- 根管再治疗。
- 根管外科。
- 拔除。

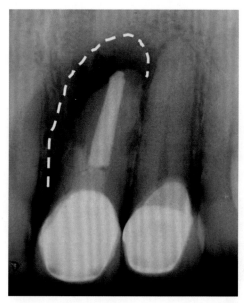

▲ 图 9-5　该患者主诉上颌中切牙肿胀，咬合疼痛

根尖片显示牙根周围典型 J 形透射影像（黄虚线），提示可能发生了牙根纵裂

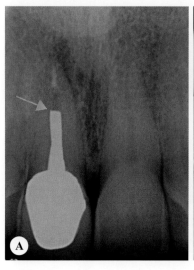 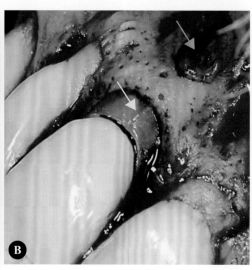

◀ 图 9-6　A. 根尖周透射影来源于经过根管治疗和桩冠修复后的上颌中切牙，患者拒绝根管再治疗，选择根尖手术；B. 在翻开黏膜骨瓣后，发现在颊侧根面处（黄箭）牙根纵裂，以及与金属桩尖端相吻合的骨开裂（蓝箭）。先前的桩道预备和放置金属桩可能已经造成了牙根纵裂，然后向冠方延伸。这样的患牙不得不被拔除

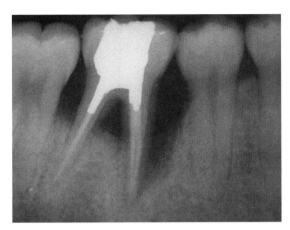

▲ 图 9-7　从影像学角度评估，根充是完善的，然而由于局部严重的慢性牙周炎，患牙近中根及根分叉区的广泛骨吸收影响其预后

选择哪种治疗方案，基于多方面因素的考量，如患牙是否有症状、是否为重要的功能牙或修复需要保留的牙、现有根管治疗质量如何、治疗过程是否非常复杂、临床医生是否有能力胜任将要进行的治疗、患者的个人意愿。图 9-8 和图 9-9 绘制了一些可能影响根管治疗后患牙相关的治疗后疾病临床决策的因素，这些患牙可能有症状也可能无症状。所有信息，包括各种治疗方案的风险和优点、治疗过程、费用和可能的结果，都必须与患者讨论，以便他们了解情况后做出决定（知情同意）。如果是根管再治疗和根尖外科手术等复杂的手术，最好由牙髓病学专科医生处理，并且应该向患者提供转诊服务。如果根管治疗后疾病的病因不明，在开始任何进一步的治疗之前，应寻求其他医生的意见（进行会诊讨论）。

（一）不做处理，定期随访

有些根管治疗后的患牙，如果根据严格的标准（如根尖周透射影完全消失），结果可能并不理想；但是如果患牙状态稳定，更适合选择复查而不是干预。这些情况常见于多年前做过根管治疗的患牙，并且一直都没有临床症状，但是影像学检查可能显示根尖周存在透射影像，这些透射影自根管治疗后一直存在，并一直维持大小不变（图 9-10）。

干预治疗可能带来一些风险和并发症，除非已经出现活动性疾病的症状或体征，否则应最好

避免。这种情况典型的例子是，检查时偶然发现一个根管治疗后牙齿根尖周骨质存在低密度影，该患牙于几年前行根管治疗及良好的冠部修复，患牙无临床症状。这时可将根管再治疗作为备选治疗方案，可以等到出现临床症状时再实施。必须告知患者需要定期检查，以确认现有的根尖周透射影没有变大，一旦出现症状应及时就诊，同时应告知患者患牙有炎症急性发作的可能性。

（二）根管再治疗

当根管充填不完善的患牙出现根管治疗后疾病症状时，根管再治疗是首选治疗方案。不完善的根管充填可能表明根管预备不充分，如果有明确的冠方渗漏，也应考虑根管再治疗。根管再治疗的生物学原理与根管治疗相同，即减少定植于根管系统中的感染物，提供良好的根尖和冠方密封，防止再感染。

在根管再治疗术前，必须告知患者以下几点。

- 只有在确认患牙具有可修复性的情况下才能进行根管再治疗。去除冠修复体后进行初步检查可以发现现隐匿的龋损和（或）牙折。患者应该从一开始就意识到这种风险和拔牙的可能性。
- 需要明确告知患者根管再治疗是一种较为前沿且复杂的治疗过程，存在一定潜在的风险，可能需要转诊至牙髓专科医生处。
- 如果不能完成整个根管系统的再治疗，那么获得良好治疗效果的可能性会大大降低。

（三）冠修复体的处理

最好拆除所有冠部修复体，以评估潜在的剩余牙体组织条件并确认其可修复性。拆除冠修复体有助于改善入路，便于定位根管口，同时能改善进行再治疗的入路。对于边缘欠密合的修复体，整体的治疗计划中本身就应该包含去除冠方修复体，如修复体边缘良好，也可以选择从修复体中建立根管通路；但必须从一开始就必须告知患者，如果难以定位根管口、有些根管无法进入、不能去净龋坏组织、在髓腔内发现裂纹，则必须拆除冠方修复体。

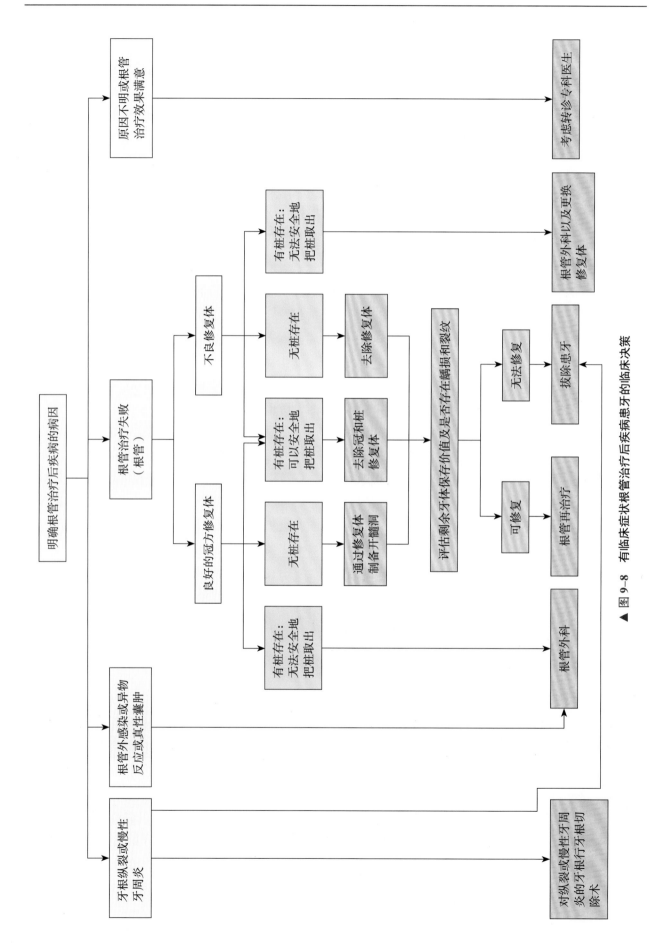

▲ 图 9-8 有临床症状根管治疗后疾病患牙的临床决策

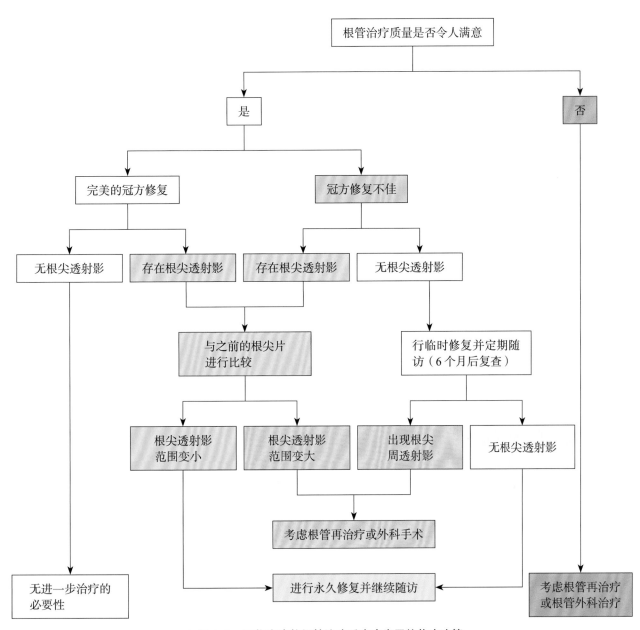

▲ 图 9–9 无临床症状根管治疗后疾病患牙的临床决策

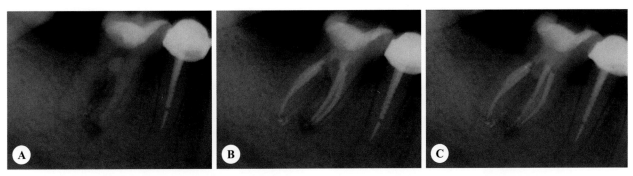

▲ 图 9–10 根管治疗后下颌磨牙，无临床症状，根尖透射影（大小状态）稳定，定期复查根尖 X 线

A. 术前根尖片；B. 1 年复查根尖片；C. 5 年复查根尖片

（四）桩的拆除

进行根管（再）治疗前必须拆除桩修复体，为进一步的治疗提供便利（图 9-11）。拆桩是一个具有挑战性且伴有潜在损害风险的过程，存在牙根断裂和（或）操作产热损伤牙周组织的风险。应根据以下几个方面评估病例。

- 桩的长度和直径（较长和较粗的柱拆除难度高）。
- 桩的设计（平行桩通常比锥形桩或螺纹桩更难拆除）。
- 桩的材质（纤维柱通常比金属桩更难拆除）。
- 粘接剂的类型（黏性粘接剂通常更难去除）。
- 脱落史（有反复脱落史的桩冠修复体相对容易去除）。

如果确定拆桩不可行或拆除风险太大，应告知患者并提供替代治疗方案，如根尖外科手术。

（五）去除根充材料

牙胶是最常用的根管充填材料，如果技术选择恰当，牙胶相对容易去除，去除一些其他类型的根管填充材料可能更具挑战性（常见的有以下几种）。

- 载核系统（如 Thermafil; Dentsply Sirona, Ballaigues, Switzerland）。
- 固化的各类糊剂和树脂（图 9-12）。

- 银尖，特别是非常紧密地楔入根管尖段部分。

为了确保对根管系统进行彻底消毒，去除所有原根充物至关重要，残留的根充物可能藏匿细菌，继而会影响治疗效果。去除根充物通常不可避免会去除一些根管上段牙本质，操作过程中应注意尽可能保存健康的牙体组织。

（六）根管外科

根尖周炎的治疗方法通常为根管治疗或根管再治疗。对于有些根尖周炎病例，根管再治疗不可行，无法完成或者并不是最佳的方法时，可考虑根管外科手术。根管外科的适应证和禁忌证见框 9-2。根管外科的生物学原理与根管治疗 / 再治疗相似，即减少根管系统根尖部分的微生物定植，并形成良好的根尖封闭。

理想的根尖倒充填材料应该具有良好的生物相容性，易于适应牙根表面结构，抗菌，不易吸收，并具有促再生能力。有多种根尖倒充填材料可供选择（表 9-1）。更倾向于选择的材料是具有生物活性的骨水泥，如三氧化矿物聚合体，近年来有新的证据支持使用预混型的生物陶瓷类材料。

根管外科手术想要获得良好的治疗结果，需要对患者进行细致评估、明确诊断、制订合理的治疗计划。CBCT 三维重建可以为临床医生提供重

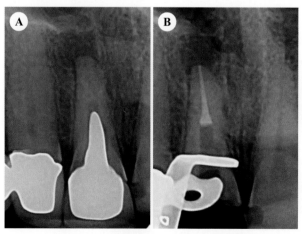

▲ 图 9-11 需要去除桩修复体的根管治疗
A. 术前根尖片显示根尖段根管空虚，无根管充填影像；
B. 根充后根尖片显示桩已去除

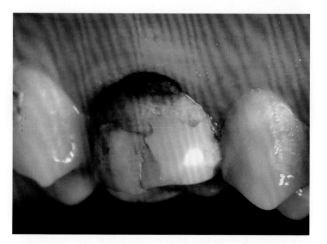

▲ 图 9-12 用"俄罗斯红"树脂（塑化）进行根管治疗的上颌第一磨牙

要的信息，以便对手术部位进行详尽的评估。使用手术显微镜或根管内镜、显微手术器械，应用显微根尖手术技术，使用具有更优生物相容性及生物活性的倒充填材料，将直接提高手术的成功率。

框 9-2 根管外科的适应证和禁忌证

适应证

- 根管再治疗达不到良好的治疗效果
- 无法通过非手术治疗方法越过阻塞，去除原充填材料，获得根管入路，重新疏通根管（例如，无法取出的分离器械、无法越过的台阶、钙化根管、无法溶解的根充材料、超充材料等）
- 通过冠修复体建立入路可能会损害桩核修复体
- 有桩的患牙尝试行根管再治疗有极高的根裂风险时
- 存在需要手术修补的根管侧穿
- 探查性治疗（如活检或确认可疑的牙根纵裂）
- 根管外感染和真性囊肿

禁忌证

- 患者的药物治疗史（如双膦酸盐治疗史）
- 解剖因素（如患牙无外科入路）
- 邻近的重要解剖结构（如上颌窦、下牙槽神经）
- 缺乏专业知识和设备
- 患牙无法修复
- 牙周支持组织受损

（七）拔除患牙

在某些情况下，拔牙可能是患者的最佳选择。拔牙是治疗牙髓病最便捷的方法，随着牙齿的拔除，感染物被彻底去除，不再对宿主防御机制产生影响。拔牙的适应证如下。

- 无法修复或修复效果不佳的牙齿。
- 无功能的牙齿。
- 没有治疗价值的牙齿。
- 无法治愈的牙齿：牙根纵裂、严重慢性牙周炎或严重龋坏。

临床医生还应了解拔牙的绝对和相对禁忌证，如有放疗史、双膦酸盐治疗史或服用其他骨吸收抑制药物的患者，这些药物的使用可能会使患者面临颌骨坏死的风险。在这些情况下，建议征求口腔颌面外科医生或专家的意见，通过再治疗保留患牙。如果确定拔牙是首选治疗方案，临床医生应告知患者后续的各种替代方案，包括可摘局部义齿修复、固定桥修复或种植修复。

五、病例难度评估和转诊

临床医生应在开始治疗前明确病例难度。牙髓病学会有病例难度评估表，这些评估表有助于确定病例的难度等级。以下情况时，如果临床医

表 9-1 根管倒充填材料

材料种类	优 点	缺 点
氧化锌丁香油水门汀 IRM（Densply Sirona, Konstanz, Germany）, Super EBA（Keystone Industries, Singen, Germany）	• 封闭效果优于银汞合金且生物相容性良好 • 相对便宜 • 操作简单	• 无组织再生能力 • Super-EBA 可能会随着时间的推移而分解
复合树脂 Geristore（DenMat, Lompoc, CA, USA）	适用于根尖端充填空间有限或没有充填空间的情况	对手术部位如果存在水分污染，将降低其结合能力
三氧化矿物聚合体 ProRoot MTA（Dentsply Sirona, Tulsa, OK, USA）, MTA Angelus（Angelus, Londrina-PR, Brazil）	• 生物相容性 • 优越的密封能力 • 良好的再生能力	• 相对昂贵 • 可操作性较差
生物活性牙髓水门汀 TotalFill BC RRM（FKG Dentaire SA, La Chaux-de-Fonds, Switzerland）, NeoMTA Plus（Avalon Biomed Inc, Bradenton, FL, USA）	• 类似于 MTA • 优越的可操作性	相对昂贵

生预计可能会出现潜在的并发症，如以下情况时可能需要转诊。

- 根管入路困难（如后牙、开口受限、严重的咽反射、牙齿的重度倾斜或扭转）。
- 复杂根管（中度至重度弯曲、钙化、粗大根管、根尖未发育完成的患牙）。
- 根吸收。
- 存在医源性失误（台阶、根中段至根段部分的分离器械、侧穿等）。
- 存在固核载体（往往在初始通路建立后才能发现）。

有些情况下，临床医生可能会觉得自己已经具备了相应的技术和能力，但是在接诊后才发现治疗难以完成，这时就需要转诊。例如，术中发现无法定位根管或无法完成根管治疗、无法缓解疼痛、急性症状加重、医源性失误等。因此，在术前就告知患者存在转诊可能性非常重要。

根据英国牙科理事会发布的指南，临床医生应该做到以下方面。

- 当转诊符合患者最大利益时，必须适当有效地转诊。
- 被转诊医生必须受过良好的专科培训，有能力胜任转诊任务，同时应获得相应的报偿。
- 如果患者的需求超出接诊医生执业范围或能力范围，应转诊患者。
- 必须向患者提供有关转诊安排的明确信息。
- 转诊时应明确转诊的请求，并向转诊同行提供其所需的所有信息。

临床医生必须慎重考虑谁是最适合转诊的同行。由谁完成治疗工作可以委托，但若治疗出现不良的后果，所需承担的责任是不能转嫁的，医生可能要对转诊同行的治疗或错漏负责。因此，建议临床医生考虑转诊至已注册的牙髓病专家处，这些专家需要已经完成了相应的专家培训课程。框 9-3 提供了应列入转诊信息的基本资料。

六、临床实践基础

本章接下来的部分将讨论处理根管治疗后疾

框 9-3　转诊应包括的信息

- 患者的全名
- 患者的出生日期
- 患者的联系方式：地址、电话号码、电子邮箱
- 转诊临床医生的全名和联系方式
- 确认患者已同意转诊
- 转诊原因
- 标注转诊是常规诊疗还是急诊，以及紧急转诊的原因
- 相关的治疗史和既往史
- 与转诊患牙相关的重要牙科病史
- 相关的临床照片和影像学资料

病的实用方法，以及重新疏通根管的临床程序。第一部分讨论不同的有助于拆除冠和桥的技术方法，接着讨论去除现有根管充填材料的技术，最后讨论根管外科的基本原则。必须强调的是，这些都是较为前沿的治疗方法，应考虑转诊到牙髓专科医生处完成。

七、拆除牙冠 / 冠桥修复体的方法

只要不影响进入根管系统，情况良好的冠修复体可以考虑保留。但是大多数病例建议去除现有的冠或桥修复体，这样做有很多益处，去除修复体后更有利于确认患牙的可修复性，在使去除根管充填材料时，获得入路更为简单。有多种技术和设备可以通过破坏粘接来拆除牙冠和桥修复体。

- 用滑动锤（图 9-13）或气动装置敲击。
- 用拆冠钳或拆冠镊（图 9-14）。
- 扭转法（图 9-15）。在咬合面和修复体的组织面之间切割出一个凹槽来放置扭转器械并进行扭转撬动。
- 使用高速手机和车针进行切割（图 9-13）。如果冠或桥修复体非常坚固或用粘接材料进行了粘固，可能必须使用这种方法才能去除。瓷修复体应使用金刚砂车针进行切割，金属修复体应使用钨钢车针进行切开，切开修复体后，可以用超声振动或用塑料平板或挖匙轻轻撬动去除。

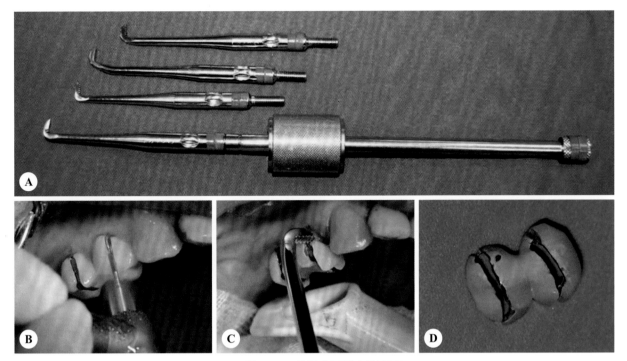

▲ 图 9-13 使用去冠器去除联冠

A. 去冠器的头可以互换；B. 从颊面及𬌗面分割联冠；C. 将器械的尖端置于冠的边缘，轻轻敲击以去除冠修复体，同时用防护纱布接住修复体碎片；D. 拆除的冠

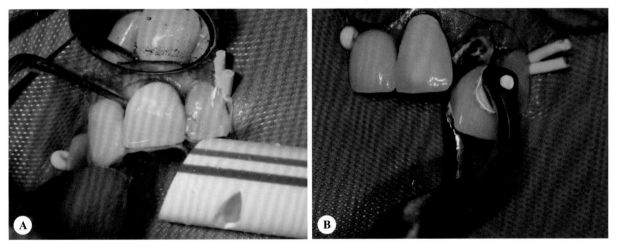

▲ 图 9-14 使用超声去除树脂冠

A. 使用喷水的超声工作尖通过振动来震碎分解粘接剂；B. 使用装有橡胶垫的钳子将牙冠完好无损地取下（GC Europe NV, Lueven, Belgium），术中应用橡皮障隔离术防止误吸或误吞修复体碎片

• 以上各种方法结合。

使用这些器械设备时应小心谨慎，以尽量减少对冠下方健康牙体的损伤或造成堆核材料的折断，如果患牙牙周支持组织不足，应尽量避免使用敲击或拉拽的装置。

在根管治疗后，可以利用拆除的冠或桥作为临时修复体，如果原有的冠修复体没有明显形变和损坏，也可以考虑作为永久修复。如果原有冠或桥不能再重复使用，临床医生应重新制作一个良好的临时修复体（如临时冠或桥、部分义齿）用于恢复临时美学、功能、保护下面的牙体组织，保证冠方封闭，以防止根管系统再感染。

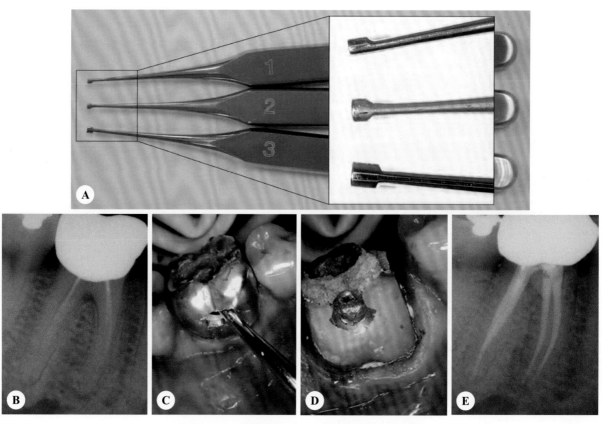

▲ 图 9-15　根管再治疗中去除冠修复体并再利用

A. WAMkey（WAM, Aix-en Provence, France）有 3 种不同的尖端（插图）；B. 术前 X 线显示根充不完善及根尖周低密度影；C. 将 WAMkey 插入经由牙冠颊面钻开的孔中；D. 取下牙冠；E. 术后立即进行 X 线检查，显示根充完善，原有冠修复体作为临时修复体再利用

八、去除核充填材料的方法

最常见的堆核材料是银汞和复合树脂。可以借助良好的放大照明系统，使用长柄车针仔细去除大块充填材料，长柄车针可以改善视野。同时，在良好的放大照明系统下，使用间歇性喷水的超声工作尖是去除牙本质附近的剩余材料的理想方法，这些超声工作尖在临床操作中可以进行精准切割，能够较为精确地去除大块材料，并保持牙本质的完好。但应注意避免长时间使用超声工作尖，长时间使用可能会导致牙体和牙周组织的过热损伤，同时应注意保存某些材料的冠方部分（如桩、银尖和载核根管充填材料），以便在接下来的治疗阶段更方便去除。

九、拆除根管桩的方法

在间歇性喷水的环境下，使用专门设计的根

管超声工作尖［如 ProUltra ENDO Tip #1（Dentsply Sirona, Tulsa, OK）或 Start-X tip #4（Dentsply Sirona, Ballaigues, Switzerland）］进行震荡，可以分离根管桩周围的粘接材料，大部分桩都可以去除；无水环境下使用超声工作尖的视野更好，但是这时候应特别注意避免长时间操作，必须间歇性地使用水喷雾，以防止过热而导致牙周组织的热损伤（图 9-16）。

也可以使用特制的钳子夹持，取出根管桩，如 Steiglitz 钳（Hu-Friedy, Rotterdam, Netherlands）（图 9-17）。临床医生应避免过度切割桩周围的牙本质，过度切割可能会导致牙本质壁变薄，降低新根管桩的成功率，增加根折风险。

十、去除根管内充填材料

根据不同根管充填材料的类型，可以选择不

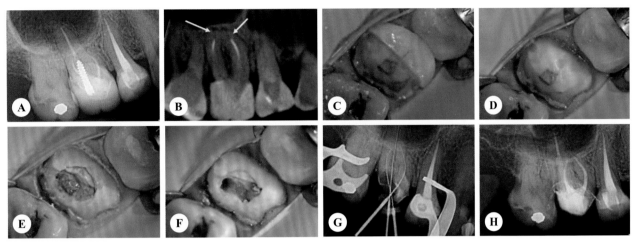

▲ 图 9-16 拆除金属桩

A. X 线提示近颊根，远颊根根管欠填；B. 颊根 CBCT 矢状位截图（黄箭）；C 和 D. 橡皮障隔湿，分离并去除牙冠确认患牙是可修复的；E. 腭根内见根管桩；F. 完成根管再治疗；G 和 H. 确认工作长度和治疗后根尖片。患牙用纤维柱、树脂核和临时冠进行修复

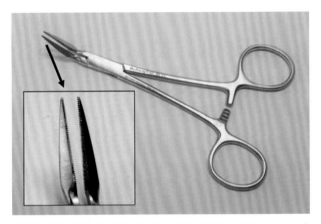

▲ 图 9-17 Steiglitz 钳（Hu-Friedy, Rotterdam, Netherlands）

同的技术和设备（表 9-2 和图 9-18），术中使用有同轴光源的放大设备至关重要。

大多数情况下，分离的器械在影像学图像中都非常明显，但也有一些情况下，只有在术中去除牙胶后才能发现这些分离器械。合理设计入路对于顺利进入根管系统并到达分离器械是很重要的。如果分离器械位于根管冠方 1/3 或根管的直线段，那么可以使用细而长的超声工作尖在其周围形成间隙，再利用超声的能量将其震出。一些更为复杂的根管内阻塞物可能需要借助特殊的工具，如 FRS（File Removal System），这类器械专门被设计用来去除分离的根管锉、银尖、带固核载体类充填材料等阻塞物（图 9-19）。

十一、处理根管内阻塞的方法

去除根管内充填材料后，下一步要将根管疏通到工作长度，但是这一过程常常会因为钙化、根管内台阶、牙本质碎屑阻塞而变得困难。在这种情况下，应该适当扩大根管上段，以利于消除根管中部至尖端的阻塞，同时也可以增强锉尖向尖端探查时的触觉反馈。用小号 K 锉（8 号或 10 号）进行预弯，轻轻探查，寻找"软而黏"的点，这个点常常提示绕过阻塞的通路，大量冲洗并配以润滑剂有助于疏通锉向根管的尖端推进。根管的探查过程需要时间和耐心，需要使用大量的锉变形和损耗的锉必须及时丢弃，以防止发生器械分离。台阶是极其难处理的，后续探查的锉更倾向于顺着根管壁再次到达台阶处，使得台阶更为明显，如果反复多次用锉探查，容易在台阶处发生根管穿孔。预弯小号 K 锉（如 8 号或 10 号）尖端 1～2mm，利用预弯的锉尖顺着根管弯曲方向探查，可以帮助绕过台阶（图 9-20）。

十二、根管外科

根管外科包括切开引流和骨开窗术、根尖手术、截根术、牙半切术、牙再植和活检等。需要根管外科治疗的病例应转给牙髓病专科医生。

表 9-2 根管充填物的清除技术

材 料	去除技术

牙胶	• H 锉法
	  – H 锉刃部的设计非常适合楔入牙胶，可以将 H 锉轻柔地旋转楔入牙胶内，而后提拉勾住的牙胶将其带出。这种技术特别适合应用单尖法充填的根管，在理想的情况下，可以整根取出牙胶尖，这种技术如果合理有效地应用，有可能可以将那些超出根尖孔的牙胶尖取出
	• GG 钻和旋转镍钛器械相结合
	  – 使用 3 号或 4 号 GG 钻，采用"冠向下"的手法，可以软化并去除根管上段的牙胶，GG 钻只能用于去除根管直线部分的牙胶，根管尖段的牙胶可以选择旋转镍钛器械去除
	• 再治疗旋转镍钛器械
	  – 有一些锉专门设计用来去除牙胶的镍钛锉（如 ProTaper Universal Retreatment files; D1～D3, DentsplyMaillefer, Ballaigues, Switzerland）。一些学者建议以更高的转速（500～750rpm）使用 D1～D3 锉。通过摩擦产热软化牙胶，达到去除牙胶的目的，但是出于对安全性能的考虑，以及考虑在弯曲根管中使用的可行性，更推荐使用低速旋转。D1 锉的尖端具有切割功能，这样的设计能更有效地进入冠部的牙胶，D2 和 D3 锉分别用于去除根管中和根尖 1/3 的牙胶，其尖端无切削力，这样的设计更安全，合理使用的情况下，可以更好地保持根管的原始形态，由于锉的长度有限，根管的尖端可能需要手用锉进行处理
	• 加热法
	  – 可以使用携热头加热插入牙胶约 2s，软化牙胶后带出。可以反复间断地进行操作逐步取出根管中段和尖段的牙胶。由于可塑性的改变，一些相对传统一些的牙胶可能很难用这种技术去除。最新的基于载体的系统（Dentsply Sirona, Ballaigue, Switzerland）含有耐热的交联牙胶，也很难用这种技术取出，一旦确定了根管内的充填物是这一类材料，就应该考虑其他塑核载体去除技术
	• 超声技术
	  – 将超声设备调到中或高的功率时可以软化并去除牙胶，超声工作尖应间歇性工作（间断性喷水），避免过热。同时超声工作尖应避开烤瓷修复体，工作尖的能量可能会造成烤瓷修复体的破坏
	• 溶剂法
	  – 溶剂（如橙色溶剂）可软化和溶解牙胶及封闭剂。溶剂的使用需要非常谨慎（使用注射器将溶剂注入根管的冠 1/3）。被溶剂溶解的牙胶常常会黏附在根管壁上形成涂层，或者进入器械难以到达的区域甚至是牙本质小管内，这些涂层几乎无法被完全清理，会影响根管的机械和化学预备效果，同时也会影响根管充填材料的严密性。化学溶剂通常在 2～3min 内就可以溶解牙胶，然后配合手动锉或旋转的 NiTi 锉去除牙胶。C+ 锉（末端具有切削力更坚硬）可以更有效地去除牙胶。也可以在机械法去除牙胶后再利用化学溶剂去除残留的牙胶，这时可以使用纸尖蘸除残留的牙胶

糊剂	• 硬化的糊剂可以用超声工作尖和溶剂去除 • 软的糊剂可以通过旋旋转镍钛器械或手用锉去除
塑料核载体	先利用超声工作尖分离所料核载体和其周围的材料，然后用 2～3 根 H 锉围绕塑料核载体进行绞缠，最后用外科持针器夹持锉以一个牙尖为支点，利用杠杆原理取出
银尖	• 通过车针和超声工作尖仔细去除冠部充填材料，尽可能保留银尖的冠部部分，在银尖的周围创造间隙，然后用 Steiglitz 钳夹住银尖将其带出 • 可以尝试使用 H 锉缠绕技术

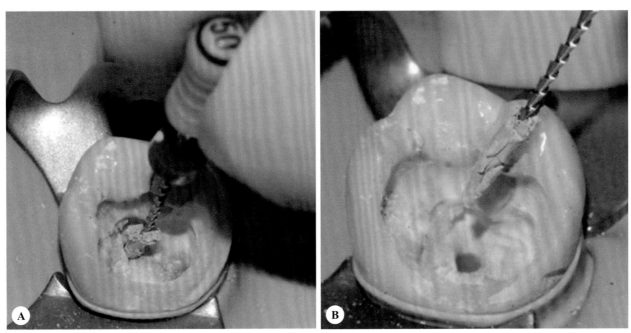

▲ 图 9-18　去除牙胶
H 锉技术，小号 H 锉（如 10 号和 15 号）用于去除根管尖端的牙胶尖

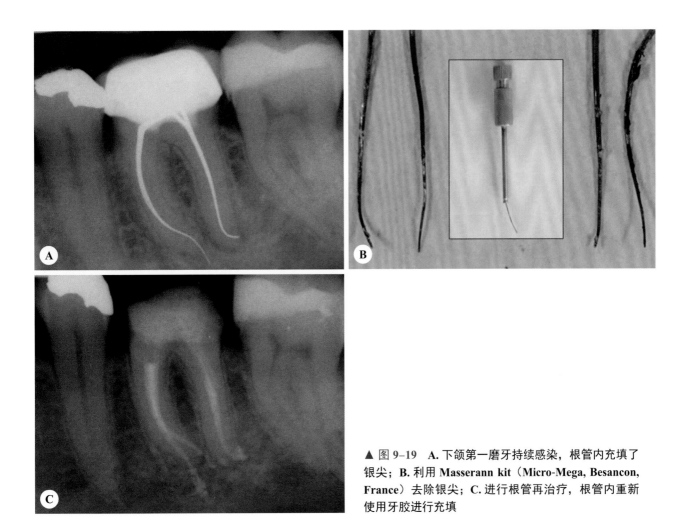

▲ 图 9-19　A. 下颌第一磨牙持续感染，根管内充填了
银尖；B. 利用 Masserann kit（Micro-Mega, Besancon,
France）去除银尖；C. 进行根管再治疗，根管内重新
使用牙胶进行充填

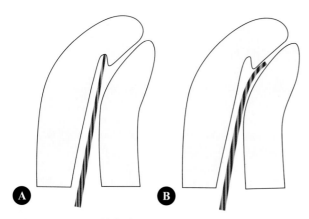

▲ 图 9-20　**A**. 根管尖端的台阶，台阶通常发生在弯曲根管的外侧壁，在使用根管锉进行根管探查的过程中，锉往往更倾向于反复到达这个部位而无法通过根管；**B**. 预弯小号 **K** 锉，向根管弯曲的方向，即台阶的相反方向进行探查，可以用来绕过台阶

（一）切开引流和骨开窗术

如果脓肿已经有波动感，切开引流脓液可立即缓解疼痛，并可有效控制感染的扩散。在没有波动性的情况下，感染仅限于松质骨，这个时候可以采用骨开窗引流技术。该技术指通过钻孔穿过皮质骨以实现引流，该操作可能会损伤牙齿附近的结构，必须由经验丰富的临床医生完成。

（二）根尖手术

根尖手术包括刮除根尖周病变组织，根尖切除、根尖倒预备和根尖倒充填（图 9-21）。根尖手术需要特殊的器械和设备（图 9-22）。

翻瓣是提供手术视野和入路的基本要素，根据形状和部位不同，可有全厚和半厚瓣设计，皮瓣应包含全层骨膜、黏膜和牙龈组织，术中使用合适的剥离器从龈缘开始翻瓣，应完整翻开组织瓣，使骨膜和牙槽骨完整分离，翻开组织瓣后，通过拉钩将瓣拉开并固定于骨面，使其避开手术区域，以免损伤和挤压。定期冲洗术区以防止组织干燥脱水。

根尖周刮治的目的是去除病变的根尖周组织和超充的根管充填材料。当存在感染时，单独进行根尖刮治是不够的。将刮除的组织标本进行病理学检查是非常必要的做法，特别是怀疑病变是恶性时。

根尖切除的目的是为了去除根尖分歧分叉内的感染。为了便于直接观察根尖的预备和充填，传统的根尖切除中，临床医生常将根尖切成斜面。现代根尖手术不再推荐将根尖切成斜面，这样的做法可能导致腭 / 舌侧根尖切除不足，无法有效切除腭 / 舌侧根尖区分叉分歧，并暴露大量可能含有微生物的牙本质小管。因此，现代根尖切除术角度应尽可能小，根尖应切除 3mm（大部分根尖分叉分歧均在该区域内）。

根尖倒预备的目的是清理根尖部分，并创造适合放置充填材料的空间。不再建议使用球钻倒预备根尖，球钻预备易导致医源性失误，无法很好地保留原始根管结构。现代根尖手术使用特殊设计的超声工作尖进行倒预备，超声制备的根端根管腔更清洁，并且能很好地保持根管原始结构，显微超声工作尖通常预备深度为 3mm，但特殊情况下，用较长的显微超声工作尖可以预备达 9mm 的深度。

根尖倒充填的目的是严密封闭根尖，防止根管内残留的细菌渗漏到根尖周组织造成感染。现在有大量的根尖充填材料可选择，普遍观点认为不应该再使用汞合金作为倒充填材料。

关闭创口的核心是缝合。组织瓣复位缝合后应轻柔加压 5～10min，术后给予恰当的医嘱。一般在术后 3～5 天后拆线。窦道、减压切口、外科操作不当的缝合区域可能会导致瘢痕产生，但现代皮瓣处理方法可以有效减少不美观的瘢痕、牙龈萎缩和牙间乳头丧失的风险。

以下各部分仅供进一步参考学习。牙科本科学生或刚毕业的医生一般不会使用这些技术。重要的是，我们需要了解相关过程，以明确哪些病例可能需要采取这些治疗措施。

（三）外科穿孔修补

外科穿孔修补通常用于修复牙根表面的医源性穿孔。翻瓣以暴露根表面，然后使用生物相容性和封闭性良好的材料进行穿孔修补。

（四）截根术

牙根切除术是指从多根牙上完全切除某一个

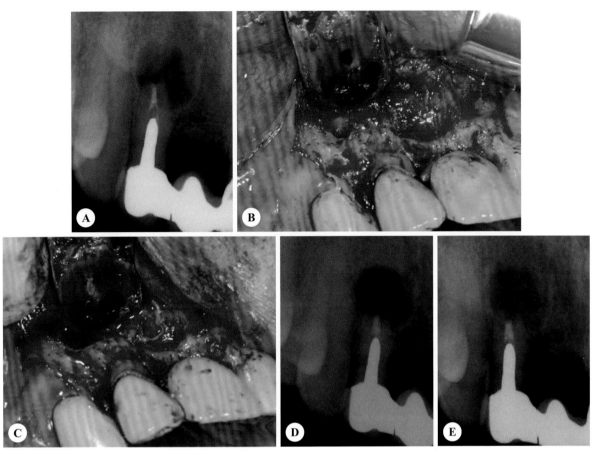

▲ 图 9-21　根尖手术：患者因为担心去除桩修复体后发生根折，不愿意拆除比较完好的桥修复体，进行根管再治疗
A. 术前根尖片提示粗大的根管桩，根管充填质量不高，根尖周透射影像；B. 显微超声工作尖预备后的根尖情况；
C. 根尖倒充填后；D. 术后即刻根尖片显示根尖严密充填；E.1 年后的根尖片显示明显的骨质形成

牙根。该手术的适应证是严重的牙周病、骨吸收和不完全牙根纵裂。手术过程通常包括翻瓣、牙槽骨修整和冠部修形，同时辅以菌斑控制（图 9-23）。牙根切除后的牙齿的解剖结构得以改良，提高了患者保持口腔卫生的能力，并提高了清洁这些部位的效果。

（五）牙半切术

牙半切术和牙根切除术略有不同，是指纵向整体切除牙齿的冠部和根部。常常拔除牙齿的一部分，修复剩下的部分。少数时候，两个部分都被保留和修复，这个过程通常被称为分牙术。

（六）意向性再植

在其他手术方法都无法进行的情况下，可以有意地进行再植。拔出患牙，在口外进行预备和根管充填，再放置回拔牙窝，使用牙弓夹板固定，固定时间应控制在 1 周以内。例如，该方法一个很好的例子就是下颌前磨牙被拔出并再植，可以避免根尖手术对神经造成损伤的潜在风险。

（七）减压术和袋型术

大范围的根尖周病变可以采用手术方法穿通皮质骨，到达病变组织，置引流管或带凸缘的套管于病变区域，保持窦道的引流通畅，达到减压目的，定期冲洗减压部位，随着时间的推移，病变逐渐减小，直到减压终止。

（八）活检

手术中切除的任何成形的组织都必须进行常规组织病理学检查，以确认病变性质。标本用 10% 福尔马林溶液浸泡固定，并应附有疾病的基本描述。

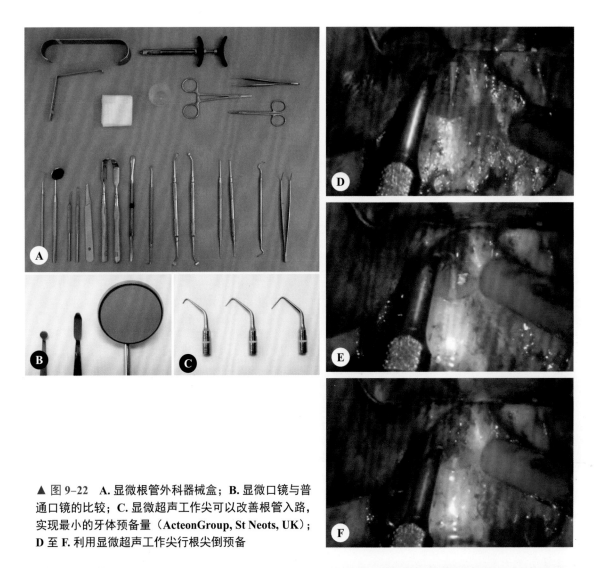

▲ 图 9-22　A. 显微根管外科器械盒；B. 显微口镜与普通口镜的比较；C. 显微超声工作尖可以改善根管入路，实现最小的牙体预备量（ActeonGroup, St Neots, UK）；D 至 F. 利用显微超声工作尖行根尖倒预备

▲ 图 9-23　该病例展示了 1 例上颌第一磨牙牙根切除术，该患牙存在 Ⅲ 度根分叉病变，深牙周袋和近颊根周围严重的局部骨破坏，但其余的牙根较长，功能负荷良好
A. 术前根尖片；B. 翻全厚瓣

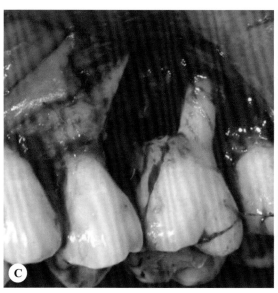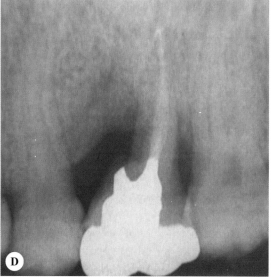

▲ 图 9-23（续）　该病例展示了 1 例上颌第一磨牙牙根切除术，该患牙存在Ⅲ度根分叉病变，深牙周袋和近颊根周围严重的局部骨破坏，但其余的牙根较长，功能负荷良好
C. 切除近颊根；D. 复查根尖片提示良好的骨愈合

要点总结

- 正确认识根管治疗后疾病，确定持续性病变存在的潜在原因非常重要，有助于制订全面的治疗计划。
- 根管的持续感染通常与根管治疗质量较差有关。然而，即使是治疗完善的牙齿根管内也可能存在微生物，阻碍疾病愈合。
- 如果需要进行根管干预，非手术根管再治疗应始终作为首选。
- 根管再治疗效果不好的病例，应考虑其他病因，如根管外感染和牙根纵裂。
- 在开始复杂的根管再治疗之前，必须确认患牙的可修复性。
- 根管再治疗的结果取决于去除原有的根管充填材料、充分的冲洗、对整个根管系统的彻底消毒。
- 如果根管再治疗没有取得良好的结果或不可行，则需要根管外科治疗。

▶ 临床实例

　　一位身体健康的 45 岁患者因多次牙科治疗后仍未解决疼痛而寻求根管治疗，患者主诉左下磨牙深部的搏动性疼痛数月，患者最早曾在一名全科牙医处行左下第一磨牙活髓保存治疗，尽管后来拔除了左下第三磨牙，但症状仍然存在，随后患者进行了左下第一磨牙根管治疗。

　　临床检查中，对下颌第二磨牙的冷诊时，患者表现为短暂的疼痛反应，并且认为这颗就是造成不适的牙齿。根尖片显示左下第一磨牙三个根管恰填，密实，有少量糊剂超出根尖孔（图9-24A和B），根尖周围似乎没有透射影像。由于患者症状和体征相互矛盾，从根尖片中收集到的信息不足，于是拍摄了小视野CBCT。CBCT（图9-24C至E）显示下颌第一磨牙根尖周围存在透射影像与遗漏的远舌根管相关，在根尖片上因为和已经充填的根管影像重叠而未

能发现。下颌第二磨牙的根尖周组织看上去非常健康。患者同意接受根管再治疗（图9-24F）。术后1个月的复查，患者无临床症状，术后1年复查的临床治疗效果令人满意。

这个病例说明了明确根管治疗后疾病病因的重要性，特别是在根管治疗似乎已经达到了一个令人满意的标准的情况下，如这个病例，病因是遗漏的感染根管。

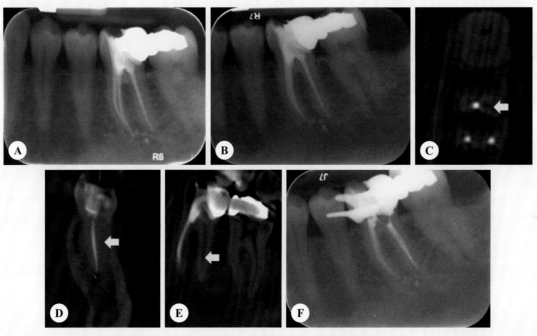

▲ 图9-24 A和B. 根尖周X线评估；C至E. CBCT（轴位、冠状位和矢状位）显示遗漏的远中根管（黄箭）；F. 重新充填后的根尖周X线（图片由Dr I. Zainal Abidin提供）

自我测评

请选择一个最佳答案。

SBA9-1 一名患者想要更换一个不太理想的金属烤瓷冠，这个患牙已经做过根管治疗，无临床症状，根尖区存在透射影像，与之前的根尖片相比，这个透射影像似乎变大了，对于这个病例，首选的治疗方案是什么？

A. 不做任何处理，继续随访6个月。

B. 根管再治疗。

C. 根切除术。

D. 非手术根管再治疗后再进行根尖手术。

E. 根尖手术。

SBA9-2 一名患者主诉下颌第二前磨牙咀嚼时疼痛。临床上，患牙颊侧可见窦道，同时探诊存在窄而深的牙周袋。影像学检查可见患牙已经

做了根管充填，围绕牙根周围存在一个光晕状的透射影像。最有可能的初步诊断是什么？

A. 慢性根尖周周炎。

B. 慢性根尖周脓肿。

C. 根侧牙周囊肿。

D. 牙周 – 牙髓联合病变。

E. 牙根纵裂。

SBA9–3 选择根管治疗后疾病最常见的原因是哪一项？

A. 根尖囊肿。

B. 牙胶超填。

C. 持续的根管内感染或根管内再感染。

D. 咬合创伤。

E. 牙周 – 牙髓联合病变。

SBA9–4 选择与根管治疗后疾病相关的最准确的陈述是哪一项？

A. 如果患者无症状，患牙应选择随访。

B. 根管治疗后欠填的患牙必须进行根管再治疗。

C. 需要更换冠修复体的根管治疗后的牙齿必须进行根管再治疗。

D. 根管治疗后的患牙如果存在局限性根尖周病损，则需要行根尖手术。

E. 根管治疗后的疾病可能发生在有根管充填非常完善的牙齿上。

推荐阅读

[1] Carnivale G, Pontoriero R, and Di Febo G (1998) Long- term effects of root- resective therapy in furcation- involved molars. *Journal of Clinical Periodontology* 25, 209–14.

[2] Evans GE, Bishop K, and Renton T (2012) *Guidelines for Surgical Endodontics*. London, UK: Royal College of Surgeons of England.

[3] Gorni FG and Gagliani MM (2004) The outcome of endodontic retreatment: a 2 year follow- up. *Journal of Endodontics* 30, 1–4.

[4] Kim S and Kratchman S (2006) Modern endodontic surgery concepts and practice: a review. *Journal of Endodontics* 32, 601–23.

[5] Nair PNR (2004) Pathogenesis of apical periodontitis and the causes of endodontic failures. *Critical Reviews in Oral Biology and Medicine* 15, 348–81.

[6] Setzer FC, Shah SB, Kohli MR, Karabucak B, and Kim S (2010) Outcome of endodontic surgery: a meta- analysis of the literature, Part 1: Comparison of traditional rootend surgery and endodontic microsurgery. *Journal of Endodontics* 36, 1757–65.

[7] Setzer FC, Kohli MR, Shah SB, Karabucak B, and Kim S (2012) Outcome of endodontic surgery: a meta- analysis of the literature, Part 2: Comparison of endodontic microsurgical techniques with and without the use of higher magnification. *Journal of Endodontics* 38, 1–10.

[8] Torabinejad M, Corr R, Handysides R, and Shabahang S (2009) Outcomes of non- surgical retreatment and endodontic surgery: a systematic review. *Journal of Endodontics* 35, 930–37.

[9] von Arx T, Penarrocha M, and Jensen S (2010) Prognostic factors in apical surgery with root- end filling: a meta analysis. *Journal of Endodontics* 36, 957–73.

 自我测评答案

SBA9–1 答案是 B。因为有证据表明根管治疗后疾病持续存在，重新制作冠修复体前需要完善根管再治疗。

SBA9–2 答案是 E。临床检查和影像学证据明显支持存在牙根纵裂，可以通过非手术或手术方式探查到明显的纵裂纹来确诊。

SBA9–3 答案是 C。

SBA9–4 答案是 E。有时根管治疗是无效的，即使达到了一个非常高的技术标准。

第 10 章　牙髓专科中的法律风险
Dento- legal aspects of endodontics

Len D'Cruz　著

随着新技术与材料的发展和应用，根管治疗越来越广泛。患者保留患牙的意愿日趋强烈，同时对治疗效果的期望较前明显提高。牙科医生提供医疗服务的技术标准是由监管机构、执法机构和专家协会多方共同推动的。在英国的基层口腔卫生保健体系中，相比其他牙科治疗，患者在牙髓专科的法律诉求最多。与牙髓专科有关的投诉和索赔类型见框 10-1。许多投诉和医疗事故赔偿都是由于缺乏医患沟通。研究表明，即使是诊疗过程中存在过错，若医生对患者进行充分解释，并有着共情和坦诚的态度，就可以很大程度避免矛盾升级。本章内容主要讨论牙髓专科的法律相关问题，以及如何规避或减少法律风险的相关因素。

框 10-1　牙髓专科常见的投诉和索赔类型

- 根管欠填导致的感染物残留
- 器械分离
- 器械误吞、误吸
- 穿孔
- 误诊
- 冲洗液相关的不良事件
- 神经损伤

一、什么是知情同意

知情同意不是一个单独的步骤，而应贯穿诊疗全过程。英格兰卫生部对知情同意的定义是："患者自愿接受治疗，知晓并同意整个治疗方案。

这些都基于患者对治疗目的、治疗特点、预期效果、治疗风险的充分了解，并告知患者操作成功率，以及可能的包括放弃治疗在内的替代方案及后果，最后在经过充分的沟通和讨论下让患者自主做出决定。"

知情同意中最关键的要素要用斜体标明。临床医生在制订每次根管治疗计划前，必须为患者提供知情同意的相关信息。

术中补充同意也十分值得强调。举例来说，在患者接受磨牙根管治疗时，若遇到弯曲或钙化根管等疑难问题，需要就诊疗效果可能受到影响的问题征得患者进一步知情同意（如无法彻底预备并充填根管至理想长度），并让患者明白病情变化与诊疗开始时不同。这种治疗过程中的知情同意能让患者权衡继续治疗（或保留部分根管不完善治疗）、转诊或拔牙等不同选择的利弊。有效的知情同意离不开以下 3 个要素。

- 理解能力：患者必须拥有足够的认知能力，能完全理解治疗过程及接受治疗或拒绝治疗的可能后果。法律术语称之为"民事行为能力"。
- 自愿原则：患者在没有受到胁迫或诱导的前提下，做出接受或拒绝治疗的决定，对将要接受的治疗不存在任何疑虑。
- 知情原则：患者已经获得了所给治疗方案及替代方案的特点、过程、结果等各方面充分全面的信息。

二、哪些内容需要在根管治疗前告知患者

直到不久前，人们还通常认为牙医为患者提供的治疗建议只要符合医疗惯例即可。这种被称为"专业标准"的处理原则来自既往判例，在英国法律的框架体系下，其法理依据来自"Bolam 标准"。Montgomery 一案的判决由最高法院在 2015 年做出，此案例推翻了既往的专业标准，医生有义务为患者提供其做决策必备的基础知识，否则将侵犯患者知情同意的权利。

这一法律原则的改动标志着以后医疗工作中将更倾向于以患者为中心，更需要医生明确患者的核心利益所在，还要求医生让患者理解拟进行的治疗方案的相关风险及替代方案。由于患者不同或患者所处的情况不同均对风险评估产生重要影响，临床医师应该意识到，同样的治疗对不同的患者意义可能大不相同。这使临床医生负有更重要的向患者提供一定的背景知识的责任，以使患者完全理解所选治疗方案面临的风险。这意味着在不同患者可能对风险认知有差异时，以前仅仅笼统地告知患者存在医疗风险的做法已经不够。即使患者可以通过互联网等公共渠道获取大量牙髓专科相关知识，医生仍有义务对患者尽可能地解释，而不是默认患者具备相关知识并会对自己重点关注的方面进行提问。Montgomery 案的法官同时也强调了成功率高低不是决定将风险告知患者的决定性因素，不同的患者对风险的考量不同，即使较低风险也不意味着所有患者都愿意承担。例如，舌神经麻痹风险对管乐器演奏者的职业生涯影响远大于其他患者。医生只有在深入了解患者的情况和偏好之后才能知道什么风险需要强调。因此，做治疗决策的过程需要医患间充分互动，医生需要向患者解释专业知识和专业建议，患者则需要向医生提供更多自身情况和个人考虑。

牙髓专科治疗既费时又昂贵（如使用镍钛器械时）。在私人执业机构，这些额外的时间和器械成本可能会转由患者承担并体现在治疗费中，然而这种做法是被 NHS 禁止的。所以根管治疗的知情同意非常重要，时间和器械的成本因素必须与患者充分沟通。

无论是明确诊断还是临时诊断，所有的治疗选择都必须经过医患间充分讨论。在给患者提出一套诊疗方案时，需要告知患者此方案的预后及其他相关因素，如费用、并发症、局限性等，这对患者做出正确决策至关重要。在开始根管治疗前，必须确保患者已经理解以下内容。

- 将如何进行治疗。
- 治疗时间（预计每次治疗时间及复诊次数）。
- 术后反应及应对方法。
- 出现意外情况时（如疼痛、肿胀等）如何复诊。
- 进一步处理的需求（如桩、冠修复）。
- 根管治疗及任何可能的后续治疗的费用。
- 可能的并发症和其他复杂情况。

为患者提供这些重要的背景知识能够让患者自主考虑他们是否能够接受根管治疗可能面临的风险，以及是否要选择其他替代方案。通常医生会以口头方式传递这些信息，并鼓励患者随时提问以确保患者能够完全理解。很多时候面对面口头交流比书面的宣传手册或知情同意书的沟通效果更好。表 10-1 概述了宣传手册或同意书需要涵盖的内容。尽管在英国并没有法律要求根管治疗必须签署知情同意书（需全麻手术或镇静条件的除外），但是风险管理仍然十分重要。这类宣传册或同意书可以有效向患者展示相关背景知识和主要风险，可以确保医患沟通更有效地进行。另外还需要强调的是，知情同意书必须根据患者具体情况做出相应调整，并且它的法律效力不单单由签名决定。

三、应该治疗还是转诊

知情同意的过程还有一部分的目的是讨论本次根管治疗的复杂程度，同时确认接诊医生是否有足够的技术、信心、能力完成治疗。英国口腔全科医学委员会建议："医生必须在有足够的信心，接受过充分训练并掌握相关技能的条件下才能展

表 10-1 患者宣传册或知情同意书上必备信息	
问 题	答案（需要根据患者实际情况决定）
什么是根管治疗	牙齿里面有细小的管道（即根管），内含血管和神经（即牙髓）。在牙髓由于龋病、外伤、折裂等因素而感染或发炎时，需要做根管治疗。若不治疗，将可能导致感染加重并扩散至根尖周组织。根管治疗的主要目的是通过清理根管内感染物来控制感染，并将消毒后的根管彻底封闭以防止再次感染

根管治疗包括哪些步骤	• 根管治疗步骤包括
	  – 局部麻醉
	  – 放置橡皮障
	  – 去除全部或部分原修复体
	  – 使用无菌器械成形和清理根管并消毒
	  – 使用充填材料封闭根管
	  – 在治疗不同阶段拍摄根尖片

谁来做根管治疗	口腔全科医生可以做根管治疗。特殊情况下，如遇到弯曲或钙化根管，需要转诊至牙髓专科医生处进行治疗
一般要治疗几次	通常需要复诊 1～2 次，每次 45～60min
根管治疗有什么作用	根管治疗如果有效，可以控制感染，使牙根内外的组织愈合或保持健康，从而保留牙齿的外观和功能
根管治疗可能的结果或风险是什么	• 治疗过程中如果发现新的问题，如无法修复的过深龋损、隐裂或根管堵塞等，患牙有可能需要拔除 • 治疗后可能会有疼痛或不适，严重程度因人而异，可持续数日，可能需要止痛药来缓解 • 少数情况下治疗后可能出现剧烈疼痛及肿胀，需要服用抗生素和镇痛药，并需要进一步治疗 • 变色牙，牙内漂白牙齿美白或美学修复可以解决 • 如果患牙缺损严重或充填不完善，治疗完成后短期内可能发生牙折 • 常规根管清理器械（即根管锉）存在折断于根管内可能，尤其是弯曲或狭窄根管

（续表）

表 10-1 患者宣传册或知情同意书上必备信息	
问 题	答案（需要根据患者实际情况决定）
根管治疗可能的结果或风险是什么	• 意外开口（即穿孔）可能在寻找根管过程中发生 • 如果治疗完成后仍存在感染，或者出现了并发症，可能需要转诊至专科医生治疗 • 如果治疗完成后感染持续，可能需要做根管再治疗、外科手术或牙拔除术 • 其他罕见风险包括根管消毒药物造成的不良反应，牙根靠近神经时引起神经损伤，过敏反应
在根管治疗完成后需要做什么	• 前牙可能需要美白 • 后牙通常需要冠修复或高嵌体修复 • 定期复查观察治疗效果 • 保持口腔卫生，降低糖的摄入频率，定期复查
根管治疗的成功率怎么样	按照标准流程顺利完成的根管治疗成功率很高，但无法保证 100% 有效，存在最终无法保存患牙的可能性
根管治疗的费用是多少	根管治疗费用在私人诊所和公立机构存在一定差异，大约为_____英磅
如果根管治疗没有进行或没有完成，会发生什么	• 出现急性的肿胀和跳痛 • 导致根周组织或牙槽骨进一步的破坏牙折裂
除了根管治疗还有什么替代方案	• 不做任何处理，但通常不建议这样做 • 拔除患牙后保留缺牙间隙 • 拔除患牙后使用种植牙、桥或可摘局部义齿修复缺牙间隙

需要注意的是，知情同意书不仅仅只是讨论临床问题，也需要体现患者诉求。例如，记录下患者描述，如"我希望尽最大可能避免拔牙"。知情同意书也要体现患者对同意书本身的理解，记录下这样的描述，如"患者表示已经理解同意书中的专业内容"或"患者提了几个相关的问题"。患者诊疗计划的最终决定必须记录在案，并签署医患双方的姓名
改编自 patient information leaflet and consent form designed by Dr Melissa Good.

开治疗。如果没有足够信心，必须转诊给能够胜任本次治疗的同行。"在英格兰，国民医疗服务体系（NHS）可能最终决定何种复杂程度的病例需要转诊，以及什么样的患者有必要转诊。

四、病历记录

按照英国牙科理事会的要求，临床医生"必须撰写和保存实时、完整、准确的病历"。实时意味着病历必须完成于治疗过程中，不得晚于工作当天。本科生和年轻医生阶段病历的质量和保存的标准通常很高。然而随着医生的年资增长，往往由于时间不够而疏于细节。

通常多数牙髓专科治疗始于患者自觉疼痛或肿胀，或需要急诊解决的一些问题。尽管工作很忙，日程安排很满，时间也很有限，医生仔细询问病史、认真进行常规检查和特殊检查仍然十分重要，否则无法做出正确诊断，制订正确的治疗计划（见第 3 章）。必须详尽记录临床所见和各项检查、讨论细节，另外还必须记录下证明已获得有效同意的证据。

现在许多牙科诊所都有可自定义模板的患者管理软件。这是一种确保正确收集和记录患者病历的有效方式。建议选用带提示性语言或备选项的模板（如更受欢迎的下拉式菜单），并且对特殊患者不适用时可以很容易删除。

这些细节往往会影响投诉或临床过失索赔，这些索赔可能在事件发生后几个月甚至几年后。此时经常会被问到这样的问题，如"这个患者接受根管治疗的必要性在哪里？"。此时唯一能作证据的资料只有这些病历，另外还要记录清楚患者接受了何种治疗、何时接受治疗、治疗过程结果、治疗后的后续治疗建议。一定要记住，凡是没有写入病历的内容，都视为未曾发生过。鉴于牙医如果没有当场实时的记录，可能因为患者过多而无法记住某个特定患者某次复诊的各种细节，法院更倾向于相信患者提供的证据，因为通常患者只有一名固定的牙医。

五、医疗数据的保存

通用数据保护条例（general data protection regulation，GDPR）（欧盟法规 2016/679 号）是一部由欧盟议会、欧洲理事会、欧洲委员会共同制定并通过的条例，旨在加强和统一欧盟范围内所有个人数据的保护。此条例在 2018 年 5 月 25 日正式执行，尽管其大部分内容与 1998 年资料保护法（Data Protection Act）近似，但它立下了新的针对个体的法律规定，包括强制性的违规通知和违规罚款。

个人信息包括一切可辨认出自然人的任何信息，具体包括姓名、身份证号、地址、IP 地址等。个人信息受保护对象既包括患者，又包括医疗工作人员及其助理。除法律规定的个人信息之外，GDPR 还特别针对遗传信息和生物信息的保护进行了规范，并放到与现存的"敏感个人信息"（如身体状况、种族、伦理等）同等的地位。这些内容具有比类似姓名、住址等基本信息具有更高的受保护等级。

GDPR 允许医生在为患者提供医疗服务时，如有必要，可以获取并使用这些敏感个人信息，同时还要在牙科委员会、国家医疗服务体系和相关税法的允许范围内。如果需要用这类信息进行营销或广告，即使这是为患者服务，也需要专门针对这一行为签署知情同意。GDPR 还指出，这种情况下的知情同意必须是明确且平等的，知情同意的签署表明患者同意医生按照知情同意书中的方式来处理自己的个人信息。这意味着知情同意书不能隐藏任何细节和条件以确保患者的自主性。患者有权在任何时候中止知情同意书的法律效力。

GDPR 为个人提供的权利如下。

- 在需要搜集个人信息前被告知的权利。
- 获得一切自身个人信息的权利。所有个人信息的副本必须免费提供给患者，除非患者的要求没有依据、过度或重复。
- 有权对不准确的个人信息进行更正。
- 对特定信息抹去或删除的权利（被遗忘的权

利），尽管有时无法做到绝对彻底。

- 限制信息处理的权利。
- 个人信息转移的权利，如患者要求将牙科病历转发至另一个牙医。
- 反对的权利，如患者可以要求医生停止用这些信息进行营销。
- 一切与患者决策分析的自主性有关的权利。

还有一部分与透明度有关的重要内容就是必须确保患者知道哪些内容与他们个人信息有关、为什么有关及这些信息会被怎样使用。关于隐私的声明必须在网页或患者须知上注明。

如果一个机构需要系统性保存大量（如牙科病历等）患者资料，需要有专门的数据保护专员。对牙科来说，要保护的数据仅限于符合国家医疗服务体系标准的治疗，因为这属于公共权利。尽管私人诊所未达到评判标准而不强制要求配有数据保护专员，但还是建议记录下无数据保护专员的原因。

GDPR 还适用于"管理者"和"执行者"。管理者决定处理个人信息的目的和方式，他们必须在信息管理部门交许可费。执行者是替管理者执行个人信息处理的角色。副职或助手被视为执行者，而有可能不需要在信息管理部门注册；具体情况则要看此人获取和使用信息的方式。例如，同一个助手在两个很远的不同机构工作时，需要在信息管理部门注册。

个人数据泄露，即违反安全规定，导致个人信息因意外或非法途径损毁、丢失、篡改、未经授权被披露或访问。一旦发生，必须 72h 内向信息管理部门报告，除非当次泄露事件不会导致当事人的权利和自由受到侵犯。违反 GDPR 的机构可被罚款最高至全球年营业额的 4% 或 2000 万欧元，以较大金额为准。

六、如何预防和处理不完善根管充填

牙髓专科遇到的投诉和索赔主要来源于不完善的根管充填所导致的持续感染。通常包括遗漏根管；超填，欠填，不紧密充填；使用不恰当的根

管充填材料，如银尖、甲醛类糊剂等（图 10-1），不完善根管充填也意味着根管预备不足（如根管系统未经彻底清理）。

术中片［如工作长度诊断片和（或）试尖片］和根尖定位仪能显著降低根管充填不完善发生的可能性。必须拍摄术后片，用于最终确认根管治疗质量并作为评估治疗结果的基本记录。如果 X 线显示治疗结果存在不足，需要及时如实告知患者并进行相应处理。患者已经做过根管治疗的患牙就诊另外的医生非常常见，接诊医生需要仔细评估同行完成的根管治疗的质量，一切可疑或不完善的治疗都要尽可能将客观情况委婉地告知患者，避免带主观情绪的描述。这些都应该是在牙髓根尖周病的本质的背景下进行讨论（如持续感染可能是由既往根尖周炎引起，并不一定是由于超填），根管系统本身解剖结构非常复杂，根管治疗的难度非常大。相当大数量的投诉源自于另一位医生不了解初诊的具体情况而给出不严谨评论。

七、如何预防和处理器械分离

医生在合理使用镍钛器械的前提下发生器械分离不存在医疗过错，如医生操作过程中使用了正确的转速并严格遵照说明书进行操作。然而，若器械分离发生（图 10-2），必须告知患者并提供相应的可选方案，包括拔除患牙、留置分离器械于根管系统或转诊至牙髓专科医生。医生将这些可选方案记录在病历中也十分重要。

研究表明，经过完善清理消毒的根管中留置分离器械不会显著影响治疗预后。以下建议有助于减少器械分离发生。

- 遵照厂家提供的说明书进行操作（如遵循推荐的转速和扭矩）。
- 反复使用会导致器械疲劳，建议一次性使用。
- 避免在重度弯曲或锐弯根管使用镍钛器械。
- 遇到狭窄或部分钙化的根管时避免过度施压。
- 每次使用器械前仔细检查器械有无形变。
- 一旦器械发生变形即丢弃。
- 使用前后核对器械长度。

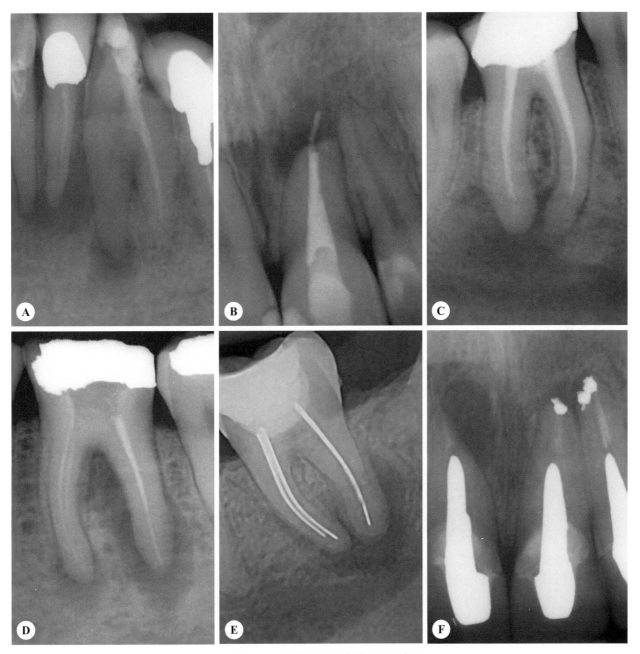

▲ 图 10-1　根管充填不完善的主要表现
A. 下颌切牙及尖牙未充填第二根管；B. 上颌切牙超填；C. 下颌磨牙欠填；D. 下颌磨牙根管充填不严密；E. 下颌磨牙的银尖充填；F. 上颌切牙根管充填不密实，并使用银汞进行根尖倒充填

八、如何预防和处理根管穿孔

穿孔可发生在根管系统的任何部位。例如，开髓或尝试定位根管口时可能出现髓腔侧壁或底壁穿孔（图 10-3），根管机械预备、桩道预备时可能出现根管侧壁带状穿孔（图 10-4）。如果发生穿孔，必须告知患者并提供相应可选方案，包括拔除患牙、穿孔修补或转诊至牙髓专科医生。此类

建议必须记录在病历中。

以下建议有助于避免穿孔发生。

• 术前拍摄根尖片评估髓腔底部深度及牙根弯曲角度。

• 考虑橡皮障可能会阻碍视野，影响对牙根角度和方向的判断，建议在上橡皮障前进行开髓。

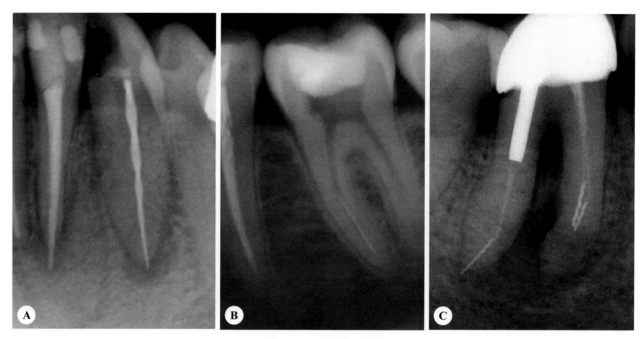

▲ 图 10-2 根管锉分离图示

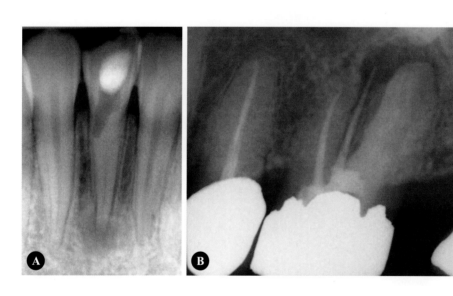

◀ 图 10-3 穿孔图示
A. 下切牙开髓入路偏移导致的牙颈部侧壁穿孔；B. 上颌磨牙髓底穿孔，牙胶尖穿通至根尖组织

- 完全拆除旧修复体避免其对根管定位和视野造成影响。
- 进入髓腔后改用尖端无切削力的安全车针。
- 使用不锈钢器械需要进行预弯，特别是使用超过 ISO 20 号器械时。
- 避免过度切削根分叉部位，避免过度使用 GG 钻。

九、如何预防和处理次氯酸钠不良事件

次氯酸钠是牙科首选的根管冲洗液，使用浓度为 0.5%～5%。高浓度次氯酸钠具有较强的组织溶解能力，这有助于溶解根管内的牙髓组织。然而，若次氯酸钠超出根尖孔，将会导致周围组织严重破坏（图 10-5），包括神经损伤，甚至危及生命。所以在使用高浓度次氯酸钠时必须谨慎小心，需要采取一些预防措施以防冲洗液超出根尖孔或医源性穿孔。以下指导方法有助于减少这类不良事件的发生。

- 为患者提供护目镜和诊疗巾，避免液体喷溅至重要部位。

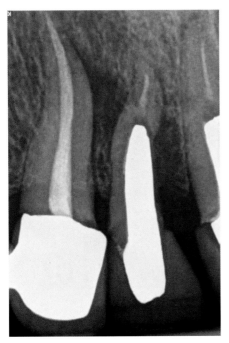

▲ 图 10-4　上颌切牙桩道预备穿孔导致的侧向透射影

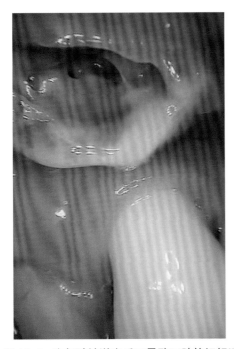

▲ 图 10-5　次氯酸钠溢出后可导致口腔软组织溃疡

- 使用橡皮障。
- 遵照前文指导严格预防医源性穿孔发生。
- 准确测定根管工作长度。
- 使用侧方开口的冲洗针头，并提前确定长度短于工作长度 1～2mm。
- 使用有螺纹接头的注射器确保针头可以完全

拧紧。
- 使用腐蚀性冲洗液冲洗根尖开放的患牙或靠近重要解剖结构的患牙时需要特别注意。

有些医生可能表示他们多年来一直使用家用漂白剂在根管治疗中作为根管冲洗液，没有遇到任何不良反应。但必须指出的是，家用漂白剂是用来清除家用纤维制品表面污渍或消毒的，只有经过授权的口腔专用的次氯酸钠冲洗液才具备用于口腔诊疗操作的合法资质。

有些患者可能对含氯制品产生过敏或超敏反应（如家用漂白剂等）。有条件的话，我们应当提前做过敏试验来确认有无过敏。建议不要在过敏患者的根管治疗中使用次氯酸钠。此时可使用其他冲洗剂替代，如氯己定溶液、碘化钾溶液，但治疗效果不如次氯酸钠。此时必须告知患者根管治疗的疗效有可能会相对下降。如果冲洗液超出根尖孔导致损害，医生本可以使用替代方案但并未使用，在针对他们的有效民事索赔案件里，判决将不利于医方。

次氯酸钠风险的管控已经在表 5-5 中列出，在英国牙科理事会的指南中规定，医生必须记录所有的临床安全不良事件并上报有关部门。

十、为什么要使用橡皮障

橡皮障的使用对医患双方均有许多益处（见第 1 章，表 1-1）。然而，一些研究表明，临床上橡皮障使用率仍然很低。从法律风险角度来看，橡皮障的使用主要是为了保护口咽，还能防止器械（如根管锉等）或刺激性药物（如次氯酸钠等）误吞或误吸。如果没有使用橡皮障，需要将细链或长牙线系在器械上来防止意外发生。在没有这些预防措施的条件下，若发生器械误吞误吸意外，医生将不可避免需要承担法律赔偿。

十一、如何预防牙折裂

经过根管治疗的患牙的修复在第 7 章已经讨论过，通常推荐具有牙尖保护的修复体（如全冠、高嵌体）。经过根管治疗的磨牙比活髓牙更易发生牙折裂，特别是剩余牙体组织量少且患者有偏侧咀嚼习惯的情况。研究显示，根管治疗后患牙选用具有牙尖保护的修复体预后更好。通常建议患者在完成根管治疗后几周内就进行修复体的制作，特别是没有自觉症状但是存在隐裂的患牙。有些患者则希望在确认根管治疗已经达到预期效果之后才进行修复，此时必须告知患者根管治疗后至少需要观察 1 年才能对治疗结果下结论，在随访期间患牙仍有较高的折裂风险（图 10-6）。从一开始就应告知患者建议根管治疗后进行冠方修复，同时这些建议和风险必须体现在病历中。另外，还要告知患者约诊期间也有发生牙折裂的风险，在临时或永久冠方修复前必须小心，避免发生牙折裂。

十二、总结

从失败中汲取教训是专业人士的标志。对错误进行系统分析并找到改进的方法以避免未来再犯同类错误才是提升医疗服务质量之道。个人或同行间通过对每个既往患者的影像学和病历资料进行临床查核是医疗质量的重要保证。当然，没人希望遭遇患者的投诉，但这是医生职业生涯中必然会经历的挑战，这也许会让人十分沮丧甚至不堪重负，特别是当医生觉得自己已经尽力的时候。然而，在每一次投诉背后，无论判决是否公正，总有经验教训可以吸取。在面临重大事故时

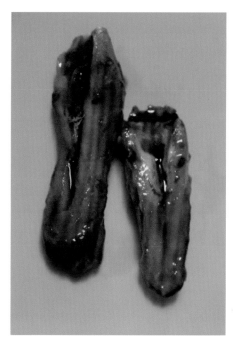

▲ 图 10-6 根管治疗后的前磨牙发生牙根纵裂

（如患者误吞器械或根管内发生器械分离），医生是否用诚实的态度和有同理心对待患者将会有本质的区别。

牙髓专科在未来还会不断发展，会出现很多新的器械、理念和技术。医生需要尽可能确保自己的所有的操作都有证据支持，新材料和技术都要谨慎使用，直至它们的有效性得到研究证实。成功的根管治疗固然值得欣喜，但更重要的是最终能够使患者恢复理想的功能和外观，否则一切都是徒劳。

要点总结

- 有效的知情同意是持续的过程，是指患者具有足够理解能力、充分尊重患者自主权、向患者提供了充足的背景知识，在此前提下让患者自主做出治疗决定的过程。
- 为患者提供背景知识时，需要包括可能的诊断、治疗方法选择、其他重要事项，如费用、并发症、局限性等。
- 在英国的基层口腔医疗体系中，牙髓专科明显比其他牙科治疗的法律诉讼更多。大多数投诉和索赔源自不完善根管充填导致感染及器械分离。
- 意识到可能的错误并正确应对十分重要。良好的医患沟通及细致的病历记录就是一个好的开始，专家转诊也是可选项之一。

自我测评

请选择一个最佳答案。

SBA10-1 有效的知情同意必须做到以下哪一项?

A. 回答患者所有的问题。

B. 所有可能的风险都要告知患者。

C. 需要提供患者所有的社会和临床信息。

D. 告诉患者大多数其他牙医通常会告诉患者的内容。

E. 只有发生率高的风险才有必要告知患者。

SBA10-2 如果诊间根管内发生器械分离,应当做到以下哪一项?

A. 尽快将患者转诊试图取出分离器械。

B. 告知患者存在分离器械,完成根管治疗。

C. 告知患者存在分离器械,并为患者提供处理这类情况的不同方案。

D. 在病历中记录。

E. 联系赔偿机构。

SBA10-3 从法律风险角度来看,使用橡皮障的主要目的是做到以下哪一项?

A. 防止唾液污染根管。

B. 保护口咽防止误吞误吸。

C. 防止被起诉。

D. 根管治疗不使用橡皮障是违法的。

E. 这是英国的牙科协会的要求

推荐阅读

[1] *Bolitho* v. *City and Hackney Health* Authority [1997] UKHL46; [1998] AC 232; [1997] 4 All ER771; [1997] 3 WLR 1151.

[2] Bowden JR, Ethuandan M, and Brennan PA (2006) Lift- threatening airway obstruction secondary to hypochlorite extrusion during root canal treatment. *Oral Surgery, Oral Medicine, Oral Pathology, Oral Radiology, and Endodontology* 101, 402–4.

[3] British Dental Association (2018) GDPR— What do you need to know? *BDJ in Practice* 31, 14–15.

[4] Chaudhry H, Wildan TM, Popat S, Anand R, and Dhariwal D (2011) Before you reach for the bleach. *British Dental Journal* 210, 157–60.

[5] D'Cruz L (2008) The successful management of complaints— turning threats into opportunities. *Dental Update* 35, 182–6.

[6] Dental Protection (2009) *Risk Management Module 2— Endodontics.* London, UK: DPL Publications.

[7] Dental Protection (2015) Shared decision making. *Riskwise UK* 49, 29–31. London, UK: DPL Publications.

[8] *Montgomery* v. *Lanarkshire Health Board* [2015] UKSC 11.

[9] Faculty of Dental Surgery, The Royal College of Surgeons of England (2001) *Restorative Dentistry: Index of Treatment Need— Complexity Assessment.* London, UK: The Royal College of Surgeons of England.

[10] Faculty of Dental Surgery, The Royal College of Surgeons of England (2016) *Consent: Supported Decision Making— a Guide to Good Practice.* London, UK: The Royal College of Surgeons of England.

[11] Muthukrishnan A, Owens J, Bryant S, and Dummer P (2007) Evaluation of a system for grading the complexity of root canal treatment. *British Dental Journal* 202, E26.

[12] *Sidaway* v. *Board of Governors of the Bethlem Royal Hospital* [1985] AC871.

[13] Webber J (2010) Risk management in clinical practice. Part 4. Endodontics. *British Dental Journal* 209, 161–70.

 自我测评答案

SBA10-1 答案是 B。根据 Montgomery 案探讨的概念,患者应提供与社交和临床情况相关的信息,当然也应回答患者提出的任何问题。

SBA10-2 答案是 C。让患者理解器械分离的情况并为患者提供多种解决方案十分重要。这可能包括转诊或留置分离器械并封闭根管,具体取决于分离器械的位置、大小、发生器械分离时所处的诊疗步骤。向赔偿机构寻求建议可能会有帮助,在病历中记录事故发生及患者的决定也很重要。

SBA10-3 答案是 B。我们有多种方法来防范器械误吞误吸风险,如细链、牙线、橡皮障等,其中橡皮障是最佳方法。橡皮障在隔湿、减少感染、防止刺激性药物接触黏膜方面也有重要的临床意义。

附录 缩略语
Abbreviation

BC RRM	bioceramic root repair material	生物陶瓷牙根修补材料
BMP	bone morphogenic protein	骨形成蛋白
CAD	computer-aided design	计算机辅助设计
CAM	computer-aided manufacture	计算机辅助制造
CBCT	cone beam computed tomography	锥形束计算机断层扫描
CCD	charge-coupled devices	电荷耦合器件
CEJ	cemento-enamel junction	釉牙骨质界
CMOS	complementary metal oxide semiconductors	互补金属氧化物半导体
DPI	dental practicality index	牙科实用性指数
DPO	data protection officer	数据保护专员
EAL	electronic apex locator	电子根尖定位仪
EBV	Epstein-Barr virus	EB 病毒
EDJ	enamel-dentine junction	釉牙本质界
EDTA	ethylenediaminetetraacetic acid	乙二胺四乙酸
DGGE	denaturing gradient gel electrophoresis	变性梯度凝胶电泳
FRS	file removal system	锉移除系统（分离器械取出套装）
GDC	General Dental Council	全科牙医委员会
GDPR	General Data Protection Regulation	基本数据保护条例
GIC	glass-ionomer cement	玻璃离子水门汀
GP	gutta-percha	牙胶
HCMV	human cytomegalovirus	人巨细胞病毒
ICO	Information Commissioners Office	信息专员办公室
IGF	insulin-like growth factor	胰岛素样生长因子
IP	Internet protocol	互联网协议

ISO	International Organization for Standardization	国际标准化组织
LPS	lipopolysaccharide	脂多糖
MALDI-TOF MS	matrix assisted laser desorption/ionization-time of flight mass spectrometry	基质辅助激光解吸电离 – 飞行时间质谱
MAF	master apical file	主尖锉
MI	minimally invasive	微创
MMPS	matrix-metalloproteinases	基质金属蛋白酶
MTA	mineral trioxide aggregate	无机三氧化矿物聚合体
NICE	National Institute for Health and Clinical Excellence	国家健康和临床优化研究院
NITI	nickel titanium	镍钛
NSAID	non-steroidal anti-inflammatory drug	非甾体抗炎药
PDGF	platelet-derived growth factor	血小板源性生长因子
PMN	polymorphonuclear neutrophils	多形核中性白细胞
PUI	passive ultrasonic irrigation	被动超声冲洗
RT-PCR	real-time polymerase chain reaction	实时定量聚合酶链反应
TGF-β	transforming growth factor beta	转化生长因子 β
VZV	varicella-zoster virus	水痘 – 带状疱疹病毒

相 关 图 书 推 荐

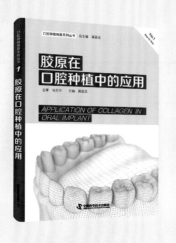

口腔种植的新理论与技术
要点的精美阐述

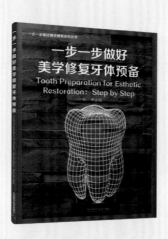

医术与艺术的完美结合

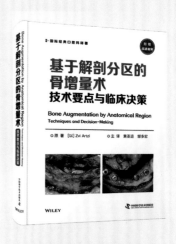

从不同解剖分区角度出发，
全面介绍骨增量术的指导用书

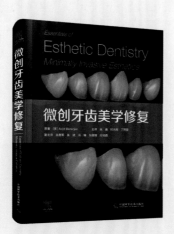

当代牙齿美学修复微创
技巧的经典著作

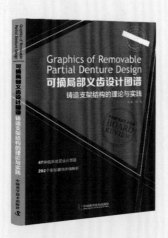

实用口腔修复设计图谱

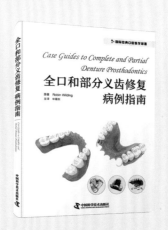

全面介绍义齿修复的经典
指导用书

出版社官方微店